Greenhalgh
Einführung in die evidenzbasierte Medizin

Verlag Hans Huber
Programmbereich Medizin

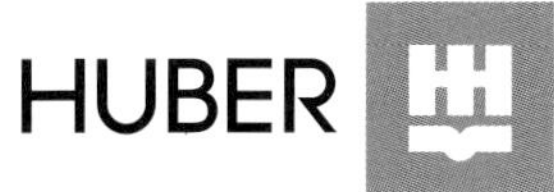

Trisha Greenhalgh

Einführung in die evidenzbasierte Medizin

3., vollständig überarbeitete Auflage

Aus dem Englischen von Karin Beifuss

Verlag Hans Huber

Die Originalausgabe erschien 2014 unter dem Titel *How To Read A Paper: The Basics of Evidence-Based Medicine* bei Wiley Blackwell / BMJ Books.

Lektorat: Dr. Klaus Reinhardt
Herstellung: Daniel Berger
Umschlaggestaltung: Claude Borer, Basel
Druckvorstufe: punktgenau GmbH, Bühl
Druck und buchbinderische Verarbeitung: Findir, s.r.o., Český Těšín
Printed in Czech Republic

Bibliografische Information der Deutschen Nationalbibliothek
Die Deutsche Nationalbibliothek verzeichnet diese Publikation in der Deutschen Nationalbibliografie; detaillierte bibliografische Daten sind im Internet über http://dnb.d-nb.de abrufbar.

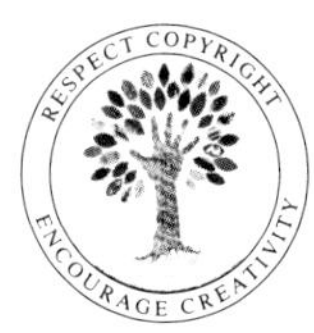

Anregungen und Zuschriften an:
Verlag Hans Huber
Lektorat Medizin
Länggass-Strasse 76
CH-3000 Bern 9
Tel: 0041 (0)31 300 4500
verlag@hanshuber.com
www.verlag-hanshuber.com

3. Auflage 2015

(E-Book-ISBN [PDF] 978-3-456-95473-8)
ISBN 978-3-456-85473-1

Inhalt

Die Anregung zu diesem Buch, in dem das wichtige, zuweilen aber recht unzugängliche Thema der evidenzbasierten Medizin entmystifiziert werden sollte, erhielt ich im November 1995 von meiner Freundin Ruth Holland, der damals für Buchbesprechungen beim *British Medical Journal* verantwortlichen Redakteurin. Ihr verdanke ich auch wertvolle Kommentare und Hinweise zu den ersten Manuskriptentwürfen. Am 8. August 1996 kam sie auf tragische Weise bei einem Zugunglück ums Leben.

Dieses Buch ist ihrem Andenken gewidmet.

Geleitwort

Es kann kaum überraschen, dass diejenigen, die mit der Versorgung von Patienten zu tun haben, der breiten Aufmerksamkeit, die die sogenannte evidenzbasierte Medizin (EbM) in der Öffentlichkeit erfährt, gemischte Gefühle entgegenbringen. Der Großteil der Ärzteschaft scheint leicht verstimmt ob eines Konzepts, demzufolge die gesamte medizinische Praxis bis vor Kurzem noch, wie Lewis Thomas es formuliert, angeblich einem leichtfertigen, unverantwortlichen Humanexperiment ähnelte, das allein auf einem Trial-and-Error-Verfahren gründet und seine Ergebnisse normalerweise in eben dieser Reihenfolge zeitigt. Im Gegensatz dazu wurde die neue Entwicklung von Politikern und Gesundheitsbürokraten geradezu überschwänglich begrüßt, da sie schon immer den Verdacht hatten, dass Ärzte völlig unkritisch sind. Nun hatten sie es schwarz auf weiß. EbM musste ihnen als Geschenk der Götter erscheinen, denn – so dachten sie – die damit verbundene Effizienz würde unweigerlich zu Kosteneinsparungen führen.

Das Konzept kontrollierter klinischer Studien ist aber nicht neu. Bekanntlich interessierte sich schon Friedrich II., römischer Kaiser und König von Jerusalem und Sizilien (1192–1250), für die Auswirkungen körperlicher Bewegung auf die Verdauungsvorgänge und ordnete daher folgendes Experiment an: Er ließ zwei Rittern die gleiche Mahlzeit vorsetzen. Einer wurde anschließend auf die Jagd geschickt, der andere musste sich ins Bett legen. Nach einigen Stunden ließ er beide Ritter töten, um den Inhalt ihrer Verdauungskanäle zu untersuchen. Bei dem schlafenden Ritter war die Verdauung übrigens weiter fortgeschritten. Und im 17. Jahrhundert schlug der Arzt und Philosoph Jan Baptista van Helmont, der die Praxis des Aderlasses (Phlebotomie) in Zweifel zog, etwas vor, was als erste klinische Studie mit großer Teilnehmerzahl, Randomisierung und statistischer Analyse gelten könnte. Er wollte zwischen 200 und 500 Arme durch Losentscheid in zwei Gruppen aufteilen. Der einen Gruppe sollte so viel Blut entnommen werden, wie seine Kollegen es für nötig hielten, der anderen sollte die Phlebotomie erspart bleiben. Die Wirksamkeit des Aderlasses wollte van Helmont anhand der Anzahl der Begräbnisse in jeder Gruppe bewerten. Warum dieses grandiose Experiment nie in die Tat umgesetzt wurde, ist übrigens nicht überliefert.

Wollte man die Ursprünge der modernen wissenschaftlichen Medizin im Paris zur Mitte des 19. Jahrhunderts suchen, so stieße man dabei auf die Lehren und Werke von Pierre Charles Alexandre Louis. Louis führte die statistische Analyse zur Evaluation medizinischer Therapien ein, und zufälligerweise gelang ihm auch der Nachweis, dass der Aderlass eine nutzlose Therapieform war. Doch das Verhalten der damaligen Ärzte sollte sich noch lange Zeit nicht ändern. Ungeachtet dieser Pionierleistung drängten auf beiden Seiten des Atlantiks nur wenige Ärzte darauf, Studien über die Ergebnisse ihrer Behandlungen einzuführen, obwohl der Genetiker Ronald Fisher die Prinzipien eines statistisch orientierten experimentellen Studiendesigns bereits in den 1920er-Jahren formuliert hatte. Merkliche Auswirkungen auf die ärztliche Praxis waren aber erst nach dem Zweiten Weltkrieg im Zuge der epochalen Arbeiten von Sir Austin Bradford Hill und der ihm nachfolgenden britischen Epidemiologen spürbar, allen voran Richard Doll und Archie Cochrane.

Doch auch wenn die Idee der evidenzbasierten Medizin nicht neu ist, haben moderne Wissenschaftler wie David Sackett und Kollegen der klinischen Praxis einen großen Dienst erwiesen, und zwar nicht nur dadurch, dass sie der Idee an sich zu Popularität verhalfen, sondern auch den Ärzten nahe brachten, dass es sich dabei nicht um trockene Wissenschaft handelt, sondern vielmehr um eine Denkweise, die in jeden Winkel der medizinischen Praxis dringen sollte. Auch wenn ein Großteil der EbM auf Megastudien und Metaanalysen gründet, kann sie auch die ärztlichen Handlungsweisen beeinflussen helfen. Denn schließlich ging die jahrelange Beeinflussung durch die Lehrenden an den medizinischen Hochschulen so weit, dass man glaubte, es gäbe nur eine Möglichkeit, Patienten zu untersuchen. Dabei könnten unsere Rituale am Patientenbett eine kritische Evaluation mindestens ebenso gut vertragen wie unsere Operationen und Medikationsschemata. Und das gilt im Übrigen auch für nahezu alle anderen Aspekte ärztlichen Handelns.

Da die Belastungen im Praxisalltag zunehmen und die Zeit, die für Lektüre und Reflexion bleibt, immer kostbarer wird, spielt auch die Fähigkeit des Arztes, medizinische Literatur effizient zu lesen und sich in Zukunft mithilfe moderner Kommunikationssysteme mit den besten Vorgehensweisen vertraut zu machen, eine immer größere Rolle. Trisha Greenhalgh führt in ihrem ausgezeichneten Werk lebendig und anschaulich vor, wie der Leser sowohl von der Fachliteratur als auch von der evidenzbasierten Medizin am besten profitieren kann. Dieses Buch, das sich für Medizinstudenten im ersten Semester ebenso gut eignet wie für die «grauen Eminenzen», verdient eine breite Leserschaft.

Mit zunehmendem Alter wird mir das Privileg, das Vorwort zu einem Buch ehemaliger Studenten zu schreiben, öfter zuteil. Trisha Greenhalgh gehörte zu den Studierenden, die ihre Dozenten nie mit einem unfertigen Gedanken davonkommen ließen. Diese insistierende Haltung scheint sich bei ihr mit den

Jahren noch verstärkt zu haben. Sie hat zur rechten Zeit ein ausgezeichnetes Buch geschrieben, und ich wünsche ihm den Erfolg, den es verdient. Alles in allem ist EbM ja weiter nichts als die Einstellung, die jeder Medizindozent bei seinen Studenten zu erzeugen hofft. Dr. Greenhalghs skeptischer und doch konstruktiver Umgang mit der medizinischen Literatur legt den Schluss nahe, dass ein glückliches Ergebnis wie dieses Buch im Leben eines Medizinprofessors doch wenigstens einmal eintreten kann.

Sir David J. Weatherall
Oxford

Vorwort zur 1. Auflage oder: Müssen Sie dieses Buch wirklich lesen?

Dieses Buch wendet sich an alle Leser mit oder ohne medizinische Ausbildung, die sich in der medizinischen Literatur zurechtfinden, ihre wissenschaftliche Glaubwürdigkeit und praktische Relevanz bewerten und ihre Ergebnisse gegebenenfalls in die Praxis umsetzen wollen. Diese Fertigkeiten sind es nämlich, die die Grundlagen der evidenzbasierten Medizin (EbM) ausmachen.

Ich hoffe, dieses Buch wird Ihnen helfen, medizinische Veröffentlichungen besser lesen und auswerten zu können. Außerdem hoffe ich, eine weitere Botschaft zu vermitteln: Es kursieren zahlreiche zynische Beschreibungen von EbM. Angeblich verklärt EbM alles, was sich messen lässt, ohne Rücksicht auf Nutzen oder Genauigkeit des Gemessenen; akzeptiert unkritisch alles, was an medizinischem Zahlenmaterial veröffentlicht wird; fördert die Erstellung allumfassender Leitlinien durch selbst ernannte «Experten», die den Bezug zur Praxis verloren haben; beschneidet die ärztliche Freiheit durch starre und dogmatische Protokolle und verlässt sich allzu sehr auf vereinfachende, unangemessene und häufig falsche ökonomische Analysen. Viele dieser Kritikpunkte beschreiben aber genau das, wogegen die EbM-Bewegung kämpft, und nicht das, was sie wirklich darstellt.

Glauben Sie nicht, ich wollte Ihnen EbM predigen. Ich glaube aber, dass ein wissenschaftliches Vorgehen beim Recherchieren, Bewerten und Umsetzen von medizinischen Forschungsergebnissen zu einer objektiveren, vernünftigeren und kosteneffektiveren Patientenversorgung führen kann und dass dies oftmals auch gelingt. Wenn ich daran nicht glaubte, würde ich wohl kaum so viel Zeit damit zubringen, diese Art Medizin zu lehren und als praktische Ärztin umzusetzen. Trotzdem bin ich der Meinung, dass eine Patientenversorgung nach den Prinzipien der EbM zu einem reduktionistischen Prozess verkümmert, der großen Schaden anrichten kann, wenn EbM isoliert, d. h. ohne gesunden Menschenverstand und ohne Rücksicht auf die individuellen Gegebenheiten und Prioritäten des Patienten, angewendet wird.

Und schließlich sollten Sie auch daran denken, dass ich weder Epidemiologin noch Statistikerin bin, sondern jemand, der Fachliteratur liest und ein praktisches (gelegentlich auch unkonventionelles) Vorgehen entwickelt hat, um deren Qualität zu bewerten. Wenn Sie sich näher für die in diesem Buch angesprochenen epidemiologischen und statistischen Themen interessieren, empfehle ich weiterführende Texte, zu denen Sie am Ende jeden Kapitels genauere Angaben finden.

Trisha Greenhalgh

Vorwort zur Neuauflage

Als ich dieses Buch im Jahre 1996 schrieb, war die evidenzbasierte Medizin (EbM) noch so etwas wie ein unbeschriebenes Blatt. Eine Handvoll Akademiker (darunter auch meine Person) war aber so voller Begeisterung, dass wir bereits die ersten Train-the-Trainer-Kurse abhielten, um zur Verbreitung einer Denkweise in der klinischen Praxis beizutragen, die wir als in höchstem Maße logisch und systematisch empfanden. Andere – und dabei handelte es sich mit Sicherheit um die Mehrzahl der Ärzte – waren davon überzeugt, dass es sich hierbei um eine vorübergehende Mode ohne größere Relevanz handelte, die kaum jemals Fuß fassen würde. Dieses Buch habe ich aus zwei Gründen geschrieben. Erstens fragten mich die Studierenden in meinen Lehrveranstaltungen nach einer einfachen Einführung in die Grundlagen dessen, was damals als «Dave Sacketts dickes rotes Buch» firmierte (Sackett DL, Haynes RB, Guyatt GH, Tugwell P. *Clinical Epidemiology – a Basic Science for Clinical Medicine.* London: Little, Brown, 1991). Denn offenbar stellte dieses außerordentlich inspirierende Werk, von dem seinerzeit bereits ein vierter Nachdruck erschienen war, für Anfänger eine schwer verdauliche Lektüre dar. Zweitens war mir bewusst, dass viele EbM-Kritiker nicht wirklich verstanden hatten, was sie da kritisierten, und dass eine ernsthafte Diskussion über den politischen, ideologischen und pädagogischen Stellenwert der evidenzbasierten Medizin als Fachdisziplin erst würde beginnen können, wenn dieses Verständnis geschaffen wäre.

Natürlich freue ich mich sehr darüber, dass mein Buch an zahlreichen Hochschulen für Medizin und Pflegewissenschaften mittlerweile zur Standardlektüre gehört und bis heute in viele Sprachen, u.a. ins Französische, Deutsche, Italienische, Spanische, Portugiesische, Chinesische, Polnische, Japanische, Tschechische und Russische, übersetzt wurde. Ferner kann ich zufrieden feststellen, dass ein Fachgebiet, das in der akademischen Welt vor Kurzem noch als exotisch galt, die klinische Praxis mittlerweile nachhaltig beeinflusst. So müssen sich Ärzte, Pflegepersonal und Apotheker (wie auch Manager) in Großbritannien inzwischen vertraglich dazu verpflichten, ihr Handeln an der besten wissenschaftlichen Evidenz auszurichten.

In den 18 Jahren, die seit der 1. Auflage dieses Buches vergangen sind, hat die Popularität der evidenzbasierten Medizin ein Auf und Ab erlebt. Inzwischen beleuchten hunderte von Lehrbüchern und zehntausende von Zeitschriftenartikeln die «Grundlagen der EbM», mit denen sich die folgenden Buchkapitel nur in Kürze befassen können, aus den unterschiedlichsten Blickwinkeln. Immer mehr dieser Quellen verweisen darauf, dass der evidenzbasierten Medizin in bestimmten Kontexten Einschränkungen innewohnen. Andere sehen in der evidenzbasierten Medizin eine soziale Bewegung, die sich wie ein «Zug» zu einer bestimmten Zeit (in den 1990er-Jahren) und an einem bestimmten Ort (Nordamerika) in Bewegung setzte und sich mit atemberaubender Geschwindigkeit fortbewegte, verbunden mit dem einen oder anderen Dominoeffekt für einzelne Interessengruppen.

Auch bei der Vorbereitung dieser [im englischen Original] 5. Auflage hatte ich zunächst vor, abgesehen von einer Aktualisierung der Beispiele und der Literaturangaben nicht allzu viel zu verändern, um den Charakter dieses Buches als eine kurze und knappe Einführung beizubehalten. Aber wie schon bei der letzten Auflage, die um die beiden Kapitel zur Qualitätsverbesserung und zu komplexen Interventionen erweitert wurde, kam ich auch diesmal nicht umhin, diese neueste Auflage um zwei Kapitel zu ergänzen: In dem einen geht es um die Anwendung evidenzbasierter Medizin auf den Patienten (die Wissenschaft von der partizipativen Entscheidungsfindung), in dem anderen um häufig geäußerte Kritik an EbM und die Antworten darauf. Wie immer möchte ich Sie zu Rückmeldungen einladen, um die Genauigkeit, Lesbarkeit und Brauchbarkeit dieses Buches noch zu erhöhen.

Januar 2015
Trisha Greenhalgh

Danksagungen

Ich bin bei Weitem keine Expertin für all die Themenbereiche, die ich in diesem Buch behandele (vor allem bin ich schlecht im Rechnen). Deswegen bin ich den nachstehend genannten Personen für ihre Hilfe auch besonders dankbar. Für etwaige Fehler trage ich als Autorin der einzelnen Kapitel allerdings die alleinige Verantwortung.

Mein besonderer Dank gilt:

- Professor Sir Andy Haynes und Professor Dave Sackett, die mich mit EbM bekannt gemacht und dazu ermutigt haben, darüber zu schreiben.
- Dr. Anna Donald, die in vielen nützlichen Diskussionen über die Auswirkungen und Unsicherheiten dieser sich ausbreitenden Disziplin zur Erweiterung meines Blickwinkels beigetragen hat, inzwischen aber leider verstorben ist.
- Jeanette Buckingham von der Universität Alberta in Kanada für ihre unschätzbaren Anregungen zu Kapitel 2.
- Verschiedenen Experten und Korrekturlesern, die mich auch schon zu früheren Auflagen beraten haben und deren Ratschläge und Anmerkungen auch in diese neue Auflage direkt eingeflossen sind.
- Den vielen Lesern, die ich hier gar nicht alle namentlich erwähnen kann, die sich die Zeit genommen haben, mich auf Druck- und Sachfehler in den früheren Auflagen aufmerksam zu machen. Da ich viel aus ihren Beiträgen (vor allem über Statistik) gelernt habe, stellt dieses Buch in vielerlei Hinsicht eine Verbesserung dar. Einige meiner ersten Kritiker haben in der Folge an meinen Lehrveranstaltungen zur evidenzbasierten Praxis mitgearbeitet; wurden Co-Autoren weiterer Artikel oder Buchkapitel, und dem einen oder anderen bin ich seither sogar freundschaftlich verbunden.
- Den Autoren und Herausgebern von Veröffentlichungen, die ihre Erlaubnis zum Abdruck von Abbildungen oder Tabellen erteilt haben (Einzelheiten siehe Text).
- Meinen Twitter-Anhängern für zahllose Ideen, konstruktive Kritik und Antworten auf meine Vorschläge während der Arbeit an dieser 5. Auflage. Übri-

gens sollten Sie es mal mit Twitter als Quelle evidenzbasierter Informationen versuchen. Besuchen Sie mich unter @trishgreenhalgh – und dabei könnten Sie auch gleich der *Cochrane Collaboration* (@cochrancollab), Ben Goldacre (@bengoldacre), Carl Heneghan vom *Oxford Centre for Evidence Based Medicine* (@cebmblog) sowie dem britischen *National Institute for Health and Care Excellence* (@nicecomms) einen Besuch abstatten.

- Danken möchte ich auch meinem Ehemann Dr. Fraser Macfarlane für seine unermüdliche Unterstützung meiner wissenschaftlichen Arbeit und Autorentätigkeit. Meine Söhne Rob und Al waren noch nicht lange auf der Welt, als die erste Auflage dieses Buches entstand. Ich bin sehr stolz darauf, dass beide das Buch inzwischen gelesen, die darin enthaltenen Botschaften beim Aufbau ihrer eigenen wissenschaftlichen Laufbahn (einer der beiden in der Medizin) angewendet und Verbesserungsvorschläge gemacht haben.

1. Warum man wissenschaftliche Veröffentlichungen überhaupt lesen sollte

1.1 Bedeutet «evidenzbasierte Medizin» einfach nur «Fachliteratur lesen»?

Evidenzbasierte Medizin (EbM) ist mehr als bloß die Lektüre wissenschaftlicher Veröffentlichungen. Nach der am häufigsten zitierten Definition ist EbM «der gewissenhafte, ausdrückliche und vernünftige Gebrauch der gegenwärtig besten externen wissenschaftlichen Evidenz für Entscheidungen in der medizinischen Versorgung individueller Patienten» (1). Diese insgesamt sehr brauchbare Definition lässt allerdings einen meiner Ansicht nach sehr bedeutenden Aspekt außer Acht, und zwar die Mathematik. Selbst wenn Sie kaum etwas über EbM wissen, wird Ihnen nicht unbekannt sein, dass dabei Zahlen und Verhältnisse eine große Rolle spielen! Anna Donald und ich sprechen dies in unseren Lehrveranstaltungen deshalb auch ganz offen an und schlagen alternativ folgende Definition vor:

> *Evidenzbasierte Medizin ist die Anwendung mathematischer Schätzungen des Nutzen- und Schadensrisikos, die aus hochwertigen Forschungsarbeiten über Bevölkerungsstichproben abgeleitet werden und die bei der Diagnostik, Untersuchung oder Therapie individueller Patienten in die klinische Entscheidungsfindung einfließen.*

EbM zeichnet sich also dadurch aus, dass für die medizinische Entscheidung im Fall *einzelner Patienten* Zahlen herangezogen werden, die aus der Forschung über *Bevölkerungsgruppen (Populationen)* stammen. Das wirft natürlich die Frage auf, was Forschung ist. Eine halbwegs korrekte Antwort könnte z.B. lauten: «Forschung ist eine fokussierte systematische Untersuchung, durch die neues Wissen generiert werden soll.» In späteren Kapiteln werde ich erklären, inwiefern Ihnen diese Definition dabei helfen kann, zwischen echter Forschung (die Eingang in Ihre Praxis finden sollte) und minderwertigen Bemühungen wohlmeinender Amateure (die Sie höflich ignorieren sollten) zu unterscheiden.

Wenn Sie bei der klinischen Entscheidungsfindung evidenzbasiert vorgehen, dann werden alle möglichen Probleme, die sich in Bezug auf Ihre Patienten (oder wenn Sie im Public-Health-Sektor arbeiten, auf Bevölkerungsgruppen oder Populationen) ergeben, Sie dazu veranlassen, Fragen über die wissenschaftliche Beweislage zu stellen, in systematischer Weise Antworten auf diese Fragen zu suchen und Ihre Vorgehensweise in der Praxis entsprechend zu ändern. Sie könnten beispielsweise Fragen zu den Symptomen eines Patienten stellen:

- Wie groß ist bei einem 34-jährigen Mann mit linksseitigen Thoraxschmerzen die Wahrscheinlichkeit, dass er ein schwerwiegendes kardiales Problem hat? Wenn ein solches Problem tatsächlich vorliegt, zeigt sich das auch im Ruhe-EKG?

Vielleicht interessieren Sie sich auch für die körperlichen oder diagnostischen Zeichen:

- Muss der Zustand eines Säuglings schlechter eingeschätzt werden, wenn bei einer ansonsten komplikationslosen Geburt Mekonium (Zeichen für kindliche Darmbewegungen) im Fruchtwasser nachgewiesen wurde?

Oder für eine Frage zur Prognose:

- Wie groß ist die Wahrscheinlichkeit, dass ein bislang gesundes zweijähriges Mädchen an Epilepsie erkrankt, wenn es in einem Fieberschub einen kurzen Anfall erleidet?

Oder für eine Frage zur Therapie:

- Wiegen bei Patienten mit akutem Koronarsyndrom [Herzinfarkt] – unabhängig von Alter, Geschlecht und ethnischer Zugehörigkeit – die Vorteile von Thrombolytika (Blutgerinnsel auflösenden Substanzen) schwerer als die mit dieser Behandlung assoziierten Risiken?

Oder zur Kosteneffektivität:

- Sind die Kosten dieses neuen Krebsmedikaments gerechtfertigt, wenn man sie in Relation zu anderweitigen Verwendungsmöglichkeiten der begrenzten Gesundheitsressourcen setzt?

Oder zu Patientenpräferenzen:

- Wiegen bei einer 87 Jahre alten Frau mit intermittierendem Vorhofflimmern und einer kürzlich stattgehabten transienten ischämischen Attacke die

Unannehmlichkeiten einer Marcumar-Therapie schwerer als das mit dem Verzicht auf die Einnahme von Marcumar verbundene Risiko?

Oder auch zu vielen anderen Aspekten des Gesundheitswesens und der medizinischen Versorgung.

Im Editorial zur allerersten Ausgabe der Zeitschrift *Evidence-Based Medicine* hat Professor Sackett die wichtigsten Schritte des neuen EbM-Wissenschaftszweiges zusammengefasst (2):

1. Übersetzung unseres Informationsbedarfs in beantwortbare Fragen (d.h. die Formulierung der Problems)
2. möglichst effiziente Identifizierung der besten Beweise (Evidenz), mit denen sich die Fragen, die sich aus den klinischen und labordiagnostischen Befunden, der veröffentlichten Literatur oder anderen Quellen ergeben können, beantworten lassen
3. kritische Bewertung (d.h. Abwägung) der Evidenz, um ihre Validität (Wahrheitsnähe) und Nützlichkeit (klinische Anwendbarkeit) beurteilen zu können
4. Umsetzung der Ergebnisse dieser Bewertung in die klinische Praxis
5. Beurteilung der eigenen ärztlichen Leistung

EbM verlangt von Ihnen also nicht nur, Fachliteratur zu lesen, sondern die *richtigen* Veröffentlichungen zur richtigen Zeit zu lesen, um dann Ihre Verhaltensweisen (oder was noch schwieriger ist, die Verhaltensweisen anderer Menschen) im Lichte Ihrer Rechercheergebnisse zu ändern. Ich fürchte, die «Wie funktioniert EbM?»-Kurse konzentrieren sich oft nur auf den dritten dieser fünf Schritte (nämlich die kritische Bewertung) und lassen die übrigen Aspekte außer Acht. Aber wenn Sie die falschen Fragen stellen oder die Antworten in den falschen Quellen suchen, dann können Sie das Lesen wissenschaftlicher Veröffentlichungen auch gleich ganz unterlassen. Genauso sinnlos ist es, Kurse in Suchtechniken und kritischer Bewertung zu besuchen, wenn Sie in die Umsetzung verlässlicher wissenschaftlicher Evidenz und die Messung Ihrer Fortschritte im Hinblick auf Ihre Zielsetzungen nicht mindestens ebenso viel Mühe stecken wie in die Lektüre des Artikels selbst.

Vor ein paar Jahren habe ich das Fünf-Stufen-Modell von Sackett um drei weitere Schritte ergänzt, damit auch die Sichtweise der Patienten Berücksichtigung findet: Die nunmehr acht Schritte, die ich «Kontextsensitive Checkliste für eine evidenzbasierte Praxis» genannt habe, sind in Anhang 1 nachzulesen (3).

Nähme ich es mit dem Titel dieses Buches allzu genau, dürften diese allgemeineren Aspekte der EbM hier überhaupt nicht zur Sprache kommen. Aber bestimmt (so hoffe ich wenigstens) würden Sie das Geld, das Sie für dieses Buch bezahlt haben, zurückverlangen, wenn ich Abschnitt 1.3 (Bevor Sie anfangen: Formulieren Sie das Problem), Kapitel 2 (Literatur suchen), Kapitel 15 (Evidenzbasierte Vorgehensweisen umsetzen) und Kapitel 16 (Die Evidenz auf Patienten anwenden) einfach weggelassen hätte. In den Kapiteln 3 bis 14 beschreibe ich den dritten Schritt des EbM-Prozesses, die kritische Bewertung, d.h., was Sie tun sollten, wenn Sie eine Veröffentlichung vor sich haben. Kapitel 16 beschäftigt sich mit den gegenüber EbM am häufigsten vorgebrachten Kritikpunkten.

Falls Sie sich gut mit Computern auskennen und zum Thema EbM im Internet recherchieren möchten, könnten Sie mit den in **Tabelle 1-1** genannten Internetseiten anfangen. Falls nicht, muss Sie das jetzt nicht weiter kümmern; Sie sollten aber entsprechende internetbasierte Lern-und Anwendungsprogramme auf Ihre To-Do-Liste setzen. Auch die Feststellung, dass sich mehr als 1000 Internetseiten mit der EbM-Thematik befassen, sollte Sie nicht weiter beunruhigen: Sie enthalten ganz ähnliche Materialien, und Sie müssen sie mit Sicherheit nicht alle aufsuchen.

Tabelle 1-1: Internetbasierte Quellen über EbM.

Oxford Centre for Evidence Based Medicine:
eine gut geführte Homepage aus Oxford (Großbritannien) mit einer Fülle von EbM-Quellen und EbM-Links (http://cebm.net).

National Institute for Health and Care Excellence:
Auf dieser in Großbritannien beheimateten Internetseite, die sich auch außerhalb Großbritanniens großer Beliebtheit erfreut, finden sich Links zu evidenzbasierten Leitlinien und Übersichtsartikeln (Reviews) (www.nice.org.uk/).

National Health Service (NHS) Centre for Reviews and Dissemination:
Die Internetseite zum Herunterladen hochwertiger evidenzbasierter Übersichtsartikel gehört zum britischen National Institute for Health Research; sie ist ein guter Ausgangspunkt bei der Suche nach Evidenz zu komplexen Fragen wie z.B. «Was sollten wir im Hinblick auf Fettleibigkeit (Adipositas) unternehmen?» (www.york.ac.uk/inst/crd/).

Clinical Evidence:
ein Online-Handbuch zur besten Evidenz für klinische Entscheidungen, beispielsweise zur Frage: «Welches ist die derzeit beste Behandlung bei Vorhofflimmern?» Herausgegeben von der BMJ Verlagsgruppe (http://clinicalevidence.bmj.com).

1.2 Warum fangen die Leute manchmal an zu stöhnen, wenn man auf EbM zu sprechen kommt?

Kritiker definieren EbM gelegentlich als die «Neigung einer Gruppe von jungen, selbstbewussten, mathematisch begabten Medizinwissenschaftlern, die Leistungen erfahrener Ärzte zu schmälern, indem sie sich selbst eine Mischung aus epidemiologischem Fachjargon und statistischen Tricks zu eigen machen» oder als «das normalerweise mit nahezu apostolischem Eifer vorgetragene Argument, dass Ärzte, Pflegepersonal, Kosten- oder Entscheidungsträger keine gesundheitsbezogene Handlung vollziehen dürften, wenn bzw. ehe sie nicht durch die Ergebnisse mehrerer großer und kostenintensiver wissenschaftlicher Studien in Veröffentlichungen bestätigt und von einem Expertengremium gebilligt wurde».

Der Unmut, den manche Ärzte gegenüber der EbM-Bewegung empfinden, ist größtenteils eine Reaktion auf die Unterstellung, Ärzte (wie auch Pflegepersonal, Hebammen, Physiotherapeuten und andere Gesundheitsberufe) seien wissenschaftlich ahnungslos gewesen, bevor ihnen durch EbM der «Weg zum Licht» gewiesen wurde, und dass die wenigen, die mit Fachliteratur umzugehen verstanden, die publizierte medizinische Evidenz willentlich ignorierten. Jeder, der mit Patienten arbeitet, weiß, dass man sich oft neue Informationen beschaffen muss, bevor eine klinische Entscheidung getroffen werden kann. Seit es Bibliotheken gibt, haben Ärzte viel Zeit darin verbracht. Grundsätzlich verschreiben wir kein neues Medikament, wenn wir keine Belege dafür haben, dass es wahrscheinlich auch wirkt, ganz abgesehen davon, dass ein solches Vorgehen (die sogenannte Off-Label-Anwendung) streng genommen auch ungesetzlich ist. Überdies praktizieren wir EbM doch alle schon seit Jahren, außer vielleicht in Situationen, in denen wir Patienten absichtlich «bluffen» (um uns aus gutem medizinischem Grund den Placeboeffekt zunutze zu machen) oder wenn wir uns selbst mal krank und überarbeitet fühlen oder ganz bewusst mal faul sein wollen, nicht wahr?

Nun ja, das dann doch wohl eher nicht. Es wurde nämlich eine Reihe von Umfragen zum Verhalten von Ärzten, Pflegepersonal und ähnlichen Berufsgruppen durchgeführt. In den 1970er-Jahren etwa ergaben Schätzungen in den USA, dass nur 10 bis 20 % aller damals verfügbaren Gesundheitstechnologien (d.h. Medikamente, andere Interventionen, Operationen etc.) evidenzbasiert waren; offiziellen US-amerikanischen Statistiken zufolge verbesserte sich diese Zahl im Jahr 1990 auf 21 % (4). Laut Studien über Interventionen, die ganzen Serien von konsekutiven Patienten angeboten wurden, waren je nach Fachgebiet zwischen 60 und 90 % der klinischen Entscheidungen «evidenzbasiert»

(5). Doch diese Studien wiesen, wie ich andernorts dargelegt habe, methodische Schwächen auf (3). Vor allem waren sie in den Spezialabteilungen internationaler EbM-Experten durchgeführt worden, weshalb die Zahlen kaum über das unmittelbare Studienumfeld hinaus generalisierbar sein dürften (s. Abschnitt 4.2). Sehr wahrscheinlich werden unsere Patienten meistens immer noch für dumm verkauft.

Eine neuere von australischen Autoren durchgeführte Umfrage befasste sich mit 1000 Patienten, die wegen einer der 22 am häufigsten in der Primärversorgung gesehenen Krankheiten in Behandlung waren. Wie die Wissenschaftler feststellten, wurden zwar 90% der Patienten mit koronarer Herzkrankheit evidenzbasiert behandelt, aber nur 13% der Patienten mit einer Alkoholabhängigkeit (6). Zudem schwankten in der Stichprobe die Angaben zu den Zeiten, in denen der einzelne Arzt seine Patienten evidenzbasiert versorgt, zwischen 32 und 86%. Wie diese Ergebnisse zeigen, besteht überall noch Verbesserungspotenzial.

Im Folgenden wollen wir uns die verschiedenen Methoden ansehen, nach denen Ärzte ihre Entscheidungen im Praxisalltag treffen. Es handelt sich in allen Fällen um Beispiele dafür, was EbM *nicht* ist.

Entscheidungsfindung auf der Grundlage anekdotischer «Evidenz»

Als Medizinstudentin nahm ich gelegentlich an den Visiten eines angesehenen Professors teil. Wenn ihm ein Patient erstmals vorgestellt wurde, erkundigte er sich nach dessen Symptomen, drehte sich dann zu den Nachwuchsmedizinern in seinem Gefolge um und begann, von einem ähnlichen Patienten zu erzählen, den er vor Jahren behandelt hatte: «Ich erinnere mich noch recht gut. Wir gaben ihm seinerzeit Medikament Soundso, und danach ging es ihm auch wieder gut.» Für neue Medikamente und Medizinprodukte hatte er häufig – oft auch zu Recht – nur zynische Kommentare übrig; sein klinischer Scharfsinn suchte seinesgleichen. Dennoch hatte es ihn 40 Jahre gekostet, diese Expertise zu erwerben, und das größte medizinische Lehrbuch – die Sammlung von Fällen außerhalb seiner persönlichen Erfahrung nämlich – blieb ihm für immer verschlossen.

Anekdoten (Geschichten) nehmen in der beruflichen Ausbildung einen wichtigen Stellenwert ein (7). Psychologen haben nachgewiesen, dass Studierende Fertigkeiten in der Medizin, in den Pflegewissenschaften usw. erwerben, indem sie sich in Form von «Krankheitsskripten» einprägen, was bestimmten Patienten fehlte und wie es ihnen ergangen ist. Geschichten über Patienten sind auch der Analysegegenstand (d.h. das, was wir untersuchen) in Visiten und Lehrveranstaltungen. Ärzte gewinnen essenzielle Informationen aus den

«Krankheitsgeschichten» ihrer Patienten; vielleicht am wichtigsten dabei sind Informationen darüber, was Kranksein für den Patienten bedeutet. Und zu Recht berücksichtigen erfahrene Ärzte und Pflegekräfte bei der Behandlung ihrer Patienten auch die Sammlung von «Krankheitsskripten» all ihrer früheren Patienten. Das bedeutet jedoch nicht, dass man eine Behandlung, die bei Patient A gewirkt hat, einfach auch auf Patient B anwendet oder, falls die Behandlung nicht angeschlagen hat, das Gegenteil davon tut!

Welche Gefahren mit Entscheidungen verbunden sind, die sich auf anekdotische «Evidenz» stützen, lässt sich gut am Nutzen-Risiko-Verhältnis von Arzneimitteln veranschaulichen. Da ich in meiner ersten Schwangerschaft unter heftiger Übelkeit und Erbrechen litt, wurde mir das Antiemetikum Prochlorperazin (Stemetil) verschrieben. Innerhalb weniger Minuten entwickelte ich einen unkontrollierbaren und beunruhigenden Krampfanfall. Zwei Tage später hatte ich mich von dieser idiosynkratischen Arzneimittelreaktion erholt. Aber seitdem habe ich dieses Medikament niemals verordnet, obwohl neurologische Reaktionen auf Prochlorperazin Schätzungen zufolge in lediglich einem von mehreren tausend Fällen auftreten. Umgekehrt neigen wir dazu, die Möglichkeit seltener, aber potenziell schwerwiegender Nebenwirkungen uns vertrauter Medikamente (wie etwa die Thrombosegefahr durch die «Pille») nicht ernst zu nehmen, wenn wir sie an uns selbst oder einem unserer Patienten noch nie erlebt haben.

Wir Ärzte wären keine Menschen, wenn wir unsere persönlichen Erfahrungen einfach ignorieren würden. Doch wir wären besser beraten, wenn wir unsere Entscheidungen auf die kollektiven Erfahrungen tausender Ärzte stützen würden, die ihrerseits Millionen Patienten behandeln, als uns auf die eigenen Beobachtungen und Erfahrungen zu verlassen. Kapitel 5 (Statistik für Nichtstatistiker) beschreibt verschiedene objektive Methoden wie die Number-Needed-to-Treat (NNT), anhand derer wir entscheiden können, ob ein bestimmtes Medikament (oder eine andere Intervention) einem Patienten wahrscheinlich eher nützt als schadet.

Als die EbM-Bewegung noch in den Kinderschuhen steckte, hat Sackett einmal betont, dass evidenzbasierte Praxis keine Bedrohung für die gute alte klinische Erfahrung bzw. das gut alte ärztliche Urteilsvermögen darstellt (1). Die Frage, wie Ärzte es schaffen können, sowohl «evidenzbasiert» (d.h. durch systematische «Unterfütterung» ihrer Entscheidungen mit wissenschaftlicher Evidenz) als auch «geschichtenbasiert» zu arbeiten (indem sie die Fülle und Vielfalt all der klinischen Anekdoten, die sich im Laufe ihrer Praxis angesammelt haben, berücksichtigen und die Krankheit jedes einzelnen Patienten als einzigartige Krankheitsgeschichte und nicht einfach als einen «Fall von X» begreifen), lässt sich philosophisch betrachtet nicht so einfach beantworten und würde den Rahmen dieses Buches sprengen. Den interessierten Leser möchte ich deshalb auf zwei Beiträge hinweisen, die ich selber zu diesem Thema verfasst habe (8, 9).

Entscheidungsfindung auf der Grundlage von Zeitungsausschnitten

In den ersten zehn Jahren nach dem Studium unterhielt ich ein ständig wachsendes Archiv von Veröffentlichungen, die ich aus den medizinischen Wochenzeitschriften ausschnitt, bevor ich den weniger interessanten Rest wegwarf. Tauchte in einem Beitrag oder Leitartikel ein neuer Gedanke auf, passte ich mein ärztliches Vorgehen den jeweiligen Schlussfolgerungen an. Wenn in einem Artikel beispielsweise empfohlen wurde, alle Kinder mit Verdacht auf Harnwegsinfektion zum Nieren-CT zu schicken, um angeborene Anomalien auszuschließen, so überwies ich alle Kinder unter 16 Jahren mit Harnwegssymptomen brav zur fachärztlichen Abklärung. Diese Empfehlung war schließlich gedruckt worden, und sie war aktuell, also würde sie den bisherigen Standard doch wohl sicher bald ablösen – in diesem Fall also eine Überweisung nur bei der kleinen Minderheit von Kindern anzuordnen, die «atypische» Symptome aufwiesen (10).

Auch heute noch ist diese Art der klinischen Entscheidungsfindung sehr verbreitet. Wie viele Ärzte kennen Sie, die ihr Vorgehen bei einem klinischen Problem mit den Ergebnissen einer einzigen veröffentlichten Studie begründen, dabei aber noch nicht einmal sagen können, aufgrund welcher Methodik die Autoren zu ihren Ergebnissen gelangt sind? Handelte es sich um eine randomisierte kontrollierte Studie? (s. Abschnitt 3.6) Wie viele Patienten welchen Alters und Geschlechts und mit welchem Krankheitsschweregrad umfasste die Studie? (s. Abschnitt 4.2) Wie viele Patienten brachen die Studie aus welchen Gründen vorzeitig ab? (s. Abschnitt 4.5) Welche Heilungskriterien wurden festgelegt? (s. Abschnitt 6.3) Welche Versuche wurden unternommen, um die Ergebnisse zu validieren (bestätigen) und zu replizieren, wenn sich herausstellte, dass sie im Widerspruch zu den Ergebnissen anderer Wissenschaftler standen? (s. Abschnitt 7.2) Wurden die statistischen Tests, welche die Studienergebnisse angeblich belegen, richtig ausgewählt und angewendet? (s. Kapitel 5) Wurde die Sichtweise der Patienten systematisch erhoben, und wurde ihr durch Anwendung eines Instruments zur partizipativen Entscheidungsfindung Rechnung getragen (s. Kapitel 16)? Wenn sich Ärzte (oder auch Pflegekräfte, Hebammen, Gesundheitsmanager, Psychologen, Medizinstudenten und Verbraucherschützer) also auf die Ergebnisse medizinischer Studien berufen, dann müssen sie auch sicherstellen, dass sie diese und ähnliche Fragen vorher beantwortet haben (weitere Fragen finden Sie in den Checklisten in Anhang 1).

Entscheidungsfindung nach der GOBSAT-Methode

Als ich Mitte der 1990er-Jahre an der ersten Auflage dieses Buches arbeitete, war eine Leitlinie noch sehr häufig das, was man eine Konsenserklärung nennt – nämlich die Früchte der harten Arbeit von einem Dutzend herausragender Experten, die sich für ein Wochenende – meist auf Kosten eines Pharmaunternehmens – in ein Luxushotel zurückgezogen hatten. Oft waren solche «GOBSAT»-Leitlinien («Good Old Boys Sat Around a Table», «trafen sich mal ein paar alte Bekannte», auf Deutsch spricht man auch von «eminenzbasierter Medizin») als kitteltaschengroße Beilagen in – direkt oder indirekt von der Pharmaindustrie gesponserten – medizinischen Gratiszeitschriften oder «Informationsblättern» zu finden, die von kurzgefassten Empfehlungen und stichwortartigen Behandlungsleitfäden nur so überquollen. Doch wer sagt uns, dass diese Ratschläge, die da in Leitlinien, einem knackigen Editorial oder einem mit vielen Zitaten gespickten Übersichtsartikel verbreitet werden, auch korrekt sind?

Professor Mulrow (11), die zu den Mitbegründern der Wissenschaft des systematischen Reviews (s. Kapitel 9) gehört, hat vor ein paar Jahren zeigen können, dass Experten eines bestimmten Fachgebiets *seltener* in der Lage sind, einen objektiven Überblick über die verfügbare wissenschaftliche Evidenz zu geben als Nichtexperten, die unvoreingenommen an die Fachliteratur herangehen. Im schlimmsten Fall gibt eine «Expertenmeinung» die lebenslang beibehaltenen schlechten Angewohnheiten und die persönliche Sammlung von Zeitungsausschnitten eines alternden Arztes wieder, und eine ganze Horde von solchen Experten würde die fehlgeleiteten Ansichten eines Einzelnen einfach noch multiplizieren.

In **Tabelle 1-2** sind Beispiele für Vorgehensweisen aufgeführt, die seinerzeit allgemein als gute klinische Praxis anerkannt waren (und damals mit Sicherheit auch ihren Weg in die betreffende GOBSAT-Leitlinie gefunden hätten), später jedoch durch hochwertige klinische Studien widerlegt wurden.

In Kapitel 9 stelle ich eine Checkliste vor, anhand derer Sie beurteilen können, ob ein «systematischer Review der Evidenz», die erzeugt wird, um Empfehlungen für die Praxis oder die politische Entscheidungsfindung zu untermauern, diese Bezeichnung auch wirklich verdient, und in Kapitel 10 wird erörtert, welcher Schaden angerichtet werden kann, wenn man Leitlinien anwendet, die nicht evidenzbasiert sind. Es gehört zweifellos zu den größeren Verdiensten der EbM-Bewegung, dass heutzutage kaum noch eine Leitlinie nach dem GOBSAT-Prinzip erstellt wird!

Tabelle 1-2: Beispiele für schädliche medizinische Praktiken, die seinerzeit starke Unterstützung durch «Expertenmeinungen» erfahren haben. *(Fortsetzung n. Seite)*

Ungefährer Zeitraum	Von Experten seinerzeit anerkannte klinische Praxis	Nachweis, dass diese Praxis schädlich ist	Auswirkungen auf die klinische Praxis
Seit 500 v. Chr.	Aderlass (bei nahezu allen akuten Erkrankungen)	1820[1]	Die Praxis des Aderlasses wurde um 1910 aufgegeben
1957	Thalidomid (Contergan) gegen Morgenübelkeit in der Frühschwangerschaft, die weltweit zur Geburt von mehr als 8 000 Säuglingen mit schweren Fehlbildungen führte	1960	Die teratogenen Wirkungen dieses Medikaments waren so dramatisch, dass Thalidomid rasch vom Markt genommen wurde, als der erste Fallbericht erschien
Mindestens seit 1900	Bettruhe bei akuten Kreuzschmerzen	1986	Noch immer raten viele Ärzte Patienten mit Rückenschmerzen, «sich zu schonen»
1960er-Jahre	Benzodiazepine (z. B. Diazepam) bei leichter Angstsymptomatik und Schlaflosigkeit; anfangs als «nicht abhängig machend» beworben, wurde später nachgewiesen, dass sie starke Abhängigkeits- und Entzugssymptome hervorrufen	1975	Die Verordnung von Benzodiazepinen für diese Indikationen ließ in den 1990er-Jahren nach
1970er-Jahre	Intravenöses Lignocain bei akutem Myokardinfarkt zur Prävention von Herzrhythmusstörungen; später zeigte sich, dass intravenöses Lignocain insgesamt keine Vorteile brachte und in einigen Fällen sogar tödliche Herzrhythmusstörungen verursachte	1974	Bis Mitte der 1980er-Jahre wurde Lignocain weiterhin routinemäßig verabreicht

Tabelle 1-2: Beispiele für schädliche medizinische Praktiken, die seinerzeit starke Unterstützung durch «Expertenmeinungen» erfahren haben. *(Fortsetzung)*

Ungefährer Zeitraum	Von Experten seinerzeit anerkannte klinische Praxis	Nachweis, dass diese Praxis schädlich ist	Auswirkungen auf die klinische Praxis
Ende der 1990er-Jahre	Cox-2-Hemmer (eine neue Klasse von nichtsteroidalen Antiphlogistika), die zur Arthritisbehandlung zugelassen wurden; später wurde der Nachweis erbracht, dass sie das Herzinfarkt- und Schlaganfallrisiko erhöhen	2004	Cox-2-Hemmer gegen Schmerzen wurden rasch vom Markt genommen, nachdem in den USA einige vielbeachtete Gerichtsprozesse geführt worden waren; allerdings wird derzeit ihre neue Anwendung als Medikament gegen Krebs (wo die Risiken gegen die Vorteile abgewogen werden können) untersucht

1 Interessanterweise war der Aderlass wahrscheinlich die erste Intervention, für die eine randomisierte kontrollierte Studie vorgeschlagen wurde. Bereits 1662 appellierte der Arzt van Helmont an seine Kollegen: «Lassen Sie uns 200 oder 500 arme Leute mit Fieber nehmen und losen: Die eine Hälfte werde ich behandeln, die andere Hälfte Sie. Ich werde die Menschen heilen, ohne sie zur Ader zu lassen. Sie gehen so vor, wie Sie es gewohnt sind – und am Ende werden wir sehen, wie viele Beerdigungen wir in den beiden Gruppen werden zählen müssen» [12]. Mein Dank gilt Matthias Egger, der mich auf dieses Beispiel aufmerksam gemacht hat.

Entscheidungsfindung auf der Grundlage von Kostenminimierung

Die Boulevardpresse reagiert zumeist geschockt, wenn bekannt wird, dass einem Patienten eine Therapie aus Kostengründen verweigert wurde. Manager, Politiker und zunehmend auch Ärzte können sicher sein, von der Presse an den Pranger gestellt zu werden, wenn sie ein Kind mit einer seltenen Krebserkrankung nicht in eine Spezialklinik nach Amerika schicken oder wenn sie einer gebrechlichen alten Frau ein Medikament versagen, das den Verlust ihrer Sehkraft infolge einer Makuladegeneration stoppen könnte. Tatsache ist jedoch, dass die gesamte Gesundheitsversorgung aus einem begrenzten Budget finanziert werden muss, und es setzt sich zunehmend die Erkenntnis durch, dass bei klinischen Entscheidungen auch die wirtschaftlichen Kosten einer Intervention berücksichtigt werden müssen. Die klinische Entscheidungsfindung *aus-*

schließlich auf eine Analyse der Kosten (also auf Kostenminimierung: Wahl der billigsten Option ungeachtet ihrer Wirksamkeit) zu stützen lässt sich jedoch, wie in Kapitel 11 argumentiert wird, ethisch grundsätzlich nicht rechtfertigen, und wenn das passiert, dann erheben wir unsere Stimme dagegen völlig zu Recht.

Kostenintensive Interventionen sollten aber dennoch nicht nur damit begründet werden, dass sie neu sind, theoretisch funktionieren oder die einzige Alternative darin bestünde, gar nichts zu tun, sondern damit, dass sie sehr wahrscheinlich Leben retten oder die Lebensqualität verbessern. Wie aber lässt sich vor diesem Hintergrund der Hüftgelenkersatz bei einer 75-Jährigen sinnvoll mit der Cholesterinsenkung bei einem Mann mittleren Alters oder einer Infertilitätsuntersuchung bei einem Paar in den Zwanzigern vergleichen? Es mag zwar als kontraintuitiv empfunden werden, aber es gibt keine selbstverständlichen ethischen Prinzipien oder analytischen Methoden, die uns dabei helfen könnten zu entscheiden, wie begrenzte Ressourcen angesichts unbegrenzter Bedürfnisse zu verteilen sind. Wie Sie in Kapitel 11 sehen werden, sind die viel geschmähten QALYs (qualitätsangepasste Lebensjahre) und ähnliche nutzwertbasierte Konstrukte nur der Versuch, im Bereich menschlichen Leidens den ebenso unlogischen wie unvermeidlichen Vergleich zwischen Äpfeln und Birnen etwas objektiver zu gestalten. In Großbritannien ist das *National Institute for Health and Care Excellence* (www.nice.org.uk) sowohl um die Entwicklung evidenzbasierter Leitlinien als auch um eine gerechte Verteilung der NHS-Ressourcen bemüht.

Es gibt noch einen weiteren Grund dafür, warum der Begriff «evidenzbasierte Medizin» manchen Leuten nicht recht «schmecken» mag. In diesem Kapitel habe ich ja aufgezeigt, dass es bei EbM um den Umgang mit Veränderung geht und nicht darum, dass wir gleich von Anfang an alles wissen müssen. Mit anderen Worten: Es geht nicht so sehr darum, was Sie in der Vergangenheit alles gelesen haben, sondern wie Sie Ihre zukünftigen Lernbedürfnisse erkennen und Ihr Wissen in neuen klinischen Situationen erweitern und anwenden können. Ärzte alter Schule, denen es niemals in den Sinn käme, ihre Unwissenheit zuzugeben, können den Gedanken womöglich nur schwer akzeptieren, dass bei nahezu jeder Arzt-Patient-Begegnung nicht unwesentliche wissenschaftliche Unsicherheiten bestehen, auch wenn der Arzt diese Unsicherheit in den meisten Fällen nicht erkennt oder nicht in der Lage ist, sie in Form einer beantwortbaren Frage zu formulieren (s. Abschnitt 1.3). Wenn Sie sich für die wissenschaftliche Evidenz über das (mangelnde) Frageverhalten von Ärzten interessieren, empfehle ich Ihnen den ausgezeichneten Artikel von Swinglehurst (13).

Die Tatsache, dass keiner von uns – noch nicht einmal die klügsten oder erfahrensten – alle Fragen beantworten können, die in der alltäglichen Arzt-Patient-Begegnung auftauchen können, bedeutet, dass der «Experte» fehlbarer ist als gemeinhin angenommen wird. Ein evidenzbasiertes Vorgehen bei der Stationsvisite könnte also die traditionellen Hierarchien auf den Kopf stellen, wenn etwa die Stationsschwester oder ein junger Assistenzarzt neue Evidenz zitieren und damit das infrage stellen, was der Chefarzt in der Woche davor allen Mitarbeitern gepredigt hat. Die Fertigkeiten der kritischen Bewertung zu erlernen dürfte dabei für manch älteren Kliniker, der sich auf einen evidenzbasierten Unterrichtsstil umstellen soll, noch das Geringste seiner Probleme sein!

Nachdem ich EbM nun gegen alle Standardargumente verteidigt habe, die Ärzte gewöhnlich vorbringen, sollte ich vielleicht zugeben, dass ich doch auch gewisse Sympathien für viele der differenzierteren Argumente hege, die von Philosophen und Sozialwissenschaftlern ins Feld geführt werden. Diese in Kapitel 17 (neu in dieser Auflage) zusammengefassten Argumente befassen sich mit dem Wesen von Wissen und der Frage, inwieweit die Medizin überhaupt auf Entscheidungen beruht. Aber lesen Sie dieses Kapitel (das aus philosophischer Sicht ein «harter Brocken» ist) bitte erst, wenn Sie die grundlegenden Argumente in den ersten paar Kapiteln dieses Buches wirklich verinnerlicht haben – ansonsten laufen Sie Gefahr, verwirrt zu werden!

1.3 Bevor Sie anfangen: Formulieren Sie das Problem

Wenn meine Studenten eine Hausarbeit zum Thema Hypertonie schreiben sollen, liefern sie oft lange, qualifizierte und im Wesentlichen auch korrekte Ausführungen zur Definition, zu den Ursachen und den verschiedenen Behandlungsmöglichkeiten von Bluthochdruck ab. Wenn sie ihre Arbeiten dann abgeben, wissen die meisten von ihnen mehr über Hypertonie als ich. Mit Sicherheit wissen sie, dass Bluthochdruck die häufigste Schlaganfallursache ist und dass eine bevölkerungsweite Erkennung und Behandlung der Hypertonie die Schlaganfallinzidenz nahezu halbieren würde. Ferner wissen die meisten von ihnen, dass ein Schlaganfall, obgleich er verheerende Auswirkungen haben kann, ein eher seltenes Ereignis ist und dass Antihypertensiva Nebenwirkungen wie Müdigkeit, Benommenheit, Impotenz und vermehrten Harndrang verursachen können.

Doch bei einer einfachen praktischen Frage wie z.B. «Bei Frau Schulze ist nach der Einnahme von Blutdrucksenkern leichter Schwindel aufgetreten, und sie möchte die Medikamente gern absetzen. Was würden Sie ihr raten?» gehen mir die Studenten dann doch meist auf den Leim. Sie verstehen zwar Frau

Schulzes Problem, können aber aus ihren vielen eng beschriebenen Seiten über Hypertonie nicht das herleiten, was Frau Schulze gern wissen möchte. Richard Smith brachte dies vor einigen Jahren in einem Leitartikel im *BMJ* mit einem Zitat von T.S. Eliot auf den Punkt: «Wo ist die Weisheit, die wir im Wissen verloren haben, und wo ist das Wissen, das in Informationen verloren gegangen ist?» (14)

Erfahrene Ärzte mögen vielleicht denken, dass sie Frau Schulzes Frage aus ihrer eigenen Erfahrung heraus beantworten können. Doch wie ich bereits im letzten Abschnitt erläutert habe, lägen nur wenige von ihnen dabei wirklich richtig. Und selbst wenn sie in diesem Fall zufällig die richtige Antwort wüssten, bräuchten sie immer noch irgendein System, um aus dem Sammelsurium von Informationen über einen Patienten (schlecht definierte Symptome, körperliche Zeichen, Untersuchungsbefunde und das Wissen, was mit dieser oder einer ähnlichen Patientin das letzte Mal passiert ist), aus seinen besonderen Wertvorstellungen und Präferenzen (Nutzwerten) und anderen Dingen, die relevant sein könnten (eine Intuition, ein dunkel erinnerter Fachartikel, die Meinung eines erfahreneren Kollegen oder ein beim Durchblättern eines Lehrbuchs zufällig entdeckter Absatz) eine knappe Zusammenfassung des Problems zu erstellen und zu erkennen, welche zusätzlichen Informationen ihnen noch fehlen, um das Problem zu lösen.

Sackett und Mitarbeiter haben in einem Buch, das später von Straus (15) überarbeitet wurde, die Bestandteile einer guten klinischen Frage aufgeschlüsselt:

1. Definieren Sie zuerst genau, um *wen* es in der Frage geht (d.h. «Wie würde ich eine Patientengruppe beschreiben, die meiner Patientin ähnlich ist?»).

2. Beschreiben Sie dann, *welches* Vorgehen Sie für diese Patientin bzw. diese Population in Betracht ziehen (z.B. eine medikamentöse Therapie), und geben Sie gegebenenfalls eine Vergleichsbehandlung an (z.B. Placebo oder die aktuelle Standardtherapie).

3. Definieren Sie zum Schluss den angestrebten (oder unerwünschten) *Endpunkt* (etwa verringerte Mortalität, bessere Lebensqualität, Gesamtkostenersparnis für das Gesundheitswesen usw.).

Bei Schritt 2 muss es sich nicht unbedingt um eine medikamentöse Therapie, einen chirurgischen Eingriff oder eine andere Intervention handeln. Es könnte beispielsweise auch um die Exposition gegenüber einem vermeintlichen Karzinogen (etwas, das Krebs hervorrufen kann) gehen oder um den Nachweis eines bestimmten Surrogatmarkers in einer Blut- oder anderen Untersuchung.

[Mit einem Surrogatendpunkt lässt sich (angeblich) der weitere Verlauf oder die Progression einer Erkrankung vorhersagen; s. Abschnitt 6.3]. Tatsächlich gibt es jedoch nur sehr wenige Tests, mit denen sich gleich einer Kristallkugel die medizinische Zukunft eines Patienten zuverlässig vorhersagen lässt. Eine Aussage wie «Der Doktor hat sich meine Untersuchungsbefunde angesehen und gesagt, ich hätte noch sechs Monate zu leben» spricht entweder für ein schlechtes Gedächtnis oder für ein unverantwortliches Herumdoktern!) In beiden Fällen wäre der «Endpunkt» die Entwicklung einer Krebserkrankung (oder eines anderen Leidens) mehrere Jahre später. Bei den meisten klinischen Problemen individueller Patienten besteht das «Vorgehen» dagegen aus einer speziellen Intervention, die der Arzt einleitet.

Im Fall von Frau Schulze könnten wir folgende Frage stellen: «Wiegt bei einer 68 Jahre alten weißen Patientin mit essenzieller Hypertonie (Bluthochdruck ohne erkennbare Ursache) ohne Begleiterkrankungen und mit unauffälliger Anamnese, deren Blutdruck aktuell bei X/Y liegt, der Nutzen einer kontinuierlichen Einnahme von Bendroflumethiazid (hauptsächlich zur Senkung des Schlaganfallrisikos) die unangenehmen Nebenwirkungen auf?» Mit dieser speziellen Fragestellung haben wir bereits festgestellt, dass Frau Schulze nie einen Herzinfarkt, einen Schlaganfall oder andere Warnzeichen wie vorübergehende Lähmungen oder Sehverlust hatte. Ansonsten wäre nämlich ihr Schlaganfallrisiko beträchtlich höher, und wir müssten die Risiko-Nutzen-Abwägung anders gewichten.

Um die Frage, die wir gestellt haben, zu beantworten, müssen wir nicht nur das Schlaganfallrisiko bei unbehandeltem Bluthochdruck bestimmen, sondern auch die von der medikamentösen Therapie zu erwartende Risikosenkung. Hierbei handelt es sich im Grunde um eine andere Formulierung der grundsätzlichen Frage «Ist der Behandlungsnutzen in diesem Fall größer als die Risiken der Behandlung?», die wir uns gestellt haben sollten, bevor wir Frau Schulze Bendroflumethiazid verschreiben. Dies ist übrigens eine Frage, die sich alle Ärzte stellen sollten, bevor sie zum Rezeptblock greifen.

Frau Schulze hat aber nicht nur die Alternative, gar keine Medikamente zu nehmen. Vielmehr es gibt auch andere, ebenso wirksame Präparate mit weniger beeinträchtigenden Nebenwirkungen. In diesem Zusammenhang sollte man nämlich nicht vergessen, dass in viel zu vielen Studien neue Medikamente anstatt mit der besten verfügbaren Alternative gegen Placebo verglichen werden (s. Kapitel 6). Und möglicherweise kommen auch noch nicht-medikamentöse Behandlungsformen in Betracht, etwa körperliche Bewegung, kochsalzarme Ernährung, Homöopathie oder Yoga. Vermutlich würden ihr nicht alle Alternativen helfen oder wären für sie akzeptabel, es wäre aber vernünftig, nach Evidenz dafür zu suchen, *ob* sie ihr helfen könnten, vor allem dann, wenn sie speziell danach gefragt hat, ob sie vielleicht eine dieser Möglichkeiten ausprobieren könnte.

Einige dieser Fragen werden sich vermutlich durch die Fachliteratur beantworten lassen, und Kapitel 2 beschreibt, wie Sie nach relevanten Veröffentlichungen suchen können, nachdem Sie das Problem als Frage formuliert haben. Bevor Sie sich jedoch damit beschäftigen, sollten Sie sich noch ein letztes Mal Gedanken über unsere Hochdruckpatientin machen. Um die persönlichen Prioritäten von Frau Schulze herauszufinden (z.B. wie sie eine 10-prozentige Senkung ihres Schlaganfallrisikos in den nächsten 5 Jahren im Vergleich dazu bewertet, dass sie heute nicht ohne Begleitung einkaufen gehen kann), müssen Sie sich statt mit einem Blutdruckspezialisten oder mit der Datenbank Medline nun aber tatsächlich mit Frau Schulze selbst befassen! In Kapitel 16 werden diesbezüglich einige strukturierte Vorgehensweisen vorgestellt.

Übung

1. Blättern Sie noch einmal zum vierten Absatz dieses Kapitels zurück, in dem Beispiele für klinische Fragen gegeben werden. Entscheiden Sie, ob es sich bei jeder dieser Fragen um eine korrekt fokussierte Frage handelt, und zwar in Bezug auf:
   (a) den Patienten oder das Problem
   (b) das Manöver (Intervention, prognostischer Marker, Exposition)
   (c) ggf. das Vergleichsmanöver
   (d) das klinische Ergebnis.
2. Jetzt versuchen Sie sich einmal an folgenden Fragen:
   (a) Ein 5-jähriges Kind wird wegen eines schweren Ekzems seit dem Alter von 20 Monaten mit hochdosierten topischen Steroiden behandelt. Die Mutter ist der Meinung, dass die Steroide das Wachstum ihres Kindes hemmen und möchte auf eine homöopathische Therapie wechseln. Welche Informationen benötigt der Hautarzt, um entscheiden zu können, (i) ob die Mutter bezüglich der topischen Steroide Recht hat und (ii) ob eine homöopathische Behandlung diesem Kind helfen wird?
   (b) Eine in der 9. Woche schwangere Frau ruft ihre Hausärztin wegen Abdominalschmerzen und Blutungen an. Durch eine zuvor durchgeführte Ultraschalluntersuchung konnte eine Eileiterschwangerschaft

ausgeschlossen werden. Die Hausärztin ist der Meinung, dass es sich um einen Abort handeln könnte und rät ihrer Patientin, zwecks sonografischer Abklärung und möglicherweise einer Ausschabung das Krankenhaus aufzusuchen. Die Patientin sträubt sich dagegen. Welche Informationen brauchen die beiden Frauen, um entscheiden zu können, ob eine Krankenhauseinweisung medizinisch erforderlich ist?

(c) Ein 48 Jahre alter Mann wird wegen Kreuzschmerzen bei seinem Arzt vorstellig. Der Arzt verordnet ihm eine Kortikosteroidinjektion. Unglücklicherweise entwickelt der Patient eine Pilzmeningitis, an der er verstirbt. Welche Informationen sind erforderlich, um sowohl die Risiken als auch die potenziell schädlichen Wirkungen von Steroidinjektionen bei Kreuzschmerzen eruieren und die Patienten hinsichtlich des Risiko-Nutzen-Verhältnisses beraten zu können?

Literatur

1 Sackett DL, Rosenberg WMC, Gray JAM, *et al.* Evidence based medicine: what it is and what it isn't. *BMJ* 1996; **312**: 71–72.

2 Sackett DL, Haynes B. On the need for evidence-based medicine. *Evidence- based Medicine* 1995; **1**: 4–5.

3 Greenhalgh T. Is my practice evidence-based? *BMJ* 1996; **313**(7063): 957.

4 Dubinsky M, Ferguson JH. Analysis of the National Institutes of Health Medicare Coverage Assessment. *Int Technol Assess Health Care* 1990; **6**: 480–488.

5 Sackett D, Ellis J, Mulligan I, et al. Inpatient general medicine is evidence-based. *Lancet* 1995; **346**: 407–410.

6 Runciman WB, Hunt TD, Hannaford NA, et al. CareTrack: assessing the appropriateness of health care delivery in Australia. *Med J Australia* 2012; **197**(10): 549.

7 Macnaughton J. Anecdote in clinical practice. In: Greenhalgh T, Hurwitz B, eds. *Narrative based medicine: dialogue and discourse in clinical practice.* London: *BMJ* Publications, 1999: 202–211.

8 Greenhalgh T. Narrative based medicine: narrative based medicine in an evidence based world. *BMJ* 1999; **318**(7179): 323.

9 Greenhalgh T. Intuition and evidence – uneasy bedfellows? *Br J Gen Pract* 2002; **52**(478): 395.

10 Mori R, Lakhanpaul M, Verrier-Jones K. Guidelines: diagnosis and management of urinary tract infection in children: summary of NICE guidance. *BMJ* 2007; **335**(7616): 395.

11 Mulrow C. Rationale for systematic reviews. *BMJ* 1994; **309**: 597–599.

12 van Helmont JA. *Oriatrike, or physick refined: the common errors therein refuted and the whole art reformed and rectified.* London: Lodowick-Loyd, 1662.

13 Swinglehurst DA. Information needs of United Kingdom primary care clinicians. *Health Information & Libraries Journal* 2005; **22**(3): 196–204.

14 Smith R. Where is the wisdom. ..? *BMJ* 1991; **303**: 798–799.
15 Straus SE, Richardson WS, Glasziou P, et al. *Evidence-based medicine: how to practice and teach EBM* (Fourth Edition). Edinburgh: Churchill Livingstone, 2010.

2. Nach Literatur suchen

Die Evidenz wächst schneller an als jemals zuvor, sodass es für eine hochwertige Patientenversorgung unerlässlich ist, sich auf dem Laufenden zu halten.

Studien und Übersichtsarbeiten von Studien zum Informationssuchverhalten von Ärzten bestätigen, dass Lehrbücher und persönliche Kontakte nach wie vor zu den beliebtesten Quellen medizinischer Information gehören, gefolgt von Zeitschriftenartikeln (siehe z. B. [1]). Auch die Nutzung des Internets als Informationsquelle hat in den letzten paar Jahren enorm zugenommen, insbesondere via PubMed/Medline. Die Perfektionierung des Suchprozesses und die Effizienz im Finden von Antworten haben damit allerdings nicht Schritt halten können. Fragen Sie dazu nur einmal einen Medizinbibliothekar, und Sie werden Geschichten darüber erzählt bekommen, wie wichtige klinische Fragen immer wieder durch unsystematische Google-Suchen angegangen werden. Noch nie war der Bedarf von Ärzten nach qualitativ hochwertigen Informationen so groß wie heute, seiner Befriedigung stehen jedoch zahlreiche Hindernisse entgegen: Zeitmangel, fehlende Infrastruktur, mangelhafte Suchfertigkeiten, fehlende Motivation und (was von allem vielleicht am schlimmsten ist) Informationsüberlastung (2).

Heute ist der Dschungel der medizinischen Literatur noch viel undurchdringlicher als noch im Jahr 1996, in dem die erste Auflage dieses Buches erschien. Umfang und Komplexität der veröffentlichten Literatur haben zugenommen: Allein Medline enthält mehr als 20 Millionen Einträge. Die Datenbank Medline ist zwar das Flaggschiff für Zeitschriftenartikel aus den Gesundheitswissenschaften; doch handelt es sich um eine sehr konservative Quelle, in die neue oder außerhalb der USA herausgegebene Zeitschriften nur langsam Eingang finden, sodass viele tausend hochwertige Artikel geschrieben wurden, die möglicherweise zwar über andere Datenbanken zugänglich sind, die sich aber nicht unter den 20 Millionen Einträgen in Medline finden lassen. Die starke Zunahme von Datenbanken macht den Informationsdschungel noch viel unübersichtlicher, vor allem da jede Datenbank ihr eigenes Spektrum an Zeitschriften abdeckt und sich eigener, spezieller Suchprotokolle bedient. Wie soll man sich da bloß zurechtfinden?

Es gibt Hoffnung: In den letzten zehn Jahren ist der Informationsdschungel mithilfe von Datenautobahnen (Informationshighways) und Hochgeschwindigkeitsnetzen gebändigt worden. Zu wissen, wie man auf diese Wunder der Navigation zugreift, spart Zeit und hilft Ihnen, Ihre Fähigkeiten bei der Suche nach der besten Evidenz zu verbessern. Dieses Kapitel soll aus Ihnen keinen Suchexperten machen, sondern Ihnen dabei helfen herauszufinden, welche Art von Quellen verfügbar sind, dann eine kluge Auswahl zu treffen und sie direkt für sich arbeiten zu lassen.

2.1 Wonach suchen Sie?

Die Suche nach medizinischer (und etwas weiter gefasst gesundheitswissenschaftlicher) Literatur kann grob gesehen aus drei Gründen erfolgen:

- Wir stöbern informell, beinahe zum Zeitvertreib, um uns auf dem Laufenden zu halten und unsere angeborene Neugier zu befriedigen.
- Wir suchen fokussiert, auf der Suche nach Antworten, vielleicht im Zusammenhang mit Fragen, die sich in der Klinik ergeben haben oder die in Bezug auf einzelne Patienten und ihre Fragen aufgetaucht sind.
- Wir wollen uns einen Überblick über die vorhandene Literatur verschaffen, bevor wir in ein Forschungsprojekt einsteigen.

Bei jeder dieser Vorgehensweisen gestaltet sich die Suche ganz unterschiedlich.

Stöbern (Browsen) hat etwas von einem glücklichen Zufall an sich. Früher hätten wir vielleicht unsere Lieblingszeitschrift zur Hand genommen und hätten einfach nach Lust und Laune darin geblättert. Hätten wir zudem auch noch über ein paar Werkzeuge verfügt, um die Qualität der gefundenen Artikel beurteilen zu können, umso besser. Dieser Tage können wir uns neue Werkzeuge zunutze machen, die uns beim Stöbern nach Literatur unterstützen. Das Browsen in elektronischen Zeitschriften ist ebenso leicht wie das Durchstöbern von gedruckten Ausgaben: Wir können sogenannte Alert-Dienste («Such-Abos») nutzen, die uns wissen lassen, dass eine neue Ausgabe erschienen ist, und die uns sogar mitteilen, wenn bestimmte Artikel in dieser Ausgabe unserem Interessenprofil entsprechen. Wir können RSS-Feeds (*Rich Site Summary Feeds*) von Artikeln aus bestimmten Zeitschriften oder zu bestimmten Themen abonnieren, die dann an unsere E-Mail-Adresse, unser iPhone oder unseren eigenen Blog geschickt werden, und wir können uns am Twitter-Austausch über frisch veröffentlichte Beiträge beteiligen. Fast jede Zeitschrift stellt auf ihrer Homepage Links zu mindestens einem der sozialen Netzwerkdienste bereit. Die Technologien unterliegen einem ständigen Wandel. Diejenigen unter uns, die früher mit neuen Sonderdrucken, Fotokopien und Zeitschriftenausgaben überschwemmt wurden, die wir alle lesen sollten, werden sich freuen zu hören, dass wir dasselbe Chaos jetzt auch elektronisch anrichten können. Das ist es nämlich, worum es beim zufälligen Browsen geht, und es ist ein Vergnügen, das wir nie aus den Augen verlieren sollten, ganz gleich in welchem Medium unsere Literatur auch veröffentlicht sein mag.

Die *Suche nach Antworten* verlangt nach einem sehr viel stärker fokussierten Vorgehen: Wir suchen nach einer Antwort, von der wir sicher sein können, dass sie sich direkt auf die Versorgung unseres Patienten anwenden lässt. Sobald wir eine vertrauenswürdige Information gefunden haben, ist es in Ordnung, wenn wir die Suche beenden – wir müssen nicht unbedingt nach jeder Studie suchen, die sich jemals mit diesem Thema befasst haben könnte. Diese Art von Suchanfrage wird zunehmend von neuartigen, Literaturzusammenfassungen enthaltenden Informationsquellen bedient, deren Ziel es ist, eine evidenzbasierte Gesundheitsversorgung und die Anwendung von Forschungsergebnissen in der Praxis zu unterstützen. Dieser Aspekt wird in Abschnitt 2.3 noch näher beleuchtet.

Eine *Sichtung der Literatur* – beispielsweise in Vorbereitung einer detaillierten, breit angelegten und sorgfältigen Literaturübersicht für eine Semesterarbeit oder eine Publikation – bedingt ein völlig anderes Vorgehen. In diesem Fall geht es weniger um eine direkte Einflussnahme auf die Patientenversorgung als darum, vorhandene Forschungsarbeiten zu einem bestimmten Problem zu identifizieren und sich Klarheit über Wissenslücken zu verschaffen, die weiterer Forschungsanstrengungen bedürfen. Für diese Art von Suche sind solide Kenntnisse über Informationsquellen und Suchfertigkeiten ausschlaggebend. Eine einfache PubMed-Suche reicht hier nicht mehr aus. Hier müssen Sie mehrere relevante Datenbanken systematisch durchsuchen und Verweisen folgen (*Citation Chaining* oder *Citation Tracking*, s. Abschnitt 2.6), um sicher zu gehen, dass Sie nichts unversucht gelassen haben, um an die nötige Literatur zu gelangen. Wenn das Ihr Ziel ist, dann *müssen* Sie einen sogenannten *Information Professional* (d.h. einen Fachbibliothekar für Medizin und Gesundheitswissenschaften, einen Medizininformatiker usw.) konsultieren.

2.2 Evidenzstufe für Evidenzstufe ...

Der Begriff *Evidenzstufe* bezieht sich auf das Ausmaß, in dem man einer Information – ausgehend vom Studiendesign – vertrauen kann. Unter Berücksichtigung des häufigsten Fragetyps (Fragen zur Therapie) werden die Evidenzstufen traditionell als Pyramide dargestellt, an deren Spitze systematische Reviews stehen, gefolgt von gut geplanten randomisierten kontrollierten Studien, Beobachtungsstudien sowie Kohortenstudien oder Fall-Kontroll-Studien. Die unterste Stufe bilden Fallstudien, Laborstudien und «Expertenmeinungen» (**Abb. 2-1**). Ausführlicher wird diese traditionelle Hierarchie der Evidenz in Abschnitt 3.7.1 beschrieben.

Viele meiner Kolleginnen und Kollegen, die in Bibliotheken tätig sind, können sich für synthetisierte Evidenz und die technischen Ressourcen zur Entscheidungsunterstützung begeistern. Auch dabei kann man an eine Pyramide denken, bei der ganz oben an der Spitze computerbasierte Entscheidungsunterstützungssysteme stehen. Darunter sind evidenzbasierte Praxisleitlinien zu finden, denen dann Synopsen von systematischen Reviews folgen, unter denen wiederum die üblichen systematischen Reviews angesiedelt sind usw. (3).

Aber ganz gleich, ob wir nun die erste (traditionelle) Evidenzpyramide vor Augen haben oder die zweite (modernere); die Botschaft ist eindeutig: Nicht alle Evidenz und nicht alle Informationen sind gleichwertig. Um welche Art von Information es sich auch handeln und woher sie auch immer stammen mag, wir müssen in jedem Fall ihre Glaubhaftigkeit im Auge behalten.

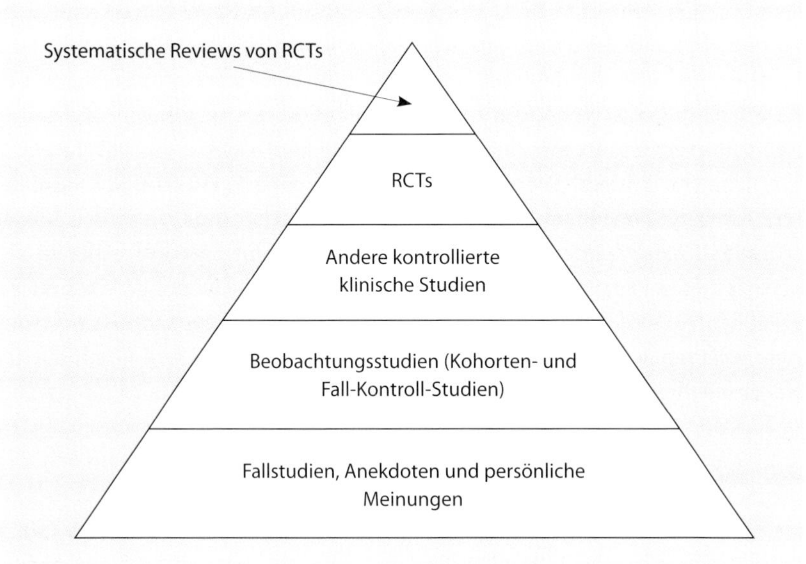

Abbildung 2-1: Eine einfache Hierarchie der Evidenz für die Beurteilung der Studiendesignqualität in Therapiestudien.

2.3 Quellen zusammengefasster Literatur: Systeme, Zusammenfassungen und Synthesen

Durch die Zusammenfassung von Primärstudien entstandene Informationsquellen sind auf einer sehr hohen Evidenzstufe angesiedelt. Diese Quellen sollen dazu beitragen, dass Forschungsergebnisse in die Praxis umgesetzt und im Rahmen der Entscheidungsfindung von Arzt und Patient berücksichtigt werden. Diese Art von Evidenz ist zwar vergleichsweise neuartig (zumindest im Vergleich zu den traditionellen Primärforschungsstudien, die uns schon seit Jahrhunderten begleiten), man kann jedoch davon ausgehen, dass ihre Anwendung deutlich zunehmen wird, wenn sie erst einmal einen größeren Bekanntheitsgrad erreicht haben werden.

Die vielleicht ältesten und bekanntesten Quellen zusammengefasster Literatur sind wohl die *systematischen Reviews*, die in den 1980er-Jahren auf Anregung von Archie Cochrane aufkamen. Cochrane beklagte seinerzeit nämlich die Vielzahl klinischer Einzelstudien, aus deren Informationen sich keine klaren Botschaften für die Praxis ableiten ließen. Die ursprünglichen Bemühungen um eine breit angelegte Suche nach klinischen Studien zu einem bestimmten Thema und die statistische Zusammenfassung ihrer Ergebnisse mündeten Mitte der 1990er-Jahren schließlich in die Gründung der *Cochrane Library*; Cochrane-Reviews wurden der Goldstandard für systematische Reviews und die *Cochrane Collaboration* zur wichtigsten Triebkraft in der Entwicklung und Verbesserung der Reviewmethodik (4).

Systematische Reviews haben viele Vorteile und nur wenige Nachteile. Auf der Habenseite kann verbucht werden, dass sie relativ leicht zu interpretieren sind. Die systematische Auswahl und Bewertung der Primärstudien nach einem anerkannten Protokoll bedeuten zudem, dass systematische Fehler (Bias) auf ein Minimum beschränkt sind. Kleinere Studien, die in manchen Themengebieten nur allzu häufig anzutreffen sind, zeigen vielleicht einen Trend zu einer positiven Wirkung, es mangelt ihnen aber an statistischer Signifikanz. Wenn aber die Daten aus mehreren kleinen Studien mathematisch zusammengefasst werden – diesen Prozess nennt man *Metaanalyse* –, liefern die kombinierten Daten vielleicht doch ein statistisch signifikantes Ergebnis (s. Abschnitt 9.3). Systematische Reviews können helfen, Widersprüche in den Befunden unterschiedlicher Studien zu ein und derselben Frage aufzulösen. Wenn der systematische Review korrekt durchgeführt wurde, sind die Ergebnisse aller Wahrscheinlichkeit nach robust und übertragbar. Negativ schlägt zu Buche, dass systematische Reviews Mängel der Originalstudien reproduzieren und vergrößern können (wenn z. B. alle Primärstudien ein Medikament in subtherapeutischer Dosierung untersucht haben, könnte die – irreführende – Gesamtschlussfolgerung lauten, dass das Medikament «keine Wirkung» hat). Hier ein kleiner Tipp, falls Sie die Lektüre von Cochrane-Reviews etwas einschüchtern sollte: Der Großteil eines Cochrane-Reviews besteht aus der Methodendiskussion; die Kernaussage können Sie der laienverständlichen Zusammenfassung *(Plain Language Summary)* entnehmen, die unmittelbar auf den Abstract folgt. Alternativ können Sie sich einen raschen und präzisen Überblick verschaffen, indem Sie einen Blick auf die Grafiken werfen, vor allem auf den sogenannten *Forest Plot*, in dem die Ergebnisse der einzelnen Primärstudien zusammen mit dem kombinierten Ergebnis grafisch dargestellt sind. In Kapitel 9 werden systematische Reviews näher erläutert.

Cochrane-Reviews werden nur in elektronischer Form veröffentlicht, doch in der medizinischen Literatur finden sich auch noch andere systematische Reviews. Den besten Zugriff darauf erhalten Sie über die *Cochrane Library*, die neben den Cochrane-Reviews auch die *Database of Abstracts of Reviews of Effects* (DARE, in der *Cochrane Library* unter der Bezeichnung «andere Reviews» geführt) und eine Datenbank mit *Health Technology Assessments* (HTA-Berichten) herausgibt. DARE enthält nicht nur eine Bibliografie systematischer Reviews, sondern stellt für die Mehrzahl der aufgenommenen Reviews auch eine kritische Bewertung bereit, was diese Datenbank zu einer «vorbewerteten Quelle» für systematische Reviews macht. Bei HTA-Berichten handelt es sich im Wesentlichen um systematische Reviews, allerdings mit einer größeren Reichweite, weil sie auch wirtschaftliche und gesundheitspolitische Auswirkungen von Medikamenten, Technologien und Gesundheitssystemen berücksichtigen. Sie alle lassen sich relativ einfach und gleichzeitig über die *Cochrane Library* durchsuchen.

In der Vergangenheit haben sich Cochrane-Reviews hauptsächlich auf Fragen zur Therapie (s. Kapitel 6) oder Prävention konzentriert; doch seit 2008 wurden auch beträchtliche Anstrengungen bezüglich der Erstellung systematischer Reviews von diagnostischen Untersuchungen unternommen (s. Kapitel 8).

Point-of-Care-Informationssysteme ähneln elektronischen Lehrbüchern oder detaillierten medizinischen Handbüchern, sind aber ausdrücklich evidenzbasiert, werden ständig aktualisiert und sind benutzerfreundlich gestaltet – vielleicht sind sie das Lehrbuch der Zukunft. Drei populäre Informationssysteme dieser Art sind *Clinical Evidence*, *DynaMed* und *American College of Physicians Physicians' Information and Education Resource* (ACP PIER). Sie alle haben sich auf die Fahnen geschrieben, dass die Informationen in jedem Fall evidenzbasiert sind, einem Peer-Review unterzogen und regelmäßig überarbeitet werden und in ihre Empfehlungen Links zur Primärforschung eingebaut sind.

- *Clinical Evidence* (clinicalevidence.bmj.com): eine britische Quelle, die sich systematischer Reviews bedient, um Informationen, vor allem vergleichende Bewertungen von diagnostischen Untersuchungen und Interventionen, schnellstmöglich bereitzustellen. Die Reviews sind nach Fachgebieten geordnet, z.B. Pädiatrie («child health») oder Hautkrankheiten («skin disorders»); oder man kann die Reviews nach Schlüsselwörtern (z.B. «asthma») oder anhand einer Liste aller Reviews durchsuchen. Im Vorspann zu jedem Kapitel sind Fragen zur Wirksamkeit verschiedener Interventionen aufgeführt, und Markierungen zeigen an, ob die Evidenz für diese Interventionen positiv, mehrdeutig oder negativ ist.
- *DynaMed* (www.ebscohost.com/dynamed/) wird in den USA erstellt und ähnelt eher einem Handbuch, dessen verschiedene Kapitel eine Vielzahl von Krankheiten abdecken, aber ergänzt um Zusammenfassungen von klinischen Forschungsergebnissen, um Evidenzstufen und Links zu den Primärartikeln. Die Themen umfassen: Ursachen und Risiken, Komplikationen und Begleiterkrankungen (einschließlich Differenzialdiagnosen), wichtige Aspekte der Anamnese und körperlichen Untersuchung, welche diagnostischen Untersuchungen angeordnet werden sollten, Prognose, Therapie, Prävention und Screening sowie Links zu Patienteninformationsblättern. Man kann ganz einfach nach der Krankheit suchen: Die Ergebnisse enthalten Links zu anderen Kapiteln über ähnliche Krankheitsbilder. Es handelt sich um eine proprietäre Datenbank (d.h. im Allgemeinen müssen Sie für die Nutzung bezahlen); mitunter wird die Nutzung aber auch kostenlos angeboten, wenn man sich bereiterklärt, selber ein Kapitel zu verfassen!
- *ACP PIER (American College of Physicians Physicians' Information and Education Resource* – pier.acponline.org) ist eine weitere US-amerikanische Quelle. Als Standardformat benutzt sie: Allgemeine Empfehlung, Spezifische Empfehlung, Rationale und Evidenz. Abgedeckt werden die Themen Prävention, Screening, Diagnostik, Konsultation, Hospitalisierung, medikamentöse und nicht-medikamentöse Therapien sowie Nachbehandlung. ACP PIER enthält Links zur Primärliteratur und eine Registerkarte «Patienteninformationen» mit Links zu Internetseiten, die Patienten als hilfreich und maßgeblich beurteilt haben.

Sowohl PIER als auch DynaMed verfügen über Anwendungen (Apps), welche die Nutzung auf einem *Personal Digital Assistant* (PDA) oder anderen Handgeräten ermöglichen und dadurch die Anwendung am Krankenbett erleichtern.

Ständig werden neue Point-of-Care-Informationssysteme entwickelt; welche Systeme man benutzt, ist in erster Linie eine Frage des persönlichen Geschmacks. *Clinical Evidence*, *DynaMed* und *ACP PIER* wurden hier genannt, weil es sich um Quellen mit Peer-Review handelt, die regelmäßig aktualisiert werden und direkt mit der Primärevidenz verlinkt sind.

Praxisleitlinien, mit denen sich Kapitel 10 ausführlicher befasst, sind «systematisch erstellte Aussagen, die Ärzte und Patienten in ihren Entscheidungen über die richtige medizinische Versorgung in bestimmten klinischen Situationen unterstützen sollen» (5). Für eine gute Leitlinie gilt: Die wissenschaftliche Evidenz wird systematisch erhoben; dem Gremium, das die Leitlinie entwickelt, gehören Vertreter aller relevanten Fachgebiete (einschließlich Patienten) an, und die Empfehlungen sind explizit mit der Evidenz verknüpft, aus der sie abgeleitet sind (6). Leitlinien sind eine Zusammenfassung der Evidenz; in der Hierarchie der vorbewerteten Quellen rangieren sie sehr weit oben, doch sollte man stets ihren ursprünglichen Zweck im Hinterkopf behalten: Leitlinien für verschiedene Versorgungsbereiche und Zwecke können auf derselben Evidenz beruhen, aber zu unterschiedlichen Empfehlungen gelangen.

Leitlinien können problemlos aus verschiedenen Quellen abgerufen werden, z. B.:

- Das *National Guideline Clearinghouse* (NGC; www.guideline.gov/) ist eine Initiative der *Agency for Healthcare Research and Quality* (AHRQ) des US-amerikanischen Gesundheitsministeriums. Obwohl es sich um eine staatlich geförderte amerikanische Datenbank handelt, ist NGC inhaltlich international ausgerichtet. Ein Vorteil dieser Quelle ist, dass man verschiedene Leitlinien zum anscheinend selben Thema in allen Punkten (von den Evidenzstufen bis hin zu den Empfehlungen) direkt miteinander vergleichen kann. Alle Leitlinien müssen auf dem aktuellen Stand sein und alle 5 Jahre überarbeitet werden.

- Das *National Institute for Health and Care Excellence* (NICE, www.nice.org.uk/) ist eine von der britischen Regierung geförderte Behörde, die für die Erstellung von evidenzbasierten Leitlinien und anderen Evidenzzusammenfassungen zur Unterstützung der nationalen Gesundheitspolitik zuständig ist. Die *NICE Clinical Knowledge Summaries* (cks.nice.org.uk) sind speziell auf die in der Primärversorgung tätigen Ärzte zugeschnitten.

- Unkompliziert und beliebt ist die Suche nach Praxisleitlinien mithilfe der kooperierenden Suchmaschine TRIP (*Turning Research into Practice*, www.

tripdatabase.com; s. Abschnitt 2.7). In die Suche werden auch die NICE- und die NCH-Leitlinien einbezogen.

2.4 Vorbewertete Quellen: Synopsen von systematischen Reviews und Primärstudien

Wenn Ihr Thema enger gefasst ist als in den Quellen der zusammengefassten oder synthetisierten Evidenz, die wir hier vorgestellt haben, oder wenn Sie einfach nur browsen, um sich hinsichtlich der Literatur auf den neuesten Stand zu bringen, kommt für Sie vielleicht eine der vorbewerteten Quellen infrage, mit deren Hilfe Sie zielsicher durch diese Millionen von Artikeln in unserem Informationsdschungel navigieren können. Das gebräuchlichste Format ist eine Sammlung von wissenschaftlichen Artikeln aus einschlägigen medizinischen Fachzeitschriften, die relevante Informationen zur Patientenversorgung enthalten: *Evidence-Based Medicine, ACP Journal Club, Evidence-Based Mental Health* und *POEMs (Patient-Oriented Evidence that Matters)*. Manche davon sind kostenlos, andere über Institutionen, Mitgliedschaften oder private Abonnements zugänglich. Sie alle beinhalten einen strukturierten Abstract des Artikels sowie eine kurze kritische Bewertung seines Inhalts. Bei den einbezogenen Studien kann es sich um Einzelstudien oder um systematische Reviews handeln. Jede einzelne gilt als vorbewertete Quelle, und von der kritischen Bewertung einmal abgesehen, hat allein schon ihre Aufnahme Auswirkungen auf die subjektiv wahrgenommene Qualität und Relevanz des Originalartikels.

All diese Quellen kann man als kleine Datenbanken ausgewählter Studien betrachten, die mit Schlüsselwörtern durchsucht werden können. Andere ausgewählte Dienste für Zeitschriftenartikel wie *Evidence Updates* stellen Abstracts plus einen Hinweis auf die Relevanz der einzelnen Artikel für bestimmte Fachgebiete zur Verfügung.

Neben den Cochrane-Reviews wurde als vorbewertete Quelle für systematische Reviews schon die Datenbank *DARE* erwähnt, die für die meisten systematischen Reviews einen erweiterten Abstract sowie eine kurze kritische Bewertung enthält.

Eine weitere Quelle, die als vorbewertet gelten kann, obwohl sie keine Bewertungen umfasst, ist das ebenfalls zur *Cochrane Library* gehörende *Central Register of Controlled Trials*. «Central» ist eine Bibliografie der in den Cochrane-Reviews eingeschlossenen Studien sowie neuer Studien zu ähnlichen Themen, die von den verschiedenen Cochrane-Reviewgruppen aufbereitet werden. DARE, Central, die *Cochrane Database of Systematic Reviews*, die HTA-Datenbank und die *NHS Economic Evaluation Database* – die ebenfalls kritisch bewertete Zusammenfassungen von Studien enthält – können in der *Cochrane Library* alle gleichzeitig durchsucht werden.

2.5 Spezialquellen

Fachärztliche Informationsquellen, die – wie der Name andeutet – Fachärzte in einem bestimmten Fachgebiet unterstützen sollen, sind oftmals auch für Allgemeinmediziner, Fachpflegekräfte und Grundversorgungsärzte von Nutzen. Die meisten Fachgesellschaften und Berufsverbände unterhalten ausgezeichnete Internetseiten mit Praxisleitlinien, Links zu Fachzeitschriften sowie andere nützliche Informationsquellen; in der Mehrzahl der Fälle ist die Mitgliedschaft in der Fachgesellschaft bzw. im Verband erforderlich, um Zugriff auf die Schulungs- und Praxisunterlagen zu erhalten. Drei nennenswerte Beispiele für Spezialquellen, die gegen Gebühr zugänglich sind, sind *Global Infectious Diseases and Epidemiology Network* (GIDEON), *Psychiatry Online* sowie *CardioSource.*

- *GIDEON* (Global Infectious Diseases and Epidemiology Network, www.gideononline.com/) ist ein evidenzbasiertes Programm, das Unterstützung in der Diagnostik und Therapie ansteckender Krankheiten anbietet. Darüber hinaus verfolgt GIDEON weltweit die Inzidenzen und Prävalenzen von Krankheiten und enthält Informationen zu dem von antibiotischen Wirkstoffen abgedeckten Erregerspektrum.
- *Psychiatry Online* (www.psychiatryonline.com/) ist ein von der *American Psychiatric Press* herausgegebenes Kompendium wichtiger Lehrbücher (u.a. der 5. Auflage des *Diagnostic and Statistical Manual of Mental Disorders* (DSM-5), psychiatrischer Fachzeitschriften und Praxisleitlinien der *American Psychiatric Association* (APA).
- *CardioSource* (www.cardiosource.com) wird vom *American College of Cardiology* bereitgestellt. Die Quelle enthält Leitlinien, Links zu Fachzeitschriften und Lehrbüchern, «Klinikbestände» von Zeitschriftenbeiträgen und Schulungsmaterialien zu Themen wie Cholesterin-Management und Vorhofflimmern sowie ein hervorragendes Studienregister aller laufender bzw. abgeschlossenen Studien über Herz-Kreislauf-Erkrankungen.

Dies sind nur drei Beispiele. Auch für Ihr Fachgebiet (oder Spezialthema) wird es ähnliche, von der jeweiligen Fachgesellschaft unterhaltene Quellen geben. Wenden Sie sich an einen Bibliothekar oder Medizininformatiker, um die für Sie relevante Spezialquelle zu finden!

2.6 Primärstudien – sich einen Weg durch den Dschungel bahnen

Um ihren medizinischen Informationsbedarf zu decken, bevorzugen die meisten Ärzte noch immer die einfache Suche in Medline/PubMed, sei es nun aus Gewohnheit oder weil sie mit all den nützlichen Quellen synthetisierter, zusammengefasster oder vorbewerteter Evidenz, die wir weiter oben vorgestellt haben, nicht vertraut sind. Manche ziehen es vor, die Primärliteratur einfach selbst zu bewerten, ganz ohne kritische Bewertungen in Kurzversion oder einen Link zu umfassenderen Kapiteln zum Krankheitsmanagement. Ich empfehle Ihnen nach wie vor, sich die in Abschnitt 2.2, 2.3 und 2.4 beschriebenen Sekundärquellen anzusehen. Wenn Sie sich aber lieber direkt mit den Primärstudien befassen, dann sind Sie hier genau richtig.

Primärquellen lassen sich auf verschiedene Weise finden. Sie können sich z.B. die Literaturlisten und Hyperlinks in den vorgestellten Sekundärquellen ansehen oder sie aus Fachzeitschriften ermitteln – beispielsweise über RSS-Feeds, Inhaltsverzeichnisdienste oder stärker fokussierte themenbezogene Informationsdienste. Und Sie könnten Datenbanken wie PubMed/Medline, EMBASE, PASCAL, Cochrane Library, CINAHL *(Cumulated Index of Nursing and Allied Health Literature)*, Biosis Previews, Web of Science, Scopus, Google oder Google Scholar durchsuchen, von denen einige im Folgenden vorgestellt werden.

PubMed ist die weltweit von den meisten Ärzten und Angehörigen anderer Gesundheitsberufe am häufigsten benutzte Internetquelle, wahrscheinlich weil sie kostenlos und allgemein bekannt ist. Die Mehrzahl der Nutzer entscheidet sich für eine PubMed-Suche mit höchstens zwei oder drei Suchbegriffen – und wird üblicherweise mit hunderten oder tausenden von Literaturstellen belohnt, von denen sie sich nur die ersten paar Seiten anschauen. Das ist mit Sicherheit keine besonders effiziente Suchstrategie, aber genauso führen die meisten Nutzer ihre Suchen durch (7). Interessanterweise lässt sich die Effizienz einer einfachen PubMed-Suche schon deutlich verbessern, wenn man nur ein oder zwei weitere Suchbegriffe (Textwörter) hinzufügt (7).

Die *Medline*-Suchmaschine verfügt über einige einfache Tools, die zur Fokussierung der Suche eingesetzt werden können und bei einer einfachen Suche auch bessere Ergebnisse liefern; sie werden von Medizinstudenten oder Ärzten aber nur selten benutzt. Ein solches Tool ist die Begrenzungsfunktion «limit», mit deren Hilfe man allgemeine Themen auf das Geschlecht, die Altersgruppe oder das Studiendesign, auf eine bestimmte Sprache oder auf die wichtigsten Fachzeitschriften weiter eingrenzen kann. Bei der fortgeschrittenen Suche in

PubMed sind diese Limit-Funktionen auf einer Suchseite zusammengefasst. Wenn Sie das nächste Mal auf die PubMed-Seite gehen und etwas Zeit erübrigen können, sollten Sie einmal ein bisschen mit diesen Tools herumspielen und ausprobieren, wie leicht Sie Ihre Suche damit verfeinern können.

Eine alternative Suchmöglichkeit in PubMed ist die Suchstrategie «*Clinical Queries*», die im unteren Bereich der Suchoberfläche angeboten wird. Damit wird ein Filter über die Suchergebnisse gesetzt, der auf den für die jeweilige Fragedomäne und den gewünschten Fokussierungsgrad optimalen Studiendesigns für die beste Evidenz beruht. Wenn Sie z. B. nach einer Therapiestudie über Hypercholesterinämie suchen, ergäbe die Eingrenzung der Suchanfrage durch «Therapy/Narrow and Specific» die Suchstrategie: (hypercholesterolaemia) AND (randomised controlled trial [Publication Type] OR (randomised [Title/Abstract] AND controlled [Title/Abstract] AND trial [Title/Abstract])). In diesem Fall muss die Suche weiter eingegrenzt oder vielleicht um einen zweiten Suchbegriff, z. B. ein bestimmtes Medikament, erweitert werden, da mehr als 2000 Einträge angezeigt werden.

Citation Chaining (oder auch *Citation Tracking*) stellt eine andere Möglichkeit dar, um ein Thema weiterzuverfolgen. Angenommen, Sie wollen dem Sie interessierenden Thema Hypercholesterinämie weiter nachgehen und sind deshalb auf der Suche nach der *West of Scotland Coronary Prevention Study*, einer klassischen Primärforschungsstudie, die ursprünglich in den 1990er-Jahren veröffentlicht wurde (8). Im Rahmen Ihrer PubMed-Suche sind Sie auf eine Studie im *New England Journal of Medicine* von 2007 gestoßen, in der über die 20-jährige Nachbeobachtung dieser Studie berichtet wird (9). Sie fragen sich nun aber, ob es nicht noch weitere Studien dazu gibt. Im *Web of Science*, das u. a. die Online-Zitationsdatenbanken *Science Citation Index*, *Social Sciences Citation Index* und den *Arts and Humanities Citation Index* umfasst, kann man nach einem bestimmten Literaturzitat suchen. Durch Eingabe des Autorennamens (in diesem Fall I. Ford) und des Publikationsjahres (2007) können wir den gesuchten Artikel aufspüren und stellen dabei fest, dass dieser Artikel in den Literaturverzeichnissen von mehreren Dutzend seither erschienenen Beiträgen zitiert wurde. Die Zitationssuche kann uns – basierend auf der Zitationshäufigkeit – eine grobe Vorstellung von der relativen Bedeutung einer Studie vermitteln. (Dabei sollten wir aber im Hinterkopf behalten, dass Artikel manchmal auch nur als Beispiel für besonders schlechte Qualität zitiert werden!) Eine sehr einfache (aber auch weniger genaue) Möglichkeit des *Citation Tracking* ist die Benutzung von *Google Scholar*: In diese Suchmaschine müssen Sie einfach nur den Titel des gesuchten Artikels eingeben und, wenn sie ihn gefunden haben, auf «Zitate» klicken.

Der sehr breit angelegte Webbrowser *Google Scholar* wird immer beliebter und ist ausgesprochen praktisch, da er über die Google-Toolbar zugänglich ist. Auch bei einem etwas ungewöhnlichen Thema kann man auf Google Scholar zurückgreifen, das sich mitunter als hervorragende Quelle erweist, denn es werden sowohl in PubMed gelistete Artikel aufgeführt als auch solche, die nicht in PubMed zu finden sind. Leider gibt es weder Qualitätsfilter (wie etwa *Clinical Queries*) noch Eingrenzungsfunktionen (wie Geschlecht oder Alter), sodass die Suche zu einem stark beforschten Thema zu einer langen Trefferliste führen kann und einem nichts anderes übrigbleibt, als sich durch diese Liste durchzukämpfen.

2.7 One-Stop-Shopping: kooperierende Suchmaschinen

Die vielleicht einfachste und effizienteste Antwort auf die Bedürfnisse der meisten Ärzte nach Informationen über Fragen zur Versorgung ihrer Patienten ist eine kooperierende Suchmaschine wie TRIP (www.tripdatabase.com/), die simultan mehrere Quellen durchsucht und den Vorteil hat, auch kostenlos zugänglich zu sein.

TRIP benutzt eine wahrhaft primitive Suchmaschine, durchsucht aber Quellen synthetisierter Evidenz (systematische Reviews einschließlich Cochrane-Reviews), zusammengefasster Evidenz (u.a. sowohl Praxisleitlinien aus Nordamerika, Europa, Australien/Neuseeland und anderswo als auch elektronische Lehrbücher), vorbewertete Quellen (u.a. die Fachzeitschriften *Evidence-Based Medicine* und *Evidence-Based Mental Health*) wie auch sämtliche *Clinical-Queries*-Domänen in PubMed zur gleichen Zeit. Darüber hinaus kann man die Suche auf Fachgebiete wie Kinderheilkunde oder Chirurgie eingrenzen, und kann sie so nicht nur fokussieren, sondern auch eindeutig irrelevante Suchergebnisse ausschließen. Das kommt der Neigung von Fachärzten entgegen, die (zu Recht oder Unrecht) vor allem die Literatur in ihren eigenen Fachzeitschriften favorisieren. Angesichts der Tatsache, dass die meisten Ärzte sehr einfache Suchen vorziehen, können Sie bei einer Suche in der TRIP-Datenbank mit geringem Einsatz durchaus eine sehr große Wirkung erzielen.

2.8 Sich helfen lassen und sich umhören

Wenn eine Bibliothekarin sich das Handgelenk bricht, würde sie ohne zu zögern einen Arzt aufsuchen. Ebenso braucht sich auch ein Arzt nicht allein mit der Literatur herumzuschlagen. Auf Gesundheitswissenschaften spezialisierte Bibliothekare arbeiten heutzutage in Universitäten, Krankenhäusern, Ministerien, Behörden und auch Fachgesellschaften. Sie kennen die verfügbaren Datenbanken, wissen um die Komplexität von Literatursuchen, kennen sich mit der Literatur aus (selbst mit komplexen behördlichen Dokumenten und obskuren Datensätzen), und meist wissen sie gerade genug über ein Thema, um eine Vorstellung davon zu haben, wonach Sie suchen und welche Evidenzstufen sich dafür wahrscheinlich finden lassen. Wenn der eine Bibliothekar keine Antwort finden kann, gibt es vor Ort, auf nationaler wie auch internationaler Ebene Kollegen, mit denen er sich beraten kann und die er fragen wird. Die Bibliothekare des 21. Jahrhunderts sind außergewöhnlich gut vernetzt!

Leute zu fragen, die man selber kennt oder von denen man schon mal gehört hat, hat seine Vorteile. Experten wissen oftmals von noch nicht veröffentlichten Forschungsarbeiten oder Forschungsberichten, die von der Regierung oder anderen Behörden in Auftrag gegeben wurden – kennen sich also mit der notorisch schwer zu findenden «grauen» oder «flüchtigen» Literatur aus, die bisher in keiner Quelle verschlagwortet ist. Die international organisierte Informationsaustauschorganisation CHAIN *(Contact, Help, Advice and Information Network,* chain.ulcc.ac.uk/chain) ist ein nützliches Online-Netzwerk von Personen, die im Gesundheits- und Sozialwesen tätig sind und Informationen austauschen möchten. Man kann CHAIN kostenlos beitreten, und wenn man Mitglied geworden ist, einfach eine Frage eingeben und sie an eine bestimmte Gruppe von Spezialisten richten.

In einem so unüberschaubaren und komplexen Gebiet wie dem der Gesundheitsinformationen sind Kollegen und andere Menschen, denen man vertraut, schon immer eine bevorzugte Informationsquelle gewesen. Sich auf diese Weise umzuhören, galt in den Anfangstagen der evidenzbasierten Medizin (EbM) als unsystematisch und «fehleranfällig». Und es stimmt auch heute noch, dass es bei der Suche nach Evidenz nicht ausreicht, sich bloß umzuhören. Doch angesichts der Fähigkeit von Experten, auch verborgene Literatur ausfindig zu machen, kann eine Suche, die darauf verzichtet, wohl kaum als vollständig angesehen werden, oder?

2.9 Effektives Suchen in Online-Kursen lernen

Viele Universitäten und andere Bildungseinrichtungen stellen heutzutage Selbstschulungskurse zur Verfügung, auf die man über einen Computer Zugriff erhält: entweder in einem Intranet (nur für Universitätsangehörige) oder im Internet (für jedermann zugänglich). Im Rahmen der Überarbeitung dieses Kapitels für die 5. Auflage habe ich die nachstehend genannten Tutorials gefunden. Doch wie bei allen internetbasierten Quellen kann es auch hier vorkommen, dass die eine oder andere Seite nicht mehr unter der angegebenen Adresse zu finden ist oder geschlossen wurde, weshalb ich mich im Voraus entschuldige, falls Sie auf einen toten Link stoßen sollten:

- *Finding the Evidence* vom *Centre for Evidence-Based Medicine* der Universität Oxford: enthält eine kurze Anleitung zur Suche in den wichtigsten Datenbanken, aber vergleichsweise wenig dazu, wie man dabei vorgeht. Eignet sich vielleicht am besten für diejenigen, die schon einmal einen Kurs belegt haben und nur noch ihr Gedächtnis auffrischen möchten: www.cebm.net/index.aspx?o=1038.
- *PubMed – Searching Medical Literature* von der Bibliothek der *Georgia State University.* Wie der Titel schon andeutet, ist dieses Tutorial auf PubMed beschränkt, gibt aber ein paar Tipps für Fortgeschrittene, z.B. wie man die PubMed-Oberfläche individuell einrichtet, um sie den eigenen Bedürfnissen anzupassen: research.library.gsu.edu/pubmed.
- *PubMed Tutorial* von PubMed selbst: gibt einen Überblick über das, was PubMed kann und was es nicht kann, und enthält Übungen, um sich mit der Suche in PubMed vertraut zu machen: www.nlm.nih.gov/bsd/disted/pubmedtutorial/.

Im Internet finden sich viele ähnliche kostenlose Kursangebote; aber nur wenige gehen über die Suche nach Primärstudien und systematischen Reviews in PubMed und der Cochrane Library hinaus. Wenn die nächste Auflage dieses Buches erscheint, wird hoffentlich jemand dieses Ungleichgewicht beseitigt und Tutorials für die gesamte Bandbreite der in den vorangegangenen Abschnitten beschriebenen Quellen zusammengefasster, synthetisierter und vorbewerteter Evidenz entwickelt haben.

Literatur

1 Davies K. The information seeking behaviour of doctors: a review of the evidence. *Health Information & Libraries Journal* 2007; **24**(2): 78–94.
2 Fourie I. Learning from research on the information behaviour of healthcare professionals: a review of the literature 2004–2008 with a focus on emotion. *Health Information & Libraries Journal* 2009; **26**(3): 171–186.
3 DiCenso A, Bayley L, Haynes R. ACP Journal Club. Editorial: accessing preappraised evidence: fine-tuning the 5S model into a 6S model. *Ann Intern Med* 2009; **151**(6): JC3.
4 Levin A. The Cochrane collaboration. *Ann Intern Med* 2001; **135**(4): 309–312.
5 Field MJ, Lohr KN. *Clinical Practice Guidelines: Directions for a New Program.* Washington, DC: National Academy Press, 1990.

6 Grimshaw J, Freemantle N, Wallace S, et al. Developing and implementing clinical practice guidelines. *Quality in Health Care* 1995; **4**(1): 55.
7 Hoogendam A, Stalenhoef AF, de Vries Robbé PF, et al. Answers to questions posed during daily patient care are more likely to be answered by UpToDate than PubMed. *J Med Internet Res* 2008; **10**(4): e29.
8 Shepherd J, Cobbe SM, Ford I, et al. Prevention of coronary heart disease with pravastatin in men with hypercholesterolemia. *New Engl J Med* 1995; **333**(20): 1301–1307.
9 Ford I, Murray H, Packard CJ, et al. Long-term follow-up of the West of Scotland Coronary Prevention Study. *New Engl J Med* 2007; **357**(15): 1477–1486.

3. Sich zurechtfinden: worum geht es in diesem Artikel?

3.1 Die Kunst, einen Artikel wegzuwerfen

Die meisten Studierenden sind überrascht, wenn man ihnen erzählt, dass einige Publikationen (Puristen behaupten bis zu 99 %) schlicht in den Papierkorb gehören und bestimmt nicht dazu verwendet werden sollten, um das ärztliche Vorgehen in der Praxis zu beeinflussen. 1979 schrieb der damalige Chefredakteur des *British Medical Journal* Dr. Stephen Lock dazu: «Kaum etwas ist für einen Chefredakteur enttäuschender als ein Manuskript ablehnen zu müssen, das einen brauchbaren Gedanken verfolgt, aber hoffnungslose Schwachstellen in der Methodik aufweist.» Auch 15 Jahre später noch behauptete Altman, dass nur 1 % der medizinischen Forschungsarbeiten frei von methodischen Schwächen sei (1); und vor nicht allzu langer Zeit bekräftigte er noch einmal, dass selbst in «hochwertigen» Fachzeitschriften veröffentlichte Beiträge oftmals schwerwiegende und grundsätzliche Mängel aufwiesen (2). In **Tabelle 3-1** sind die wichtigsten Mängel zusammengefasst, die zur Ablehnung von Manuskripten führen (und die in gewissem Umfang auch in vielen Arbeiten enthalten sind, die es bis zur Veröffentlichung schaffen).

Die meisten Artikel, die heutzutage in medizinischen Zeitschriften erscheinen, orientieren sich am sog. EMED-Format:

- Einleitung: *Warum* haben die Autoren diese spezielle Fragestellung untersucht?
- Methodik: *Wie* wurde die Untersuchung durchgeführt? *Wie* wurden die Ergebnisse analysiert?
- Ergebnisse: *Was* haben die Autoren herausgefunden?
- Diskussion: Was *bedeuten* die Ergebnisse nach Ansicht der Autoren?

Wenn Sie sich fragen, ob eine Veröffentlichung wirklich lesenswert ist, sollten Sie dies anhand des Methodenabschnitts beurteilen und nicht wegen des Aufmerksamkeitswertes der Hypothese, der Art oder der potenziellen Auswirkungen ihrer Ergebnisse oder der Spekulationen im Diskussionsteil.

Tabelle 3-1: Häufige Gründe für die Ablehnung wissenschaftlicher Manuskripte.

1. In der Studie wurde keine wissenschaftlich relevante Frage untersucht (s. Abschnitt 3.2).
2. Es handelte sich nicht um eine Originalarbeit, d.h., andere Autoren haben bereits dieselbe oder eine ähnliche Studie durchgeführt (s. Abschnitt 4.1).
3. Die Hypothese der Autoren wurde in der Studie nicht getestet (s. Abschnitt 3.2).
4. Es hätte ein anderes Studiendesign verwendet werden müssen (s. Abschnitt 3.3).
5. Die Autoren waren aufgrund praktischer Probleme (z.B. bei der Rekrutierung von Studienteilnehmern) dazu gezwungen, von ihrem ursprünglichen Studienprotokoll abzuweichen (s. Abschnitt 4.3).
6. Der Stichprobenumfang war zu gering (s. Abschnitt 4.5).
7. Es handelte sich um eine nicht kontrollierte oder nicht ausreichend kontrollierte Studie (s. Abschnitt 4.4).
8. Die statistische Auswertung war fehlerhaft oder wurde nicht korrekt durchgeführt (s. Kapitel 5).
9. Die Autoren haben unberechtigte Schlussfolgerungen aus ihren Daten gezogen.
10. Es bestanden maßgebliche Interessenkonflikte (z.B. wenn einer der Autoren oder ein Sponsor finanziell von der Veröffentlichung des Beitrags profitieren könnte und keine ausreichenden Vorkehrungen gegen potenziellen Bias getroffen wurden).
11. Der Beitrag war so schlecht geschrieben, dass er unverständlich war.

Umgekehrt gilt natürlich auch: Schlechte Wissenschaft bleibt schlechte Wissenschaft, ganz gleich, ob die Studie eine wichtige klinische Frage untersucht, ob die Ergebnisse «statistisch signifikant» sind (s. Abschnitt 5.5), ob sie in eine von Ihnen bevorzugte Richtung weisen oder ob sie unschätzbare Vorteile für die Patienten oder enorme Einsparungen im Gesundheitswesen versprechen. Streng genommen heißt das: *Wenn Sie einen Artikel in den Papierkorb schmeißen wollen, dann sollten Sie das tun, bevor Sie einen Blick auf die Ergebnisse werfen!*

Es ist natürlich viel einfacher, an der Arbeit anderer herumzumäkeln, als selbst eine methodisch perfekte wissenschaftliche Leistung abzuliefern. In meinen Kursen zur kritischen Literaturbewertung findet sich fast immer jemand, der es taktlos findet, Forschungsarbeiten zu kritisieren, in die engagierte Wissenschaftler die besten Jahre ihres Lebens investiert haben. Rein praktisch gesehen mag es mehrere gute Gründe geben, warum die Studienautoren keine perfekte Studie durchgeführt haben, und die Autoren wissen ebenso gut wie Sie und ich, dass ihre Arbeit wissenschaftlich glaubwürdiger wäre, wenn im Studienverlauf nicht dieses oder jenes (vorhersehbare oder auch nicht vorhersehbare) Problem aufgetreten wäre.

Die meisten guten Fachzeitschriften schicken die Manuskripte an einen externen Gutachter, der Validität, Originalität und Relevanz der Arbeit beurteilt, bevor über die Veröffentlichung entschieden wird (zu den häufigsten Ablehnungsgründen s. Tab. 3-1). Über dieses als Peer-Review bezeichnete Verfahren wurde bereits viel geschrieben (3).

Mit der Beurteilung der methodischen Qualität (kritische Bewertung) befasst sich im Detail die unter der Leitung von Gordon Guyatt erschienene und häufig zitierte Reihe *Users' Guides to the Medical Literature* (die vollständige Liste sowie Links zu den kostenlosen Volltexten fast aller Beiträge s. JAMA Evidence unter www.cche.net/usersguides/main.asp). Die strukturierten Anleitungen der Autoren zum richtigen Lesen von Veröffentlichungen in den Bereichen Therapie, Diagnostik, Screening, Prognose, Ätiologie, Versorgungsqualität, ökonomische Analyse sowie von systematischen Reviews, qualitativen Forschungsarbeiten usw. werden von vielen als maßgebliche Checklisten für die kritische Bewertung von Literatur angesehen. Anhang 1 enthält ein paar einfachere Checklisten, die ich aus den *Users' Guides*, den anderen Literaturhinweisen zu diesem Kapitel und einigen eigenen Ideen zusammengestellt habe. Für einen erfahrenen Zeitschriftenleser sind diese Checklisten im Großen und Ganzen selbsterklärend. Wenn Sie sich mit einem medizinischen Artikel aber noch schwer tun, stellen Sie sich beim nächsten Mal vorher einfach die im nächsten Abschnitt erörterten Fragen.

3.2 Drei orientierende Fragen vorweg

Frage 1: Wie lautete die Forschungsfrage, und warum war es nötig, die Studie überhaupt durchzuführen?

Der einleitende Satz einer Veröffentlichung sollte kurz den Hintergrund der Arbeit skizzieren, zum Beispiel: «Ein bei Kindern häufig durchgeführter Eingriff ist die Einlage von Paukenröhrchen, und es gibt Hinweise darauf, dass nicht alle Eingriffe dieser Art klinisch notwendig sind.» Auf diese Einführung sollte ein kurzer Literaturüberblick folgen, etwa der Art: «Die prospektive Studie von Gupta und Brown zur Einlage von Paukenröhrchen zeigt, dass ... ». Es ist kaum zu glauben, wie häufig Autoren vergessen, ihre Arbeit in einen Kontext einzuordnen, da ihnen, wenn sie ihre Ergebnisse zu Papier bringen, der Hintergrund des jeweiligen Problems selbst völlig klar ist.

Falls nicht schon in der Einleitung geschehen, sollte im Methodenabschnitt die Forschungsfrage und/oder Hypothese beschrieben werden, die die Autoren untersuchen bzw. testen wollen, z. B.: «In dieser Studie sollte untersucht werden, ob die ambulante Hernienoperation sicherer und für den Patienten akzeptabler ist als die übliche stationäre Versorgung.»

Sie werden vielleicht feststellen, dass die Forschungsfrage versehentlich vergessen wurde oder, was noch häufiger vorkommt, sich mitten in einem Absatz versteckt. Die negative Formulierung einer Forschungshypothese (der Normalfall) wie etwa: «Die Zugabe von Metformin zu einer maximal dosierten Therapie mit Sulfonylharnstoffen führt nicht zu einer verbesserten Einstellung eines Typ-2-Diabetes» wird als *Null*hypothese bezeichnet. Die Autoren einer Studie *glauben* nur selten an ihre Nullhypothese, wenn sie mit der Untersuchung beginnen. In der Regel wollen sie – was nur menschlich ist – einen Unterschied zwischen ihren beiden Studienarmen nachweisen. Die Formulierung von Wissenschaftlern hört sich aber so an: «*Gehen wir einmal davon aus*, dass es keinen Unterschied gibt. Und nun lassen Sie uns versuchen, diese Annahme zu widerlegen.» Wenn Sie ein Anhänger der Lehren von Karl Popper sind, so ist dieser *hypothetikodeduktive* Ansatz (man stellt falsifizierbare Hypothesen auf und testet sie dann) genau der Kern der wissenschaftlichen Methodik (4).

Wenn Sie nach der Hälfte des Methodenabschnitts immer noch nicht entdeckt haben, worin die ausgesprochene (oder unausgesprochene) Forschungsfrage der Autoren besteht, finden Sie sie vielleicht im ersten Absatz des Diskussionsteils. Denken Sie aber daran, dass nicht alle Studien (auch nicht alle guten) durchgeführt werden, um eine ganz bestimmte Hypothese zu testen. *Qualitative* Studien, die – solange sie gut geplant sind und gut durchgeführt werden – ebenso valide und notwendig sind wie die gebräuchlicheren quantitativen Studien, gehen an bestimmte Fragestellungen auf allgemeinere, offenere Weise heran, um so Probleme zu identifizieren, Hypothesen aufzustellen bzw. zu modifizieren und Prioritäten für potenzielle Forschungsbereiche zu setzen. Diese Art Forschung wird in Kapitel 12 näher erläutert. Selbst die quantitative Forschung (um die es in den übrigen Buchkapiteln gehen wird) ist inzwischen mehr als nur das Überprüfen von Hypothesen. Wie in Abschnitt 5.5 erläutert wird, ist es in jedem Fall besser, von der Stärke (*strength*) der Beweise (Evidenz) im Zusammenhang mit einer bestimmten Frage zu sprechen als vom Verifizieren oder Falsifizieren von Hypothesen.

Frage 2: Welches Design hatte die Studie?

Finden Sie zuerst heraus, ob der Artikel sich auf eine Primär- oder eine Sekundärstudie bezieht. Primärstudien berichten über Forschung aus erster Hand, während Sekundärstudien mehrere Primärstudien zusammenfassen oder Schlussfolgerungen daraus zu ziehen versuchen. Bei der Mehrzahl der in medizinischen Fachzeitschriften veröffentlichten Beiträge handelt es sich um *Primärstudien* (auch als empirische Studien bezeichnet), die sich normalerweise in vier Kategorien einteilen lassen:

- *Laborexperimente,* in denen unter künstlichen und kontrollierten Bedingungen ein Versuch an Tieren oder Freiwilligen durchgeführt wird.
- *Klinische Studien* (eine Art Experiment), in denen eine Gruppe von Studienteilnehmern (d.h. die in die Studie aufgenommenen Patienten) entweder eine einfache Intervention (z.B. eine medikamentöse Therapie, s. Kapitel 6) oder eine komplexe Intervention (z.B. eine Schulung, s. Kapitel 7) erhält und anschließend nachbeobachtet wird.
- *Umfragen* (Surveys), bei denen in einer Gruppe von Studienteilnehmern (Patienten, Ärzte oder eine andere Auswahl von Personen [Stichprobe]) etwas gemessen oder erfasst wird. In Umfragen, die anhand von Fragebogen durchgeführt werden (Kapitel 13), werden z.B. die Meinungen, Einstellungen und selbstberichteten Verhaltensweisen der Befragten erfasst.
- *Organisationsbezogene Fallstudien,* in denen der Forscher eine Geschichte erzählt, die die Komplexität von Veränderungsbemühungen (z.B. den Versuch, Evidenz in die Praxis umzusetzen; s. Kapitel 14) zu erfassen versucht.

Die häufiger vorkommenden Arten von klinischen Studien und Umfragen werden in den folgenden Abschnitten dieses Kapitels erläutert. Vergewissern Sie sich, dass Sie die zur Beschreibung des Studiendesigns verwendeten Fachbegriffe verstehen **(Tab. 3-2)**.

Zu den *sekundären Forschungsarbeiten* rechnet man:

- Übersichtsartikel (Näheres s. Kapitel 9) lassen sich unterteilen in a) (*nicht-systematische) Reviews,* die Primärstudien zusammenfassen, b) *systematische Reviews,* die nach einer streng definierten, transparenten und auditfähigen (d.h. prüfbaren) Methodik vorgehen, c) *Metaanalysen,* die das Zahlenmaterial mehrerer Studien zusammenfassen.
- *Leitlinien* (Näheres s. Kapitel 10) ziehen Schlussfolgerungen aus Primärstudien und geben Empfehlungen für klinische Vorgehensweisen.

- *Entscheidungsanalysen* erstellen mithilfe der Ergebnisse aus Primärstudien Wahrscheinlichkeitsbäume, die sowohl Ärzte als auch Patienten bei der Entscheidung über eine medizinische Behandlung unterstützen sollen [Näheres s. (6)].

Tabelle 3-2: Begriffe zur Beschreibung klinischer Studiendesigns.

Parallelgruppenvergleich (*parallel group comparison*)	Die einzelnen Gruppen erhalten unterschiedliche Behandlungen, die zur gleichen Zeit begonnen werden. In diesem Fall werden die Ergebnisse durch Gruppenvergleich ermittelt.
Paarvergleich (*paired/matched comparison*)	Unter den Teilnehmern mit unterschiedlicher Behandlung werden Paare gebildet, die sich möglichst ähnlich sind (Matching), um potenzielle Störgrößen wie Alter und Geschlecht auszugleichen. Die Ergebnisse werden im Hinblick auf Unterschiede zwischen den Paaren ausgewertet.
Intrasubjektiver Vergleich (*within subject comparison*)	Die Teilnehmer werden vor und nach einer Intervention beurteilt. Die Analyse der Ergebnisse erfolgt im Hinblick auf intrasubjektive Unterschiede.
Einfachblind (*single blind*)	Die Teilnehmer wissen nicht, welche Therapie sie erhalten.
Doppelblind (*double blind*)	Weder die Teilnehmer noch die Ärzte wissen, wer welche Therapie erhält.
Crossover	Jeder Teilnehmer erhält (in zufälliger Reihenfolge) sowohl die Intervention als auch die Kontrollbehandlung (oft durch eine therapiefreie Auswaschphase unterbrochen).
Placebokontrolliert	Die Teilnehmer der Kontrollgruppe erhalten ein Placebo (ein wirkstofffreies Medikament), das genauso aussehen und schmecken sollte wie das wirksame Medikament (Verum). In chirurgischen Studien können Placebo- oder Scheineingriffe durchgeführt werden.
Faktorielles Design	Eine Studie mit diesem Design ermöglicht es, die Wirkungen von mehr als einer unabhängigen Variablen (sowohl getrennt als auch in Kombination) auf einen bestimmten Endpunkt zu untersuchen [z. B. wurden mit einen 2 × 2-faktoriellen Versuchsplan die Wirkungen von Placebo, Aspirin allein, Streptokinase allein und Aspirin plus Streptokinase bei akutem Herzinfarkt untersucht (5)].

- *Ökonomische Analysen* [s. dazu kurz Kapitel 12, Näheres s. (7)] geben auf der Grundlage der Ergebnisse von Primärstudien Auskunft darüber, ob bei einem bestimmten Vorgehen die verfügbaren Ressourcen sinnvoll eingesetzt werden.

Frage 3: War dieses Studiendesign zur Beantwortung der untersuchten Fragen geeignet?

Die nachstehenden Abschnitte enthalten Beispiele für die verschiedenen Fragen, die sich mithilfe unterschiedlicher Arten von Primärstudien sinnvoll beantworten lassen. Eine Frage, die man unbedingt stellen sollte, lautet: War eine

Tabelle 3-3: Forschungsgebiete.

Die meisten quantitativen Studien beschäftigen sich mit einem oder mehreren der folgenden Themen:
• *Therapiestudien* untersuchen die Wirksamkeit (*efficacy*) medikamentöser Therapien, chirurgischer Eingriffe, alternativer Formen der Patientenversorgung oder anderer Maßnahmen. Bevorzugtes Design: randomisierte kontrollierte Studie (s. Abschnitt 3.3 sowie Kapitel 6 und 7).
• *Diagnosestudien* untersuchen, ob eine neue diagnostische Untersuchung valide (können wir ihr vertrauen?) und zuverlässig (erhalten wir jedes Mal dieselben Befunde?) ist. Bevorzugtes Design: Querschnittstudie (s. Abschnitt 3.6 sowie Kapitel 8).
• *Screeningstudien* untersuchen den Wert von Tests, die zum Nachweis von Erkrankungen in einem präsymptomatischen Stadium auf große Bevölkerungsgruppen angewendet werden können. Bevorzugtes Design: Querschnittstudie (s. Abschnitt 3.6 sowie Kapitel 8).
• *Prognosestudien* untersuchen den weiteren Verlauf einer im Frühstadium entdeckten Erkrankung. Bevorzugtes Design: Querschnittstudie (s. Abschnitt 3.6).
• *Ätiologiestudien* untersuchen, ob eine mutmaßlich schädliche Substanz wie z. B. ein Umweltgift mit der Entwicklung einer Erkrankung in Zusammenhang steht. Bevorzugtes Design: Kohorten- oder Fall-Kontroll-Studie, je nachdem, wie selten die Erkrankung auftritt (s. Abschnitt 3.6 und 3.4). Fallberichte (s. Abschnitt 3.8) können ebenfalls wertvolle Informationen liefern.
• *Psychometriestudien* erfassen die Einstellungen, Überzeugungen oder Präferenzen der Befragten, häufig im Hinblick auf die Art der Erkrankung und ihre Behandlung.

Qualitative Studien werden in Kapitel 12 erörtert.

randomisierte kontrollierte Studie (*randomised controlled trial,* RCT; s. Abschnitt 3.3) wirklich die beste Methode, um diese spezielle Forschungsfrage zu untersuchen, und wäre, wenn es sich nicht um eine RCT gehandelt hat, ein solches Design nicht vielleicht besser geeignet gewesen? Ziehen Sie aber keine voreiligen Schlüsse, sondern stellen Sie erst fest, auf welches Forschungsgebiet sich die Studie bezieht **(Tab. 3-3)**. Prüfen Sie dann, ob die Autoren zur Beantwortung der Frage das richtige Studiendesign gewählt haben. Weitere Informationen zu diesem Thema (das manch einer als schwierig empfindet, bis er den Dreh heraus hat) finden Sie auf der Homepage des *Oxford Centre for Evidence-Based Medicine* (www.cebm.ox.ac.uk).

3.3 Randomisierte kontrollierte Studien

In einer randomisierten kontrollierten Studie («randomised controlled trial», RCT) werden die Teilnehmer nach einem dem Münzwurf ähnlichen Verfahren (Zufallsprinzip) entweder der einen Intervention (z.B. einer medikamentösen Behandlung) oder einer anderen Intervention (z.B. einer Placebobehandlung oder, was noch häufiger vorkommt, der aktuell jeweils besten Therapie) zugeteilt. Beide Gruppen werden über einen vorab festgelegten Zeitraum beobachtet und im Hinblick auf bestimmte, bei Studienbeginn festgelegte Endpunkte (z.B. Tod, Herzinfarkt, Serum-Cholesterinspiegel) analysiert. Da die Gruppen abgesehen von der Intervention *im Durchschnitt* gleich sind, könnten jedwede Unterschiede bezüglich der Endpunkte theoretisch auf die Intervention zurückgeführt werden. Die Realität sieht allerdings ganz anders aus, und nicht alle RCTs werden methodisch einwandfrei durchgeführt.

Nicht immer handelt es sich bei Veröffentlichungen, in denen eine Interventionsgruppe mit einer Kontrollgruppe verglichen wird, um randomisierte Studien. Man bezeichnet diese als *andere kontrollierte klinische Studien.* Dieser Begriff beschreibt Vergleichsstudien, in denen die Teilnehmer der Interventions- oder Kontrollgruppe ohne Randomisierung zugeteilt werden. Dazu kann es kommen, wenn eine Zuteilung nach dem Zufallsprinzip nicht möglich, unpraktisch oder ethisch nicht vertretbar wäre, z.B. wenn die Patienten auf Station A eine Diät X erhalten sollen und die Patienten auf Station B eine Diät Y. [Obwohl dieses Design dem RCT-Design unterlegen ist, ist es viel leichter umzusetzen und wurde vor einem Jahrhundert benutzt, um die Überlegenheit von ungebleichtem gegenüber gebleichtem Reis in der Behandlung von Beriberi nachzuweisen (8).] Die Probleme der nicht-randomisierten Zuordnung werden in Abschnitt 4.4 unter besonderer Berücksichtigung der Frage diskutiert, ob ein vernünftiger statistischer Vergleich der beiden Gruppen überhaupt möglich ist.

Manche Designs stellen einen Kompromiss zwischen echt-randomisierten und nicht-randomisierten Studien dar. In diesen Fällen erfolgt die Randomisierung nicht wirklich nach dem Zufallsprinzip (z.B. mithilfe von durchgehend nummerierten verschlossenen Umschlägen, die jeweils eine computergenerierte Zufallszahl enthalten), sondern durch eine Methode, die dem Arzt verrät, welcher Gruppe ein Patient zugeteilt werden würde, *noch bevor der Arzt über dessen endgültige Randomisierung entschieden hat.* Dadurch kann es zu einer Verzerrung der Studienergebnisse kommen, da der Arzt möglicherweise einen Patienten eher in die Studie aufnimmt, wenn er glaubt, dass dieser die aktive Behandlung erhält. Insbesondere könnten schwerer erkrankte Patienten unbewusst vom Placeboarm der Studie ferngehalten werden. Zu den nicht akzeptablen Methoden gehören die Randomisierung nach der letzten Ziffer des Geburtsdatums (gerade Zahlen in Gruppe A, ungerade in Gruppe B), durch Münzwurf (Kopf in Gruppe A, Zahl in Gruppe B), sequenzielle Zuordnung (Patient A in Gruppe 1, Patient B in Gruppe 2 usw.) und nach dem Datum des Klinikbesuchs (alle Patienten von dieser Woche in Gruppe 1, alle Patienten der folgenden Woche in Gruppe 2 usw.) **(Tab. 3-4)** (9, 10).

Tabelle 3-4: Vorteile des randomisierten kontrollierten Studiendesigns.

Es erlaubt die gründliche Evaluation eines einzigen Zielkriteriums (z.B. die Wirkung eines Medikaments im Vergleich zu Placebo) in einer genau definierten Patientengruppe (z.B. menopausale Frauen zwischen 50 und 60 Jahren).
Es handelt sich um ein prospektives Design (d.h., es werden Daten von Ereignissen erhoben, die erst nach der Entscheidung, eine Studie durchzuführen, eintreten).
Es bedient sich einer hypothetikoreduktiven Methode (d.h., die eigene Hypothese soll eher falsifiziert als bestätigt werden; s. Abschnitt 3.2).
Dadurch dass zwei ansonsten identische Gruppen verglichen miteinander werden, schließt es systematische Fehler (Bias) potenziell aus (s. die folgenden Ausführungen und Abschnitt 4.4).
Zu einem späteren Zeitpunkt kann eine Metaanalyse durchgeführt werden (die Kombination der numerischen Ergebnisse aus mehreren ähnlichen Studien; s. Abschnitt 8.3).

Nachstehend sind Beispiele für klinische Fragen aufgeführt, die sich am besten durch eine RCT beantworten lassen. Beachten Sie jedoch auch die Beispiele in den späteren Abschnitten dieses Kapitels, für die andere Studientypen verwendet werden können oder sogar müssen).

- Ist dieses Medikament zur Behandlung einer bestimmten Erkrankung besser geeignet als Placebo oder ein anderes Medikament?
- Ist das neue operative Verfahren besser als die derzeit bevorzugte Methode?
- Ist ein Online-Algorithmus zur Entscheidungsunterstützung besser geeignet als ein Gespräch, um einen Patienten bei seiner informierten Entscheidung bezüglich der Behandlungsoptionen für eine bestimmte Erkrankung zu unterstützen?
- Hat der Wechsel von einer Ernährung mit einem hohen Anteil an gesättigten Fettsäuren zu einer Ernährung mit einem hohen Anteil an ungesättigten Fettsäuren einen signifikanten Einfluss auf den Serum-Cholesterinspiegel?

RCTs gelten in der medizinischen Forschung oftmals als der Goldstandard. Bis zu einem gewissen Grad ist das auch richtig (s. Abschnitt 3.8), aber nur, wenn es um bestimmte klinische Fragen geht (s. Tab. 3-3 auf S. 61 sowie die Abschnitte 3.4 bis 3.6). Die Fragen, die sich am besten mit diesem Studiendesign beantworten lassen, haben alle mit *Interventionen* zu tun und beschäftigen sich hauptsächlich mit Therapie oder Prävention. Man sollte aber nicht vergessen, dass randomisierte Studien, auch wenn es um therapeutische Interventionen und erst recht, wenn es nicht um solche geht, eine Reihe von gravierenden Nachteilen mit sich bringen **(Tab. 3-5)** (11, 12).

Denken Sie auch daran, dass sich die Ergebnisse einer RCT nur begrenzt anwenden lassen. Gründe dafür können sein: die Ausschlusskriterien (Regeln darüber, wer nicht in die Studie aufgenommen werden darf); eine Verzerrung durch die Einschlusskriterien (Auswahl der Studienteilnehmer aus einer Gruppe, die nicht für alle Patienten mit diesem Krankheitsbild repräsentativ ist, s. Abschnitt 4.2); die Weigerung (oder Unfähigkeit) bestimmter Patientengruppen, ihre Einwilligung in die Studienteilnahme zu geben; die ausschließliche Analyse der vorab definierten «objektiven» Endpunkte, die womöglich wichtige qualitative Aspekte der Intervention unberücksichtigt lassen (s. Kapitel 12); ein Publikationsbias [d. h., es werden selektiv nur die positiven Ergebnisse publiziert, weil sich oftmals (wenn auch nicht immer) in Abhängigkeit von den Studienergebnissen Vor- bzw. Nachteile für die Forschungsfördereinrichtung ergeben können (9, 10)]. Ferner kann auch die Durchführung der RCTs angemessen

Tabelle 3-5 Nachteile des randomisierten kontrollierten Studiendesigns.

Teuer und zeitaufwendig, weshalb in der Praxis
viele RCTs entweder nie oder mit zu wenigen Patienten oder über einen zu kurzen Zeitraum durchgeführt werden (s. Abschnitt 4.6);
die meisten RCTs von großen Forschungseinrichtungen (von einer Universität oder der Regierung gefördert) oder von pharmazeutischen Unternehmen finanziert werden, die dann letztendlich den Forschungsplan vorgeben;
Surrogatendpunkte untersucht werden, in denen sich die patientenrelevanten Zielgrößen nicht widerspiegeln (s. Abschnitt 6.3).
Versteckte systematische Fehler entstehen insbesondere durch:
unzureichende Randomisierung (s. oben);
das Versäumnis, nicht alle geeigneten Patienten zu randomisieren (der Arzt bietet die Studienteilnahme nur den Patienten an, die seiner Ansicht nach gut auf die Intervention ansprechen werden);
das Versäumnis, die Personen, welche die Studie auswerten, gegenüber dem Randomisierungsstatus der Patienten zu verblinden (s. Abschnitt 4.5).

oder unzulänglich sein (2), und sind sie erst einmal veröffentlicht, können ihre Ergebnisse natürlich auch durch unverhältnismäßig große Begeisterung in der Welt der Wissenschaft oder in der Öffentlichkeit verzerrt werden, die ungeduldig auf ein Wundermittel warten (13). Obwohl diese Probleme auch bei anderen Studiendesigns auftreten können, sind sie besonders ärgerlich, weil uns ein RCT-Design methodisch stets als der Weisheit letzter Schluss verkauft wird.

Darüber hinaus gibt es jedoch auch viele Situationen, in denen eine RCT unnötig, ungeeignet oder unangemessen erscheint.

RCTs sind unnötig:

- wenn eine eindeutig erfolgreiche Intervention für eine bislang unheilbare Krankheit entdeckt wurde
- wenn eine frühere RCT oder Metaanalyse bereits ein definitives Ergebnis erbracht hat (egal ob positiv oder negativ, s. Abschnitt 5.5). Manche Leute argumentieren sogar, es sei *unethisch*, Patienten in eine klinische Studie zu randomisieren, wenn man nicht zuvor eine systematische Literaturrecherche durchgeführt hat, um zu prüfen, ob die Studie überhaupt notwendig ist.

RCTs sind ungeeignet:

- wenn es unethisch wäre, die Zustimmung zu einer Randomisierung einzuholen (s. Abschnitt 3.9)
- wenn die Anzahl der Teilnehmer außerordentlich hoch sein muss, damit ein signifikanter Unterschied zwischen den Gruppen nachgewiesen werden kann (s. Abschnitt 4.6).

RCTs sind unangemessen:

- wenn die Studie die Prognose einer Erkrankung untersucht. Für diese Art von Analyse ist eine Longitudinalstudie mit einer angemessen zusammengestellten *Inzeptionskohorte* (s. Abschnitt 3.6) besser geeignet
- wenn die Studie die Validität einer diagnostischen Untersuchung oder eines Screeningtests untersucht. Am besten eignet sich für diese Art von Analyse eine *Querschnittstudie* mit Patienten, bei denen ein klinischer Verdacht auf die betreffende Erkrankung besteht (s. Abschnitt 3.6 und Kapitel 7)
- wenn die Studie einen Aspekt der Versorgungsqualität untersucht und die Erfolgskriterien noch nicht festgelegt sind. Beispielsweise kann eine RCT medikamentöse und operative Methoden des Schwangerschaftsabbruchs untersuchen und als möglichen «Erfolg» die Anzahl der Patientinnen mit kompletter Ausschabung, die Menge des Blutverlusts und die Schmerzintensität definieren. Die Patientinnen jedoch werden womöglich andere Aspekte der Intervention für wichtiger erachten, z. B. wie lange sie dauert oder dass sie weder sehen noch fühlen wollen, wenn der Embryo den Körper verlässt, usw. Für diese Art von Analyse eignet sich eine *qualitative Forschungsmethode* am besten (s. Kapitel 12).

All diese Probleme sind von klinischen Epidemiologen ausführlich diskutiert worden. Sie erinnern uns daran, dass unsere Arroganz gegenüber nicht-randomisierten Studien wohl eher ein Zeichen für wissenschaftliche Naivität denn – wie viele Leute naturgemäß annehmen – für Scharfsinnigkeit sein könnte (11). Vielleicht interessieren Sie sich für die noch junge Wissenschaft der pragmatischen RCTs – eine Methode, die auch praktische, realitätsnahe Problemstellungen berücksichtigt, damit die Ergebnisse nach Beendigung Ihrer Studie für die Praxis auch größere Relevanz besitzen (14). Siehe dazu auch Abschnitt 6.4, in dem ich das CONSORT *Statement* zur Darstellung der Ergebnisse von RCTs vorstelle.

3.4 Kohortenstudien

In einer Kohortenstudie werden zwei (oder mehrere) Personengruppen ausgewählt, die sich durch ihre Exposition gegenüber einer bestimmten Substanz (z.B. einem Impfstoff, einem chirurgischen Eingriff oder einem Umweltgift) unterscheiden. Die Gruppen werden nachbeobachtet, und es wird untersucht, wie viele Probanden in jeder Gruppe eine Erkrankung, eine Komplikation oder ein anderes Ergebnis entwickeln. Die Dauer der Nachbeobachtung (Follow-up) wird bei Kohortenstudien zumeist in Jahren (gelegentlich auch in Jahrzehnten) angegeben, da viele Krankheiten, vor allem Krebserkrankungen, sich über einen langen Zeitraum entwickeln. RCTs werden im Allgemeinen mit Probanden durchgeführt, die bereits erkrankt sind, während für die meisten Kohortenstudien Probanden rekrutiert werden, die im Laufe der Zeit erkranken können oder eben nicht erkranken.

Eine besondere Art von Kohortenstudie kann auch die Krankheitsprognose untersuchen (d.h. der Frage nachgehen, was mit jemandem passiert, der an der betreffenden Krankheit leidet). Zu Beginn der Studie wird eine Gruppe von Probanden mit einer bestimmten Erkrankung im Frühstadium oder einem positiven Screeningergebnis (s. Kapitel 7) zusammengestellt. Diese sog. Inzeptionskohorte wird wiederholt untersucht, um die Inzidenz (neue Fälle pro Jahr) und den zeitlichen Verlauf der verschiedenen Endpunkte zu ermitteln. (Folgende Definition sollten Sie sich merken: *Inzidenz* ist die Anzahl neuer Krankheitsfälle pro Jahr, während *Prävalenz* den Anteil der Erkrankten an der Gesamtbevölkerung bezeichnet.)

Die berühmteste Kohortenstudie überhaupt, die ihren Verfassern den Ritterschlag eintrug, wurde von Sir Austin Bradford Hill, Sir Richard Doll und zuletzt von Sir Richard Peto durchgeführt. Sie untersuchten und beobachteten 40 000 britische Ärzte, die in vier Kohorten eingeteilt waren: Nichtraucher, leichte, mittlere und starke Raucher. Als Endpunkte wurden Gesamtmortalität (alle Todesfälle) und ursachenspezifische Mortalität (Tod infolge einer bestimmten Erkrankung) untersucht. Ihre Zwischenergebnisse nach zehn Jahren zeigten 1964 (15) einen erheblichen Anstieg der durch Lungenkrebs bedingten Todesfälle sowie der Todesfälle insgesamt bei den Rauchern, wobei eine «Dosis-Wirkungs»-Beziehung beobachtet wurde (d.h. je mehr geraucht wurde, desto wahrscheinlicher war es, an einem Bronchialkarzinom zu erkranken). Von dieser Studie war es noch ein langer Weg, bis nachgewiesen war, dass zwischen Rauchen und Erkrankung eine kausale und nicht eine bloß zufällige Beziehung besteht. Die nach 20 (16), 40 (17) und 50 Jahren (18) veröffentlichten Ergebnisse dieser einflussreichen Studie (in der die eindrucksvolle Zahl von

94% der 1951 rekrutierten und überlebenden Teilnehmer nachbeobachtet werden konnte) veranschaulichen nicht nur die Gefahren des Rauchens, sondern auch, welch zuverlässige Evidenz eine sauber durchgeführte Kohortenstudie erbringen kann.

Folgende klinische Fragen sollten in einer Kohortenstudie untersucht werden:

- Verursacht Rauchen Lungenkrebs?
- Verursacht die «Pille» Brustkrebs? (Bedenken Sie die vielschichtigen und womöglich irreführenden Bedeutungen des Wortes «verursachen». Wie Guillebaud in seinem ausgezeichneten Buch *The Pill* (19) ausführt, würden von tausend Frauen, die morgen mit der Einnahme der Pille begännen, einige an Brustkrebs erkranken. Einige wären aber auch ohne Pille daran erkrankt. Die Frage, die Epidemiologen durch Kohortenstudien zu beantworten versuchen, lautet daher: «Wie groß ist das Risiko einer Frau, *zusätzlich* zu ihrem Ausgangsrisiko, das bestimmt ist durch ihren Hormonhaushalt, ihre Familienanamnese, Ernährung, Alkoholkonsum usw., an Brustkrebs zu erkranken, wenn sie die Pille nimmt?»
- Kann es bei Bluthochdruck im Laufe der Zeit zu einer Besserung kommen?
- Wie verläuft die körperliche und intellektuelle Entwicklung von extrem frühgeborenen Kindern?

3.5 Fall-Kontroll-Studien

In einer Fall-Kontroll-Studie werden Patienten mit einer bestimmten Erkrankung oder einem bestimmten Beschwerdebild identifiziert und Kontrollpersonen (Patienten mit einer anderen Krankheit, der Allgemeinbevölkerung, Nachbarn oder Verwandten) gegenübergestellt (Matching). Anschließend werden (z.B. durch eine Rückwärtssuche in den Krankenakten oder durch Befragung zu ihrer Krankengeschichte) Daten über eine frühere Exposition dieser Personen gegenüber einer Substanz erhoben, die die Erkrankung verursacht haben könnte. Wie die Kohortenstudien befassen sich auch Fall-Kontroll-Studien in der Regel eher mit der Ätiologie einer Erkrankung (d.h. mit ihren Ursachen) als mit ihrer Therapie. Sie sind in der herkömmlichen Evidenzhierarchie zwar tiefer angesiedelt (s. Abschnitt 3.8), doch ist dieses Design für gewöhnlich die einzige Möglichkeit, seltene Krankheitsbilder zu untersuchen. Eine häufig auftretende Schwierigkeit (und ein potenzieller Bias) in einer Fall-Kontroll-Studie ist die präzise Definition, wer als «Fall» zählt, denn bereits ein falsch zugeordneter Teilnehmer kann die Resultate erheblich beeinflussen (s. Abschnitt 4.4). Außerdem ist mit einem solchen Design kein Kausalitätsnachweis möglich. Mit anderen Worten: Wenn in einer Fall-Kontroll-Studie zwischen A und B ein *Zusammenhang* (*Assoziation*) besteht, beweist dies nicht automatisch, dass B durch A *verursacht* wurde.

Folgende klinische Fragen sollten in einer Fall-Kontroll-Studie untersucht werden:

- Erhöht eine Schlafposition in Bauchlage das Risiko für plötzlichen Kindstod?
- Verursacht die Keuchhustenimpfung Hirnschädigungen (s. Abschnitt 4.4)?
- Verursachen Hochspannungsleitungen Leukämie?

3.6 Querschnittstudien

Wahrscheinlich hat jeder von uns irgendwann schon einmal an einer Umfrage teilgenommen, selbst wenn es nur eine Frau auf der Straße war, die uns nach unserer Lieblingszahnpasta gefragt hat. Ganz ähnlich werden im Prinzip auch Umfragen und Untersuchungen von Epidemiologen durchgeführt: Eine repräsentative Stichprobe von Teilnehmern wird rekrutiert und anschließend interviewt, untersucht oder anderweitig analysiert, um Antworten auf eine bestimmte klinische (oder andere) Frage zu erhalten. In Querschnittstudien werden die Daten zu einem bestimmten Zeitpunkt erhoben, können sich aber auch retrospektiv auf Gesundheitserfahrungen in der Vergangenheit beziehen, etwa bei der Überprüfung von Krankenakten im Hinblick auf die Häufigkeit von Blutdruckmessungen in den letzten fünf Jahren.

Folgende klinische Fragen sollten in einer Querschnittstudie untersucht werden:

- Wie ist die «normale» Größe eines dreijährigen Kindes? Diese wie auch andere Fragen zum Normalbereich können beantwortet werden, indem man einfach genügend viele gesunde Dreijährige misst. Eine solche Untersuchung gibt jedoch noch keine Antwort auf die klinische Frage: «Wann sollte ein ungewöhnlich kleines Kind auf mögliche Krankheiten untersucht werden?», da das Physiologische (Normale) und das Pathologische (Abnormale) einander – wie bei allen biologischen Messungen – überlappen. Dieses Problem wird in Abschnitt 8.4 erörtert.)
- Welchen Stellenwert haben nach Meinung psychiatrisch ausgebildeter Pflegekräfte Antidepressiva und Gesprächstherapie in der Behandlung schwerer Depressionen?

- Stimmt es, dass «die Hälfte aller Diabetesfälle nicht diagnostiziert wird»? Dies ist ein Beispiel für die allgemeinere Frage: «Welche Prävalenz (Anteil der Erkrankten) hat diese Erkrankung in dieser Bevölkerungsgruppe?» Die einzige Möglichkeit, dies herauszufinden, ist eine definitive Diagnostik in einer repräsentativen Stichprobe der Bevölkerung.

3.7 Fallberichte

Ein Fallbericht beschreibt die Krankengeschichte eines einzelnen Patienten in narrativer Form («Frau B. ist eine 54-jährige Sekretärin, bei der im Juni 2000 Thoraxschmerzen auftraten ... »). Fallberichte erscheinen häufig als *Fallserie*, in der die Krankengeschichten von mehr als einem Patienten mit einem bestimmten Krankheitsbild dazu dienen, einen besonderen Aspekt der Krankheit, ihrer Behandlung oder – heutzutage am häufigsten – einer unerwünschten Reaktion auf die Behandlung zu veranschaulichen.

Obwohl dieser Art Forschung traditionell relativ wenig wissenschaftliche Beweiskraft zugebilligt wird (s. Abschnitt 3.8), lassen sich in einem Fallbericht viele Informationen unterbringen, die in einer klinischen Studie oder Umfrage keinen Platz hätten (s. Kapitel 12). Außerdem sind Fallberichte auch für Ärzte, die nicht in der Forschung arbeiten, und medizinische Laien verständlich. Wenn nötig, können sie innerhalb weniger Tage niedergeschrieben und veröffentlicht werden, weshalb sie weitaus aktueller sind als klinische Studien (deren Erstellung Jahre dauern kann) oder Metaanalysen (deren Erstellung sogar noch mehr Zeit beansprucht). Mit Sicherheit gibt es gute theoretische Gründe dafür, den Ruf des bescheidenen Fallberichts als nützlichen und validen Beitrag zur Medizinwissenschaft wiederherzustellen, nicht zuletzt deshalb, weil die Krankengeschichte eine der besten Möglichkeiten darstellt, eine komplexe klinische Situation zu *verstehen*. Richard Smith, der 20 Jahre lang Chefredakteur des *British Medical Journal* war, gibt seit einiger Zeit eine neue Zeitschrift unter dem Namen *Cases* heraus, die ausschließlich «anekdotischen» Berichten über einzelne klinische Fälle gewidmet ist (casesjournal.com/casesjournal).

Zu den klinischen Situationen, in denen ein Fallbericht oder eine Fallserie als Studientyp seine Berechtigung hat, gehören folgende Beispiele:

- Ein Arzt bemerkt, dass zwei Neugeborenen in seiner Klinik die Gliedmaßen fehlen (Phokomelie). Beide Mütter hatten während der Frühschwangerschaft ein neues Medikament (Thalidomid) eingenommen. Der Arzt will nun seine Kollegen weltweit schnellstmöglich auf die Möglichkeit medikamentenbedingter Schädigungen aufmerksam machen (20). (Wer glaubt, dass «schnelle und schlampige» Fallberichte wissenschaftlich nicht gerechtfertigt sind, sollte sich stets dieses Beispiel vor Augen halten.)

- Eine vorher gesunde Patientin entwickelt eine spontane bakterielle Peritonitis – ein ungewöhnliches Problem, dass der durchschnittliche Arzt vielleicht einmal in 10 Jahren zu sehen bekommt. Das für ihre Behandlung zuständige Team durchsucht die Literatur nach Forschungsevidenz und stellt einen seiner Meinung nach evidenzbasierten Therapieplan auf. Die Patientin erholt sich gut. Das Behandlungsteam beschließt, diese Geschichte als «Lehrstück» für andere Ärzte aufzuschreiben, d.h. einen sogenannten evidenzbasierten Fallbericht zu verfassen (21).

3.8 Die klassische Evidenzhierarchie

Die herkömmliche Gewichtung unterschiedlicher Arten von Primärstudien bei der Entscheidung über medizinische Interventionen (Evidenzhierarchie) führt zu folgender Rangordnung:

1. systematische Reviews und Metaanalysen (s. Kapitel 9)
2. RCTs mit definitiven Ergebnissen (d.h. mit Konfidenzintervallen, die den Schwellenwert eines klinisch relevanten Effekts nicht überschreiten, s. Abschnitt 5.5)
3. RCTs mit nicht-definitiven Ergebnissen (d.h. mit einem Punktschätzer, der auf einen klinisch relevanten Effekt schließen lässt, aber mit Konfidenzintervallen, die den Schwellenwert für diesen Effekt überschreiten, s. Abschnitt 5.5)
4. Kohortenstudien
5. Fall-Kontroll-Studien
6. Querschnittstudien
7. Fallberichte.

Die Spitze der Hierarchie ist zu Recht den Sekundärveröffentlichungen vorbehalten, in denen alle Primärstudien zu einem bestimmten Thema erfasst und nach strengen Kriterien kritisch bewertet werden (s. Kapitel 9). Aber nicht einmal der entschiedenste Verfechter von EbM würde eine schlampig durchgeführte Metaanalyse oder eine RCT mit schwerwiegenden methodischen Schwächen einer groß angelegten und gut geplanten Kohortenstudie vorziehen. Und schließlich gibt es – wie Kapitel 12 zeigen wird – viele relevante und valide Studien auf dem Gebiet der qualitativen Forschung, die in dieser Evidenzhierarchie überhaupt nicht vorkommen.

Mit anderen Worten: Abzuschätzen, welchen potenziellen Wert eine bestimmte Studie für die Medizinwissenschaft hat, erfordert mehr Aufwand als nur die Prüfung des Studiendesigns anhand der vorstehend erwähnten 7-Ebenen-Hierarchie. In einem neueren Beitrag über Evidenzhierarchien wird vorgeschlagen, Studien anhand der vier Dimensionen Biasrisiko, Konsistenz, Direktkeit und Genauigkeit einzuteilen – ein Vorgehen, das jede einfache Evidenzpyramide komplizieren würde (22). Die Quintessenz lautet daher: Wenden Sie die Evidenzhierarchie nicht mechanisch an – sie ist nur eine Faustregel!

Eine komplexere Darstellung der Evidenzhierarchie, die auf den jeweiligen Fragebereich (Therapie/Prävention, Diagnostik, Nachteile/Nebenwirkungen, Prognose) abhebt, wurde 2011 vorgeschlagen (23); sie kann auf der Homepage des *Centre for Evidence-Based Medicine* heruntergeladen werden (www.cebm.net/index.aspx?o=5653). Bevor Sie sich diese Darstellung ansehen, sollten Sie aber mit der in diesem Abschnitt beschriebenen klassischen (einfachen) Evidenzhierarchie vertraut sein.

3.9 Ein Wort zur Ethik

Als junge Ärztin bekam ich eine Stelle an einem weltweit renommierten Lehrkrankenhaus. Eine meiner bescheidenen Aufgaben bestand darin, die geriatrischen (alten) Patienten in der Notaufnahme zu betreuen. Sehr bald wurde ich von zwei netten Oberärzten zum Essen eingeladen, denen es (wie ich später feststellte) um meine Mitarbeit an ihrem Forschungsprojekt ging. Ich sollte von allen über 90-jährigen Patienten mit Verstopfungsproblemen rektale Gewebeproben nehmen (d. h. aus ihrem Enddarm ein Stückchen Gewebe herausschneiden); im Gegenzug sollte mein Name auf der Veröffentlichung erscheinen. Ich bat um eine Kopie des Formblatts für die Einverständniserklärung, die von den Patienten unterzeichnet werden müsste. Als die Kollegen mir versicherten, dass der durchschnittliche 90-Jährige diesen Eingriff kaum zur Kenntnis nehmen würde, roch ich den Braten und weigerte mich, an diesem Projekt mitzuarbeiten.

Naiv wie ich war, war mir seinerzeit gar nicht bewusst, wie schwerwiegend das von diesen Ärzten geplante Vergehen eigentlich war. *Jede* Art Forschung, vor allem wenn sie invasive Maßnahmen an wehrlosen oder leidenden Patienten umfasst, stellt ohne die gewissenhafte Berücksichtigung ethischer Fragestellungen nicht nur einen Straftatbestand dar, sondern ist potenziell Anlass, dem Arzt die Zulassung zu entziehen. Ein Ethikvotum für eigene Forschungsvorhaben einzuholen und sicherzustellen, dass das Forschungsvorhaben ordnungsgemäß durchgeführt und angemessen überwacht wird (verschiedene Aufgaben und Verantwortlichkeiten im Sinne einer *Forschungssteuerung*), kann eine große bürokratische Hürde darstellen (24–26). Leider wurden in der Vergangenheit ethische Belange in der Forschung an Säuglingen, älteren und lernbehinderten Menschen sowie an Menschen, die keinen Einspruch erheben können (z.B. Strafgefangene und Soldaten), allzu oft ignoriert, was zu einigen berüchtigten Forschungsskandalen geführt hat (24).

Heutzutage lehnen die meisten Herausgeber die Veröffentlichung von Studien routinemäßig ab, wenn sie nicht von der zuständigen Ethikkommission genehmigt wurden. Allerdings kann auch ein schwerfälliges Vorgehen bei der Steuerung von Wissenschaft und Forschung vonseiten der Behörden ethisch fragwürdig sein. Der Neurologe und Forscher Professor Charles Warlow (27) hat vor einigen Jahren eingewendet, dass die Überbewertung der «informierten Zustimmung» (*informed consent*) durch wohlmeinende Ethikkommissionen der Forschung im Bereich von Kopfverletzungen, Schlaganfällen und anderen akuten Hirnverletzungen (bei denen die betroffene Person eindeutig nicht in der Lage ist, das Für und Wider der Teilnahme an einer Forschungsstudie abzuwägen) den Todesstoß versetzt hat. Vor nicht allzu langer Zeit haben entnervte Forscher eine lehrreiche Geschichte mit dem Titel «Die Bürokratie erstickt die medizinische Forschung in Großbritannien» veröffentlicht (28). Das Fazit für dieses Buch lautet: Vergewissern Sie sich, dass die Studie, über die Sie gerade lesen, von der zuständigen Ethikkommission genehmigt wurde. Gleichzeitig sollten Sie aber auch Mitgefühl für die Forscher aufbringen, die wahre Kunststücke haben vollbringen müssen, um diese Genehmigung zu erhalten.

Literatur

1 Altman DG. The scandal of poor medical research. *BMJ* 1994; **308**: 283–284.
2 Altman DG. Poor-quality medical research. *JAMA* 2002; **287**(21): 2765–2767.
3 Godlee F, Jefferson T, Callaham M, et al. *Peer Review in Health Sciences.* London: BMJ Books, 2003.
4 Popper KR. *The Logic of Scientific Discovery.* Abingdon, UK: Psychology Press, 2002.
5 Anon. Randomised trial of intravenous streptokinase, aspirin, both, or neither among 17187 cases of suspected acute myocardial infarction: ISIS-2. (ISIS-2 Collaborative Group). *Lancet* 1988; **ii**: 349–360.
6 Lee A, Joynt GM, Ho AM, et al. Tips for teachers of evidence-based medicine: making sense of decision analysis using a decision tree. *J Gen Intern Med* 2009; **24**(5): 642–648.

7 Drummond MF, Sculpher MJ, Torrance GW. *Methods for the Economic Evaluation of Health Care Programs.* Oxford: Oxford University Press, 2005.
8 Fletcher W. Rice and beriberi: preliminary report of an experiment conducted at the Kuala Lumpur Lunatic Asylum. *Lancet* 1907; **1**: 1776.
9 Sterne JA, Egger M, Smith GD. Systematic reviews in health care: investigating and dealing with publication and other biases in meta-analysis. *BMJ* 2001; **323**(7304): 101.
10 Cuff A. Sources of Bias in Clinical Trials. 2013. http://applyingcriticality.wordpress.com/2013/06/19/sources-of-bias-in-clinical-trials/ (letzter Zugriff: 10.9.2014).
11 Kaptchuk TJ. The double-blind, randomized, placebo-controlled trial: gold standard or golden calf? *J Clin Epidemiol* 2001; **54**(6): 541–549.
12 Berwick D. Broadening the view of evidence-based medicine. *Qual Saf Health Care* 2005; **14**(5): 315–316.
13 McCormack J, Greenhalgh T. Seeing what you want to see in randomised controlled trials: versions and perversions of UKPDS data. United Kingdom prospective diabetes study. *BMJ* 2000; **320**(7251): 1720–1723.
14 Eldridge S. Pragmatic trials in primary health care: what, when and how? *Family Practice* 2010; **27**(6): 591–592.
15 Doll R, Hill AB. Mortality in relation to smoking: ten years' observations of British doctors. *BMJ* 1964; **1**(5395): 1399.
16 Doll R, Peto R. Mortality in relation to smoking: 20 years' observations on male British doctors. *BMJ* 1976; **2**(6051): 1525.
17 Doll R, Peto R, Wheatley K, et al. Mortality in relation to smoking: 40 years' observations on male British doctors. *BMJ* 1994; **309**(6959): 901–911.
18 Doll R, Peto R, Boreham J, et al. Mortality in relation to smoking: 50 years' observations on male British doctors. *BMJ* 2004; **328**(7455): 1519.
19 Guillebaud J, MacGregor A. *The Pill and Other Forms of Hormonal Contraception.* USA: Oxford University Press, 2009.
20 McBride WG. Thalidomide and congenital abnormalities. *Lancet* 1961; **2**: 1358.
21 Soares-Weiser K, Paul M, Brezis M, et al. Evidence based case report. Antibiotic treatment for spontaneous bacterial peritonitis. *BMJ* 2002; **324**(7329): 100–102.
22 Owens DK, Lohr KN, Atkins D, et al. AHRQ series paper 5: grading the strength of a body of evidence when comparing medical interventions – agency for healthcare research and quality and the effective health-care program. *J Clin Epidemiol* 2010; **63**(5): 513–523.
23 Howick J, Chalmers I, Glasziou P, et al. *The 2011 Oxford CEBM Levels of Evidence (Introductory Document).* Oxford: Oxford Centre for Evidence-Based Medicine, 2011.
24 Slowther A, Boynton P, Shaw S. Research governance: ethical issues. *JRSM* 2006; **99**(2): 65–72.
25 Shaw S, Boynton PM, Greenhalgh T. Research governance: where did it come from, what does it mean? *JRSM* 2005; **98**(11): 496–502.
26 Shaw S, Barrett G. Research governance: regulating risk and reducing harm? *JRSM* 2006; **99**(1): 14–19.
27 Warlow C. Over-regulation of clinical research: a threat to public health. *Clin Med* 2005; **5**(1): 33–38.
28 Snooks H, Hutchings H, Seagrove A, et al. Bureaucracy stifles medical research in Britain: a tale of three trials. *BMC: Medical Research Methodology* 2012; **12**(1): 122.

4. Die methodische Qualität beurteilen

Eine Veröffentlichung steht und fällt, wie in Abschnitt 3.1 bereits erläutert, mit der Qualität ihres Methodenteils. In diesem Kapitel untersuchen wir fünf wichtige Fragen, anhand derer Sie entscheiden können, ob Sie die Veröffentlichung gleich in den Papierkorb werfen (wegen schwerwiegender methodischer Schwächen), die Ergebnisse zurückhaltend interpretieren (weil keine besonders robusten Methoden angewendet wurden) oder ob Sie der Veröffentlichung vollkommen vertrauen (weil Sie an den Methoden nichts auszusetzen haben):

1. Handelt es sich um eine Originalstudie?
2. Um wen geht es in der Studie?
3. War die Studie gut angelegt?
4. Wurden systematische Fehler (Bias) vermieden (d.h. wurde in der Studie angemessen dafür kontrolliert)?
5. Waren Stichprobenumfang und Studiendauer ausreichend, sodass die Studienergebnisse glaubwürdig sind?

Diese Fragen wollen wir uns nun der Reihe nach vornehmen.

4.1 Handelt es sich um eine Originalstudie?

Theoretisch macht es keinen Sinn, eine wissenschaftliche Hypothese zu testen, die bereits ein anderer so oder so bewiesen hat. Im wirklichen Leben ist Wissenschaft aber selten so simpel gestrickt. Nur ein Bruchteil der medizinischen Forschung erschließt wirklich Neuland; und ebenso stellt auch nur ein Bruchteil der Forschung eine exakte Wiederholung von Arbeiten dar, die andere vor uns bereits ausgeführt haben. Die Mehrheit der Forschungsarbeiten (wenn sie methodisch einwandfrei sind) will uns weismachen, eine bestimmte Hypothese sei nun, da die Autoren mit ihrem Beitrag ein weiteres Teilchen zum großen Puzzlespiel gefunden haben, im Vergleich zu vorher etwas mehr oder etwas weniger zutreffend. Es kann also durchaus seine Berechtigung haben, eine Studie durchzuführen, die auf den ersten Blick keinen neuen Gedanken verfolgt. In der Tat beruht ja die gesamte Wissenschaft der Metaanalysen darauf, dass es in der Literatur mehrere Studien gibt, die eine Fragestellung auf ähnliche Weise untersuchen.

Die Frage, die man praktischerweise an eine neue Studie stellen sollte, lautet daher nicht: «Hat irgendjemand bereits eine ähnliche Studie durchgeführt?», sondern: «Trägt diese Studie einen neuen Aspekt bei, der in der Literatur bislang noch nicht berücksichtigt wurde?». Dazu gehört beispielsweise:

- Ist die Studie größer oder auf einen längeren Zeitraum angelegt oder auf andere Art aussagekräftiger als die früher(e) Studie(n) zu diesem Thema?
- Verwendet die Studie strengere Methoden (werden vor allem die methodischen Kritikpunkte an den früheren Studien aufgegriffen)?
- Führt das Zahlenmaterial aus dieser Studie zu einer signifikanten Änderung der Ergebnisse von Metaanalysen früherer Studien?
- Wurde eine andere Population untersucht (wurden in der Studie z.B. andere ethnische Gruppen oder andere Altersgruppen oder ein anderes Geschlecht als in den früheren Studien untersucht)?
- Ist die untersuchte klinische Fragestellung ausreichend relevant, und gibt es genügend Zweifel in der Öffentlichkeit oder bei wichtigen Entscheidungsträgern, sodass neue Evidenz «politisch» erwünscht ist, selbst wenn streng wissenschaftlich gesehen kein Bedarf besteht?

4.2 Um wen geht es in der Studie?

Eine der ersten Arbeiten, auf die ich aufmerksam geworden bin, hatte den Titel: «But will it help *my* patients with myocardial infarction?» [Hilft diese Studie auch *meinen* Herzinfarktpatienten?] (1). An Einzelheiten kann ich mich zwar nicht mehr erinnern, dieser Artikel hat mir aber bewusst gemacht, dass Untersuchungen an fremden Patienten mir bei meiner eigenen ärztlichen Tätigkeit nicht unbedingt weiterhelfen. Das hat nichts mit Xenophobie zu tun. Die Hauptgründe, warum sich die Teilnehmer an einer klinischen Studie – Sir Iain Chalmers hat sich vehement dafür ausgesprochen, sie nicht als «Patienten» zu bezeichnen (2) – oder Umfrage von den Patienten im «wahren» Leben unterscheiden können, sind folgende:

- Sie sind meist kränker oder gesünder als die Patienten, die Sie behandeln.
- Sie stammen aus einer anderen ethnischen Gruppe oder leben unter anderen Bedingungen als Ihre Patienten.

- Den Teilnehmern wird im Rahmen der Studie deutlich mehr (oder auf andere Weise) Aufmerksamkeit geschenkt, als es im normalen Praxisalltag geschehen kann.
- Anders als bei den Patienten im richtigen Leben fehlt den Studienteilnehmern mit Ausnahme der untersuchten Erkrankung nichts.
- Keiner der Patienten raucht, trinkt Alkohol oder nimmt die Pille.

Bevor Sie die Ergebnisse einer Studie also so einfach schlucken, sollten Sie sich folgende Fragen stellen:

- *Wie wurden die Teilnehmer rekrutiert?* Wenn Sie eine Umfrage machen wollen, wie Patienten die Notaufnahme eines Krankenhauses beurteilen, können Sie in der lokalen Tageszeitung eine Anzeige schalten. Ein solches Vorgehen ist ein gutes Beispiel für einen *Rekrutierungsbias* (*recruitment bias*), weil eine auf diese Weise zusammengestellte Stichprobe schief wäre: Sie wäre mehrheitlich aus Teilnehmern zusammengesetzt, die begeisterte Zeitungsleser sind und besonders motiviert wären, Ihre Fragen zu beantworten. Besser wäre es daher, an einem bestimmten Tag jedem (oder jedem zehnten) Besucher der Notaufnahme einen Fragebogen in die Hand zu drücken.
- *Wer wurde in die Studie aufgenommen?* In der Vergangenheit wurden Patienten mit Begleiterkrankungen, Patienten ohne Kenntnisse der Landessprache, Patienten, die zusätzlich bestimmte andere Medikamente einnehmen müssen, und Patienten, die die Einverständniserklärung nicht lesen konnten, routinemäßig von der Teilnahme an klinischen Studien ausgeschlossen. Dieser Ansatz mag, was den Versuchsplan betrifft, zwar «sauber» sein, wissenschaftlich gesehen aber eigentlich unzulänglich, weil die Studienergebnisse ja in die Praxis einfließen und auf eine breitere Gruppen von Patienten angewendet werden sollen. Die Ergebnisse von pharmakokinetischen Studien zu neuen Arzneimitteln, die an 23-jährigen männlichen Freiwilligen durchgeführt werden, sind nun einmal nicht ohne Weiteres auf die ältere Durchschnittspatientin übertragbar! Dieses Problem – für manche Ärzte und Wissenschaftler seit Jahrzehnten ein Schreckgespenst – wurde vor einiger Zeit von Patienten selbst aufgegriffen und kam am denkwürdigsten in dem dringenden Appell von Patientenselbsthilfegruppen zum Ausdruck, die Einschlusskriterien für Studien über Anti-AIDS-Medikamente zu erweitern (3).
- *Wer wurde aus der Studie ausgeschlossen?* Wenn beispielsweise eine randomisierte kontrollierte Studie auf Patienten mit mittlerer oder schwerer Herzinsuffizienz beschränkt ist, kann dies zu falschen Schlüssen für die Behand-

lung einer *leichten* Herzinsuffizienz führen. Dies hat wichtige praktische Konsequenzen, wenn etwa klinische Studien mit ambulanten Krankenhauspatienten die «beste medizinische Praxis» für die Primärversorgung vorschreiben, für einen Bereich also, in dem generell Erkrankungen mit einem geringeren Schweregrad behandelt werden.

- *Wurden die Teilnehmer unter Bedingungen des «wirklichen Lebens» untersucht?* Wurden die Teilnehmer beispielsweise nur zur Beobachtung im Krankenhaus aufgenommen? Erhielten sie ausführliche und detaillierte Informationen zum möglichen Nutzen der Intervention? Hat man ihnen die Telefonnummer eines verantwortlichen Studienarztes gegeben? Hat das Unternehmen, von dem die Studie finanziert wurde, neue Medizinprodukte bereitgestellt, die dem Arzt normalerweise nicht zur Verfügung stehen? Diese Faktoren machen die Studie natürlich noch nicht ungültig, allerdings wecken sie Zweifel, inwieweit die Ergebnisse auf die eigene Praxis übertragbar sind.

4.3 War das Studiendesign angemessen?

Die zur Beschreibung des Studiendesigns verwendeten Begriffe wirken zwar ziemlich einschüchternd, was aber hochtrabend als «kritische Bewertung» bezeichnet wird, hat schlicht mit gesundem Menschenverstand zu tun. Ich persönlich beurteile das Design einer klinischen Studie anhand von zwei Fragen:

- *Welche besondere Intervention (oder welches andere Vorgehen) wurde untersucht, und was wurde damit verglichen?* Bei der Beurteilung von Veröffentlichungen ist dies eine der grundlegendsten Fragen. Die Versuchung ist groß, publizierte Aussagen für bare Münze zu nehmen, doch darf man dabei nicht vergessen, dass Autoren ihre Ergebnisse häufig (im Allgemeinen eher unbewusst als absichtlich) falsch darstellen und ihre Originalität und potenzielle Relevanz überschätzen. Die Äußerungen in **Tabelle 4-1** sind fiktiv, um niemandem zu nahe zu treten, doch leiten sie sich alle aus ähnlichen Fehlern in Veröffentlichungen her.

- *Welches Ergebnis wurde wie gemessen?* Angenommen, Sie leiden an einer unheilbaren Krankheit, gegen die ein Pharmaunternehmen angeblich ein neues Wundermittel entwickelt hat. Sie würden dieses Medikament danach beurteilen, ob es Ihr Leben verlängert (und vielleicht auch, ob das Leben mit einer solchen Erkrankung und den möglichen Nebenwirkungen des Medikaments lebens*wert* ist). Sie wären nicht weiter an der Konzentration

Tabelle 4-1: Beispiele für problematische Aussagen im Methodenteil einer Veröffentlichung. *(Fortsetzung n. Seite)*

Was die Autoren geschrieben haben	Was sie hätten schreiben (oder tun) sollen	Beispiel für:
«Wir haben gemessen, wie oft Hausärzte ihre Patienten fragen, ob sie rauchen.»	«Wir haben überprüft, wie oft in den Krankenakten von Patienten vermerkt war, dass sie rauchen.»	Die Annahme, dass Krankenakten zu 100 % zuverlässig sind
«Wir haben untersucht, wie Ärzte Kreuzschmerzen behandeln.»	«Wir haben untersucht, was Ärzte über ihre Vorgehensweisen bei Patienten mit Kreuzschmerzen *berichten*.»	Die Annahme, dass Ärzte wirklich tun, was sie sagen
«Wir haben Nikotinpflaster mit Placebo verglichen.»	«Die Teilnehmer der Interventionsgruppe wurden gebeten, zweimal täglich ein Pflaster mit 15 mg Nikotin aufzulegen; die Kontrollgruppe erhielt ähnlich aussehende Pflaster.»	Ungenaue Angabe zur Dosierung bzw. zur Art des Placebos
«Wir haben 100 Jugendliche gebeten, an unserer Umfrage zum Sexualverhalten teilzunehmen.»	«Wir baten 147 weiße amerikanische Jugendliche zwischen 12 und 18 Jahren (davon 85 männlich) in einem Sommercamp, an der Umfrage teilzunehmen. 100 (davon 31 männlich) erklärten sich einverstanden.»	Unzureichende Informationen über die Teilnehmer (an den Zahlenangaben in Klammern lässt sich ein Rekrutierungsbias hinsichtlich des weiblichen Geschlechts ablesen)
«Wir randomisierten die Patienten entweder in die Gruppe ‹individueller Pflegeplan› oder in die Gruppe ‹übliche Pflege›.»	«Die Interventionsgruppe wurde nach einem individuellen Pflegeplan versorgt, der ... beinhaltete; die Kontrollgruppe wurde ... »	Unzureichende Informationen über die Art der Intervention (es sollten so viele Informationen gegeben werden, dass die Studie auch von anderen Mitarbeitern wiederholt werden kann)

Tabelle 4-1: Beispiele für problematische Aussagen im Methodenteil einer Veröffentlichung. *(Fortsetzung)*

Was die Autoren geschrieben haben	Was sie hätten schreiben (oder tun) sollen	Beispiel für:
«Um den Nutzen einer Schulungsbroschüre zu beurteilen, erhielt die Interventionsgruppe die Broschüre sowie die Telefonnummer einer Info-Hotline. Die Kontrollpersonen erhielten weder Broschüre noch Telefonnummer.»	Wenn es in der Studie ausschließlich darum geht, den Nutzen der Broschüre zu bewerten, hätten beide Gruppen die Telefonnummer erhalten müssen.	Das Versäumnis, beide Gruppen mit Ausnahme der Intervention gleich zu behandeln
«Wir haben den Nutzen von Vitamin C zur Prävention von Erkältungskrankheiten untersucht.»	Durch eine systematische Literaturrecherche hätten sich zahlreiche frühere Studien zu diesem Thema finden lassen (s. Abschnitt 9.1)	Eine Studie, die nichts Neues bringt

irgendeines obskuren Enzyms in Ihrem Blut interessiert, von dem der Hersteller behauptet, es sei ein zuverlässiger Indikator für Ihre Überlebenswahrscheinlichkeit. Der Nutzen solcher *Surrogatendpunkte* wird ausführlicher in Abschnitt 6.3 erörtert.

Die Erfassung symptomatischer (etwa Schmerz), funktioneller (z.B. Mobilität), psychischer (etwa Angst) oder sozialer Auswirkungen (z.B. Unannehmlichkeiten) einer Intervention ist mit noch mehr Problemen befrachtet. Die Methodik der Entwicklung, Verwendung und Interpretation solch «weicher» Zielkriterien geht über den Rahmen dieses Buches zwar hinaus. Generell sollten Sie aber in einer Veröffentlichung immer auf Anhaltspunkte dafür achten, ob die Zielkriterien objektiv validiert wurden (d.h. jemand sollte nachgewiesen haben, dass das in der Untersuchung verwendete Zielkriterium auch tatsächlich das gemessen hat, was es messen sollte, und dass Änderungen in Bezug auf dieses Zielkriterium Änderungen im Gesundheitszustand des Patienten auch korrekt wiedergeben. Was in den Augen des Arztes wichtig erscheint, muss für den Patienten nicht unbedingt die gleiche Bedeutung haben und umgekehrt.

Zu den aufregendsten Entwicklungen in der evidenzbasierten Medizin (EbM) in den vergangenen Jahren gehört der noch junge Wissenschaftszweig der patientenberichteten Endpunkte (*patient-reported outcomes*, PROs), auf die in Abschnitt 16.2 näher eingegangen wird.

4.4 Wurden systematische Fehler vermieden oder minimiert?

Epidemiologen definieren *systematische Fehler (Bias)* als all das, was Schlussfolgerungen über die Studiengruppen fälschlich beeinflusst und Vergleiche verzerrt (4). Ganz gleich, ob es sich beim Design um eine randomisierte kontrollierte Studie (RCT), eine nicht-randomisierte Vergleichsstudie, eine Kohorten- oder eine Fall-Kontroll-Studie handelt, Ziel sollte immer die größtmögliche Ähnlichkeit der Vergleichsgruppen sein, die sich nur in der zu untersuchenden Eigenschaft unterscheiden dürfen. Wenn möglich, sollten die Gruppen die gleichen Erklärungen erhalten, ähnlichen Kontakt zu den Therapeuten haben und anhand derselben Zielkriterien gleichermaßen oft untersucht werden (5, 6). Zur Verringerung systematischer Fehler bedarf es bei unterschiedlichen Studiendesigns auch unterschiedlicher Methoden.

Randomisierte kontrollierte Studien

In einer RCT lassen sich systematische Fehler (theoretisch) vermeiden, wenn die Teilnehmer aus einer bestimmten Population rekrutiert und verschiedenen Gruppen nach dem Zufallsprinzip (randomisiert) zugeordnet werden. In Abschnitt 3.3 wird beschrieben, wie sich selbst bei diesem Goldstandard des klinischen Studiendesigns noch Fehler einschleichen können. **Abbildung 4-1** fasst zusammen, welche Aspekte man besonders überprüfen sollte.

Nicht-randomisierte kontrollierte Studien

Einmal leitete ich ein Seminar, in dem Studierende der Medizin, der Pflegewissenschaften, der Pharmazie und verwandter Ausbildungsgänge die Ergebnisse von verschiedenen, in unserer Klinik durchgeführten Studien vorstellten. Mit Ausnahme einer Studie handelte es sich in allen Fällen um vergleichende, aber nicht-randomisierte Studien, d.h. eine Gruppe (z.B. Ambulanzpatienten mit Asthma) erhielt eine Intervention (z.B. eine Schulungsbroschüre), während die andere Gruppe (z.B. Asthmapatienten in der Hausarztpraxis) eine andere Intervention erhielt (z.B. eine Gruppenschulung). Ich war überrascht, wie viele der Vortragenden glaubten, ihre Studie wäre randomisiert und kontrolliert oder zumindest damit gleichbedeutend gewesen. Mit anderen Worten: Diese bewundernswert enthusiastischen und engagierten jungen Wissenschaftler wa-

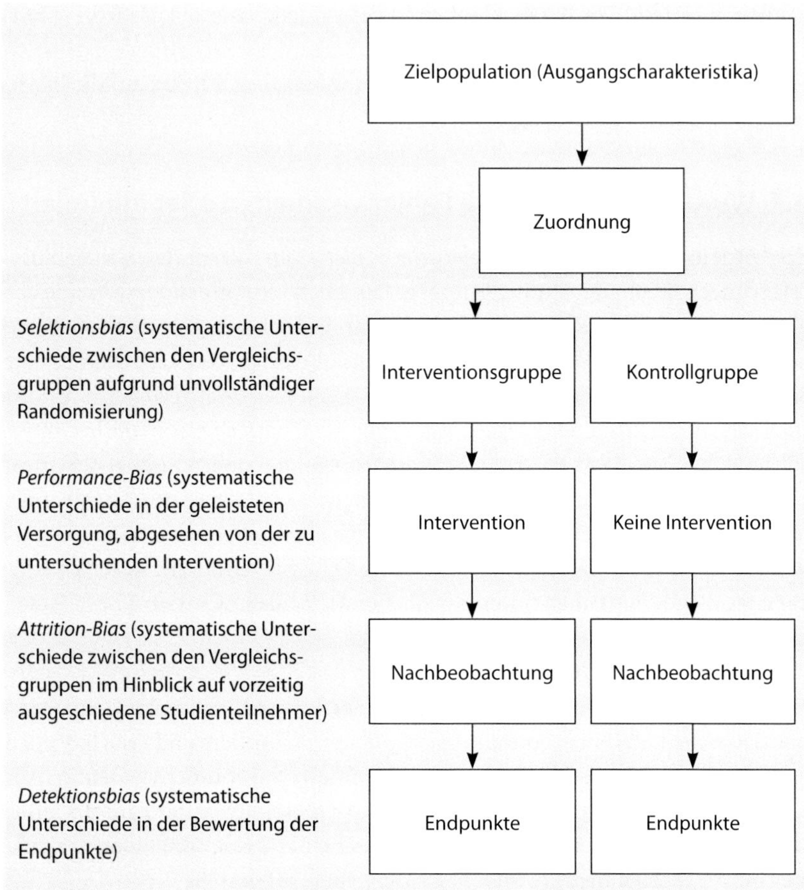

Abbildung 4-1 Mögliche Biasquellen in randomisierten kontrollierten Studien.

ren blind für die offensichtlichste Art von Verzerrung überhaupt. Sie verglichen zwei Gruppen, die von Beginn an von den Forschern entsprechend gewählte Unterschiede aufwiesen, bevor die Intervention überhaupt erfolgte (zusätzlich waren da natürlich auch noch die in Abb. 4-1 am Beispiel von RCTs erläuterten anderen potenziellen Biasquellen).

Als Faustregel gilt: Wenn es sich bei einer Untersuchung um eine nicht-randomisierte kontrollierte Studie handelt, müssen Sie Ihren gesunden Menschenverstand benutzen, um festzustellen, ob die Unterschiede zwischen der Interventions- und der Kontrollgruppe zu Studienbeginn so groß waren, dass sie etwaige Unterschiede, die den Wirkungen der Intervention zugeschrieben werden, nichtig machen. Dies ist in der Tat fast immer der Fall (7). Manchmal stellen die Autoren eines solchen Beitrags die wichtigsten Charakteristika der einzelnen Gruppen (wie etwa Durchschnittsalter, Geschlechterverhältnis, Schweregrad der Erkrankung) in Tabellenform dar und ermöglichen es dem Leser so, die Unterschiede selbst zu beurteilen.

Kohortenstudien

Für die Autoren einer Beobachtungsstudie (Kohorten- oder Fall-Kontroll-Studie) gehört die Auswahl einer zum Vergleich geeigneten Kontrollgruppe zu den schwierigsten Aufgaben. Wenn überhaupt, so gelingt es nur in wenigen Kohortenstudien, zwei Gruppen von Probanden zu bilden, die in Bezug auf Alter, Geschlechterverteilung, sozioökonomischen Status, Begleiterkrankungen usw. gleich sind und als einzigen Unterschied ihre Exposition gegenüber der untersuchten Substanz aufweisen. In der Praxis erfolgt die «Kontrolle» in Kohortenstudien größtenteils im Rahmen der Datenanalyse, wenn komplexe statistische Adjustierungen in Bezug auf die wichtigsten Ausgangscharakteristika vorgenommen werden. Wird dabei nicht größte Sorgfalt angewendet, können Wahrscheinlichkeitstests und Konfidenzintervalle (s. Abschnitt 5.5) in diesem Stadium gefährlich in die Irre führen (6, 7).

Dieses Problem zeigt sich vor allem in den verschiedenen Kohortenstudien zum Risiko und Nutzen von Alkohol, die durchgehend eine J-förmige Beziehung zwischen Alkoholkonsum und Mortalität belegen. Das beste Ergebnis (in Bezug auf frühzeitigen Tod) erzielte die Kohorte der moderaten Trinker (8). Bekennende Abstinenzler, so scheint es, sterben signifikant häufiger in jungen Jahren als diejenigen, die durchschnittlich drei oder vier alkoholische Getränke am Tag zu sich nehmen.

Können wir jedoch wirklich davon ausgehen, dass Abstinenzler – abgesehen von der Menge, die getrunken wird – den moderaten Trinkern *im Durchschnitt* ähnlich sind? Sicherlich nicht. Wie allgemein bekannt ist, zählen zu den Abstinenzlern auch Personen, die aus medizinischen Gründen auf Alkohol verzichten müssen, die aus gesundheitlichen oder anderen Gründen eine ganze Reihe von weiteren Produkten von ihrem Speiseplan und aus ihrem Leben gestrichen haben, schließlich die Mitglieder verschiedener religiöser oder ethnischer Gruppen, die in den anderen Kohorten wahrscheinlich unterrepräsentiert sind (vor allem Moslems und Adventisten), und natürlich auch jene, die wie ein Loch saufen, dies aber lieber nicht zugeben wollen.

Wie diese verschiedenen Aspekte der Abstinenz von Epidemiologen kontrolliert wurden, wird an anderer Stelle erörtert (8, 9). 2005, als ich an der 3. Auflage dieses Buches arbeitete, lautete das damalige Fazit interessanterweise jedenfalls, dass das vorzeitige Sterberisiko bei denjenigen, die sich selbst als Nicht-Trinker bezeichneten, auch dann bestehen blieb, wenn bei der Datenanalyse ausreichend für potenzielle Störgrößen kontrolliert wurde (d.h. die J-Kurve war ein echtes Phänomen) (8).

Als ich 2010 an der 4. Auflage saß, war eine ausgefeiltere Analyse der verschiedenen Kohortenstudien veröffentlicht worden (9), in der sorgfältiger für Probanden kontrolliert wurde, die aus medizinischen Gründen auf Alkohol verzichten mussten. Diese Analyse ergab, dass die Wahrscheinlichkeit für eine Herzerkrankung bei Abstinenzlern unter sonst gleichen Bedingungen nicht höher war als bei den moderaten Trinkern (bei der berühmten «J-Kurve» könnte es sich also schon immer um ein Artefakt gehandelt haben). In der Folge konnte eine neue Metaanalyse angeblich beweisen, dass die J-Kurve ein echtes Phänomen war und in kleinen Mengen konsumierter Alkohol tatsächlich protektiv wirkte (10) – aber nur ein Jahr später kam eine neue Auswertung derselben Primärstudien, die den sogenannten methodischen Schwachstellen ein stärkeres Gewicht beimaß, zu der entgegengesetzten Schlussfolgerung (11). Je nachdem, welcher Sichtweise Sie zuneigen, wäre das ein Thema, das Sie mit Ihren EbM-Kollegen bei einem Glas Bier erörtern könnten.

Fall-Kontroll-Studien

In Fall-Kontroll-Studien – in denen die Erfahrungen von Personen mit und ohne eine bestimmte Erkrankung rückblickend (retrospektiv) ausgewertet werden, um eine Exposition gegenüber den potenziellen Ursachen dieser Krankheit zu identifizieren (s. die Erklärungen in Abschnitt 3.7) – ist nicht die Bewertung des Zielkriteriums besonders biasanfällig, sondern die Bestimmung des «Fallseins» und die Entscheidung, *zu welchem Zeitpunkt* die Person zu einem «Fall» wurde.

Ein gutes Beispiel hierfür ist die Klage, die vor einigen Jahren gegen die Hersteller des Keuchhustenimpfstoffs geführt wurde. Der Impfstoff stand im Verdacht, bei mehreren Kindern neurologische Schäden verursacht zu haben (12). Um die Frage «Verursacht der Impfstoff Hirnschäden?» zu beantworten, wurde eine Fall-Kontroll-Studie durchgeführt, in der zuvor gesunde Kinder als «Fall» eingestuft wurden, wenn sie innerhalb einer Woche nach der Impfung Anfälle oder andere auf eine Hirnschädigung hinweisende Symptome entwickelten. Als Kontrolle dienten Kinder gleichen Alters und Geschlechts aus demselben Impfregister, die ebenfalls geimpft worden waren und irgendwann Symptome aufwiesen oder keine Symptome entwickelten.

Neu auftretende Symptome einer Hirnschädigung bei anscheinend normalen Säuglingen sind extrem selten, kommen aber vor; der Zusammenhang mit der vorausgegangenen Impfung könnte also auch rein zufällig gewesen sein. Ferner könnte die öffentliche Besorgnis darüber die Erinnerung von Eltern und Ärzten beeinträchtigt haben, sodass Kinder, deren neurologische Symptomatik bereits vor oder kurz nach der Impfung auftrat, fälschlicherweise als Fälle eingestuft wurden. Der Richter entschied in diesem Verfahren, dass drei Kinder zu Unrecht als «Fälle» behandelt worden waren, was dazu geführt hatte, dass der durch den Pertussis-Impfstoff verursachte Schaden um den Faktor 3 überschätzt worden war (12). Obwohl dieses Urteil im Nachhinein angefochten wurde, gilt das Prinzip auch weiterhin: Um systematische Fehler zu vermeiden, muss die Zuordnung zu den «Fällen» nach strengen, objektiven Kriterien erfolgen.

4.5 Wurde die Bewertung «blind» durchgeführt?

Selbst die sorgfältigsten Versuche, vergleichbare Kontrollgruppen zu bilden, sind vergebens, wenn diejenigen, die das Endergebnis *(outcome)* bewerten (Kollegen, die z. B. beurteilen, ob jemand klinisch noch als herzinsuffizient gilt, oder einen Röntgenbefund im Vergleich zu einer früheren Untersuchung als «gebessert» einstufen) wissen, wer zu welcher Gruppe gehört. Wenn Sie glauben, die Beurteilung klinischer Symptome und die Auswertung diagnostischer Untersuchungen wie EKGs und Röntgenaufnahmen seien hundertprozentig objektiv, dann sind Sie noch nicht allzu lange im Geschäft (13).

Das Kapitel «The Clinical Examination» in dem Buch *Clinical Epidemiology – a Basic Science for Clinical Medicine* von Sackett und Kollegen liefert den deutlichen Beweis dafür, dass Ärzte bei der Untersuchung von Patienten genau das finden, was sie erwartet und zu finden gehofft haben. Was die klinische Untersuchung und die Interpretation diagnostischer Tests angeht, kommt es in der Tat selten vor, dass zwei erfahrene Ärzte in mehr als zwei von drei Fällen in ihrer Bewertung eines bestimmten klinischen Aspekts der körperlichen Untersuchung oder der Auswertung eines diagnostischen Tests vollkommen übereinstimmen. Der jenseits des Zufalls liegende Grad der Übereinstimmung zwischen zwei Beobachtern kann mathematisch durch den *K*-(Kappa-) Wert ausgedrückt werden, wobei 1,0 vollkommene Übereinstimmung anzeigt. Die *K*-Werte von Experten, die den Jugularvenendruck, den Grad einer diabetischen Retinopathie (durch Auswertung von Retina-Aufnahmen) und Mammografien beurteilen sollten, betrugen 0,42, 0,55 bzw. 0,67 (14).

Dieser kleine Streifzug in die Welt der klinischen Nicht-Übereinstimmung sollte Sie davon überzeugt haben, dass es keineswegs überflüssig ist, die Auswerter gegenüber dem Status der Gruppenzugehörigkeit zu «verblinden» bzw. (um sehbehinderten Menschen nicht zu nahe zu treten) zu «maskieren». Wenn ich beispielsweise wüsste, dass ein Patient statt in die Placebogruppe in die Gruppe randomisiert wurde, die ein blutdrucksenkendes Medikament erhält, könnte es sein, dass ich eine Blutdruckmessung bei ihm wiederhole, wenn der erste Wert unerwartet hoch ausfällt. Dies ist ein Beispiel für einen Durchführungsbias (*Performance-Bias*), der neben anderen Schwierigkeiten, mit denen ein nichtmaskierter Bewerter konfrontiert ist, in Abb. 4-1 (S. 82) erwähnt wird.

Ein hervorragendes Beispiel, wie man Bias durch adäquates «Maskieren» kontrollieren kann, wurde vor einigen Jahren in *The Lancet* publiziert (14). In einer RCT konnten Majeed und Kollegen im Unterschied zu den Ergebnissen früherer Studien nachweisen, dass die Rekonvaleszenzzeit (Tage im Krankenhaus, Krankentage, Zeit bis zur vollen Genesung) nach laparaskopischer Entfernung der Gallenblase (sog. «Schlüssellochchirurgie») nicht kürzer war als nach der herkömmlichen offenen OP. Die Diskrepanz zwischen dieser Studie und ihren Vorgängern ist möglicherweise auf die akribischen Methoden zurückzuführen, die Majeed und Kollegen zur Verringerung von Bias angewendet haben (s. Abb. 4-1, S. 82). Die Patienten wurden erst nach Einleitung der Anästhesie randomisiert. Weder die Patienten noch das Pflegepersonal wussten, welcher Eingriff durchgeführt worden war, da alle Patienten den OP mit identischen Wundverbänden (und sogar Blutflecken!) verließen. Diese Ergebnisse sind eine Aufforderung an die Autoren früherer Studien zu prüfen, ob es nicht eher an der Erwartungshaltung (Erwartungsbias, s. Abschnitt 7.2) als an der schnelleren Erholung der Patienten lag, dass die laparoskopische Gruppe früher aus dem Krankenhaus entlassen wurde.

4.6 Wurden statistische Fragen vorab geklärt?

Als Nicht-Statistikerin halte ich im Methodenteil von Veröffentlichungen stets nur nach drei Zahlen Ausschau:

1. dem Stichprobenumfang
2. der Dauer der Nachbeobachtung (Follow-up)
3. der Vollständigkeit der Nachbeobachtung.

Stichprobenumfang

Eine wichtige Vorbedingung für die Durchführung einer klinischen Studie ist die Berechnung des Stichprobenumfangs, der sog. statistischen Power einer Studie. Eine Studie sollte groß genug sein, um einen positiven therapeutischen Effekt, so er denn existiert, mit hoher Wahrscheinlichkeit als statistisch signifikant nachweisen und dabei halbwegs sichergehen zu können, dass ein Nutzen, der in der Studie nicht nachgewiesen werden kann, auch nicht vorhanden ist.

Um den Stichprobenumfang zu berechnen, muss der Arzt sich über zwei Dinge klar werden:

- Über die Größe des Unterschieds zwischen zwei Gruppen, ab der eine Wirkung als *klinisch relevant* gelten könnte. Das ist nicht unbedingt dasselbe wie eine *statistisch signifikante* Wirkung. Nehmen wir ein Beispiel aus einer berühmten Studie zur Hochdrucktherapie: Sie könnten ein neues Medikament verschreiben, das den Blutdruck um etwa 10 mmHg senkt. Die Wirkung bestünde in einer statistisch signifikanten Senkung des Schlaganfallrisikos [d.h. die Wahrscheinlichkeit ist kleiner als 1 zu 20, dass die verringerte Schlaganfallinzidenz auf Zufall beruht (16)]. Wenn jedoch die Patienten, die das Mittel einnehmen sollen, nur einen geringfügig erhöhten Blutdruck und keine weiteren Hauptrisikofaktoren für Schlaganfall aufweisen (d.h. sie sind verhältnismäßig jung, Nicht-Diabetiker, haben normale Cholesterinspiegel etc.), würde ein Blutdruckunterschied in dieser Größenordnung nur bei einem von 850 Patienten einen Schlaganfall verhindern – eine klinische Risikodifferenz, die den mit der Tabletteneinnahme verbundenen Aufwand in den Augen vieler Patienten nicht rechtfertigen würde. Dies wurde bereits vor mehr als 20 Jahren nachgewiesen – und seither durch zahlreiche Studien bestätigt [siehe dazu z.B. einen neueren Cochrane-Review (17)]. Doch noch immer behandeln viel zu viele Ärzte ihre Patienten nach der *statistischen Signifikanz* der Ergebnisse von Megastudien und nicht nach der *klinischen Relevanz* für ihren jeweiligen Patienten; deshalb haben wir es heute (wie manch einer meint) mit einer Überbehandlung von leichtem Bluthochdruck zu tun, die fast schon epidemische Ausmaße angenommen hat (18).
- Über die Größe des Mittelwerts (*mean*) und der Standardabweichung (*standard deviation*, abgekürzt als SD, s. Abschnitt 5.2) der Hauptzielgröße.

Wenn es sich bei der fraglichen Zielgröße um ein Ereignis (etwa eine Hysterektomie) handelt und nicht um eine quantitative Größe (etwa Blutdruck), dann benötigt man zur Berechnung des Stichprobenumfangs den Anteil der Patienten aus dieser Population, bei denen das Ereignis auftritt, sowie ein Effektmaß zur Bestimmung einer klinisch relevanten Veränderung für diesen Anteil von Patienten.

Liegen diese Daten vor, dann lässt sich daraus der Mindeststichprobenumfang anhand von Standardformeln, Nomogrammen oder Tabellen berechnen, die Sie veröffentlichten Artikeln (19), Lehrbüchern (20), frei zugänglichen Internetseiten (probieren Sie es einmal unter www.macorr.com/ss_calculator.htm) oder handelsüblichen Softwarepaketen zur Statistik (z. B. www.ncss.com/pass.html) entnehmen können. Die Wissenschaftler können also *vor Studienbeginn* feststellen, wie groß ihre Stichprobe sein muss, um mit mittlerer, hoher oder sehr hoher Wahrscheinlichkeit einen echten Unterschied zwischen den Gruppen feststellen zu können. Die Wahrscheinlichkeit, mit der man einen echten Unterschied entdecken kann, wird als *Power* der Studie bezeichnet. Üblicherweise wird für Studien eine Power von 80 bis 90 % festgelegt. Wenn Sie also einen Artikel über eine RCT lesen, sollten Sie darin nach einem Satz Ausschau halten, der sich so ähnlich liest wie folgendes Zitat aus der bereits erwähnten Studie von Majeed et al. über Cholezystektomie (15):

> *Um mittels Mann-Whitney-U-Test [s. Kapitel 5, Tab. 5-1, S. 96] Unterschiede in der Krankenhausverweildauer von einer Nacht mit 90-prozentiger Wahrscheinlichkeit zu entdecken, wären pro Gruppe 100 Patienten nötig (unter der Annahme einer Standardabweichung von zwei Nächten). Dies ergibt eine Power von mehr als 90 % zur Aufdeckung eines Unterschieds in den Operationszeiten von 15 Minuten, wenn eine Standardabweichung von 20 Minuten angenommen wird.*

Wenn die Veröffentlichung keine Angaben zur Berechnung des Stichprobenumfangs enthält *und* auch keine Unterschiede zwischen den Interventions- und Kontrollarmen der Studie vorzuliegen scheinen, dann sollten Sie die Informationen zum Stichprobenumfang und zur Dauer der Nachbeobachtung den Zahlenangaben des Artikels entnehmen (oder sie direkt von den Autoren beschaffen) und die Berechnung selbst durchführen. Studien mit zu geringer Power begegnen uns in der medizinischen Literatur auf Schritt und Tritt, zumeist weil es für die Autoren schwieriger als erwartet war, genügend Teilnehmer zu rekrutieren. Solche Studien führen bezeichnenderweise zu einem Typ-II- oder β-Fehler, d. h. zu der irrtümlichen Schlussfolgerung, dass eine Intervention unwirksam ist. (Der seltenere Typ-I- oder α-Fehler bezieht sich im Gegensatz dazu auf die Schlussfolgerung, dass ein Unterschied signifikant ist, der in Wirklichkeit aber auf einem Fehler bei der Gruppenzusammenstellung beruht).

Dauer der Nachbeobachtung

Aber auch wenn die Stichprobe groß genug ist, muss eine Studie lange genug dauern, damit sich die Wirkung der Intervention auch im Endpunkt niederschlagen kann. Wenn die Autoren die Wirkung eines neuen Schmerzmittels auf das Ausmaß postoperativer Schmerzen untersuchen, reicht möglicherweise eine Nachbeobachtungsdauer von 48 Stunden aus. Wenn sie jedoch den Einfluss von Ernährungszusätzen im Vorschulalter auf die Körperendgröße bei Erwachsenen untersuchen, kann die Dauer der Nachbeobachtung nur in Jahrzehnten bemessen werden.

Selbst wenn die Intervention nach beispielsweise sechs Monaten einen signifikanten Unterschied zwischen den Gruppen aufweist, ist nicht gesagt, dass dieser Unterschied auch erhalten bleibt. Wie viele Diätgeplagte aus eigener, bitterer Erfahrung wissen, lassen die Strategien zur Gewichtsreduktion nach zwei bis drei Wochen oft beeindruckende Erfolge erkennen. Bei einer Nachbeobachtungsdauer von einem Jahr oder mehr wird man jedoch schnell feststellen, dass die bemitleidenswerten Teilnehmer ihr altes Gewicht beinahe schon wieder erreicht haben.

Vollständigkeit der Nachbeobachtung

Es konnte wiederholt gezeigt werden, dass Teilnehmer, die vorzeitig aus einer Studie ausscheiden (auf den negativ besetzten Begriff Dropout sollte man übrigens verzichten), ihre Medikamente seltener als angewiesen einnehmen, Kontrolltermine häufiger versäumen und öfter über Nebenwirkungen klagen als jene, die die Studie regulär beenden. Wenn Probanden Fragebögen nicht ausfüllen, bewerten sie das fragliche Thema womöglich anders (und nehmen es vielleicht weniger wichtig) als diejenigen, die postwendend antworten. Teilnehmer eines Diätprogramms kommen eher zur Nachkontrolle, wenn sie auch wirklich abgenommen haben.

Patienten brechen eine Studie aus unterschiedlichen Gründen ab:

- Der Patient wurde fälschlicherweise in die Studie aufgenommen (d.h., der Wissenschaftler entdeckt im Laufe der Studie, dass dieser Patient gar nicht erst nicht hätte randomisiert werden dürfen, da er nicht alle Einschlusskriterien erfüllt).
- Es besteht der Verdacht auf eine unerwünschte Reaktion auf die Studienmedikation. Vergleichen Sie Nebenwirkungen in der Interventionsgruppe immer mit «Nebenwirkungen» in der Placebogruppe. Unwirksame Tabletten führen bei erstaunlich vielen Patienten zu Ausschlag.
- Der Patient verliert die Motivation («Ich will diese Tabletten nicht mehr nehmen»).

- Aus medizinischen Gründen (z. B. wegen Begleiterkrankungen, Schwangerschaft).
- Der Patient steht für die Nachbeobachtung nicht mehr zur Verfügung (z. B. wegen Umzugs).
- Der Patient verstirbt. Natürlich können verstorbene Patienten ihre Kontrolltermine nicht mehr wahrnehmen. Ist für diese Fälle keine gesonderte Bewertung vorgesehen, werden sie womöglich fälschlich als «Studienabbrecher» klassifiziert. Das ist ein Grund, warum Studien mit einer geringen Nachbeobachtungsrate (z. B. < 70 %) im Allgemeinen als nicht vertrauenswürdig angesehen werden.

Wenn jeder Teilnehmer, der eine klinische Studie vorzeitig beendet, bei der Auswertung der Ergebnisse einfach ignoriert wird, führt dies zu einer systematischen Verzerrung der Ergebnisse – fast immer zugunsten der Intervention. Deshalb gehört es zum Standard, die Ergebnisse von Vergleichsstudien auf einer Intention-to-treat-Basis zu analysieren. Das bedeutet, dass alle Daten von Teilnehmern, die ursprünglich dem Therapiearm der Studie zugeteilt wurden, in die Analyse eingehen müssen. Außer den Daten der Teilnehmer, die sich durchweg an das Studienprotokoll gehalten haben, müssen also auch die Daten all der Teilnehmer berücksichtigt werden, die vorzeitig aus der Studie ausgeschieden sind oder ihre Tabletten nicht eingenommen haben, und sogar auch die Daten derjenigen, die im weiteren Verlauf aus irgendwelchen Gründen auf die Kontrollintervention umgestellt wurden. Umgekehrt sollten auch die Studienabbrecher in der Placebogruppe zusammen mit den Daten derer ausgewertet werden, die das Placebo treu und brav bis zum Ende der Studie eingenommen haben. Wenn Sie eine Veröffentlichung nur aufmerksam genug lesen, werden Sie in der Regel auf den Satz stoßen: «Die Ergebnisse wurden auf einer Intention-to-treat-Basis analysiert», doch sollten Sie das nicht für bare Münze nehmen, bevor Sie die Zahlen nicht selbst überprüft und bestätigt haben.

Es gibt einige wenige Ausnahmen, in denen die Intention-to-treat-Analyse aus gutem Grund nicht angewendet wird. Das gebräuchlichste Beispiel dafür ist die Wirksamkeits- oder protokollgemäße Analyse (*efficacy analysis, per-protocol analysis*), bei der die Wirkungen der Intervention unter Alltagsbedingungen und damit der tatsächlich erhaltenen Behandlung untersucht werden. Aber selbst wenn die Teilnehmer einer Wirksamkeitsanalyse Probanden in einer RCT sind, stellen sie für die Zwecke der Analyse im Grunde eine Kohorte dar (s. Abschnitt 4.4).

4.7 Zusammenfassung

Wenn Sie den Methodenteil durchgearbeitet haben, sollten Sie für sich selbst kurz zusammenfassen können, welche Art Studie mit wie vielen Teilnehmern durchgeführt wurde, woher die Teilnehmer kamen, welche Behandlung oder andere Intervention durchgeführt wurde, wie lange die Nachbeobachtung dauerte (oder bei einer Umfrage, wie hoch die Rücklaufquote war) und welche(r) Endpunkt(e) untersucht wurde(n). Zu diesem Zeitpunkt sollten Sie auch sagen können, welche statistischen Tests (wenn überhaupt) zur Auswertung der Daten angewendet wurden (s. Kapitel 5). Wenn Sie sich darüber Klarheit verschaffen, bevor Sie den Rest der Veröffentlichung lesen, wird es Ihnen leichter fallen, die Ergebnisse zu verstehen, zu interpretieren und gegebenenfalls zu verwerfen. Sie sollten in der Lage sein, eine Kurzbeschreibung zu erstellen, die etwa wie folgt aussehen könnte:

Diese Veröffentlichung beschreibt eine unverblindete randomisierte Therapiestudie mit 267 Ambulanzpatienten zwischen 58 und 93 Jahren mit unkomplizierten venösen Beinulzera, bei denen eine vierlagige Kompresse mit dem üblichen einlagigen Verband verglichen wurde. Die Nachbeobachtung betrug sechs Monate. Die prozentuale Ulkusheilungsrate wurde aufgrund der zu Beginn gemessenen Oberflächenschädigung der Haut bestimmt. Dazu wurde die Wundgröße von einer Pflegekraft mittels Wundfolie und computergestützter Planimetrie exakt berechnet. Die Ergebnisse wurden mit dem Wilcoxon-Test für Paardifferenzen analysiert.

In einer Umfrage wurden 963 zufällig ausgewählte Hausärzte aus ganz Großbritannien nach dem Jahr ihres Hochschulabschlusses gefragt und ab welchem Wert sie erhöhten Blutdruck behandeln würden. Als Antwortmöglichkeiten waren auf dem strukturierten Fragebogen «unterhalb von 89 mmHg», «90–99 mmHg» und «100 mmHg oder höher» vorgegeben. Die Ergebnisse wurden mittels Chi-Quadrat-Test auf einer 3 × 2-Tafel analysiert, um herauszufinden, ob die Schwelle zur Hypertoniebehandlung etwas damit zu tun hatte, ob der Arzt sein Studium vor oder nach 1985 abgeschlossen hatte.

Dies ist ein Fallbericht über einen einzelnen Patienten, bei dem der Verdacht einer letal verlaufenen Arzneimittelreaktion auf das neu zugelassene Hypnotikum Schlafgut bestand.

Wenn Sie erst ein bisschen Übung darin haben, den Methodenteil einer Veröffentlichung anhand der Tipps in diesem Kapitel durchzuarbeiten, ist es nur noch ein kleiner Schritt bis zur Benutzung der Checkliste in Anhang 1 oder den umfassenderen *Users' Guides to the Medical Literature* (www.cche.net/usersguides/main.asp). Viele der hier angesprochenen Probleme werden in Kapitel 6 im Zusammenhang mit der Evaluation von Veröffentlichungen über Medikamentenstudien und andere einfache Interventionen noch einmal aufgegriffen.

Literatur

1 Mitchell JR. But will it help *my* patients with myocardial infarction? *BMJ* 1982; **285**: 1140–8.

2 Chalmers I. What I want from medical researchers when I am a patient. *BMJ* 1997; **310**: 1315–18.

3 Bero LA, Rennie D. Influences on the quality of published drug studies. *Int J Health Technol Assess* 1996; **12**: 209–37.

4 Buyse ME. The case for loose inclusion criteria in clinical trials. *Acta Chirurgica Belgica* 1990; **90**: 129–31.

5 Phillips AN, Davey Smith G, Johnson MA. Will we ever know how to treat HIV infection? *BMJ* 1996; **313**: 608–10.

6 Dunning M, Needham G. *But will it work, doctor? Report of a conference held in Northampton, 22nd and 23rd May* 1996. London: Kings Fund, 1997.

7 Rose G, Barker DJP. *Epidemiology for the Uninitiated.* 3rd ed. London: BMJ Publications, 1994.

8 Chalmers TC, Celano P, Sacks HS, *et al.* Bias in treatment assignment in controlled clinical trials. *N Engl J Med* 1983; **309**: 1358–61.

9 Colditz GA, Miller JA, Mosteller JF. How study design affects outcome in comparisons of therapy. 1. Medical. *Star Med* 1989; **8**: 441–54.

10 Brennan P, Croft P. Interpreting the results of observational research: chance is not such a fine thing. *BMJ* 1994; **309**: 727–30.

11 Maclure M. Demonstration of deductive meta-analysis: alcohol intake and risk of myocardial infarction. *Epidemiol Rev* 1993; **15**: 328–51.

12 Bowie C. Lessons from the pertussis vaccine trial. *Lancet* 1990; **335**: 397–9.

13 Sackett DL, Haynes RB, Guyatt GH, *et al. Clinical epidemiology – a basic science for clinical medicine.* London: Little Brown, 1991; 19–49.

14 Majeed AW, Troy G, Nicholl JP, *et al.* Randomised, prospective, single-blind comparison of laparoscopic versus small-incision cholecystectomy. *Lancet* 1996; **347**: 989–94.

15 Altman D. *Practical statistics for medical research.* London: Chapman & Hall, 1991. (Das Nomogramm zur Berechnung der Stichprobengröße bzw. Power finden Sie auf S. 456.)

16 Medical Research Council Working Party. MRC trial of mild hypertension: principal results. *BMJ* 1985; **291**: 97–104.

17 MacMahon S, Rogers A. The effects of antihypertensive treatment on vascular disease: re-appraisal of the evidence in 1993. *J Vascular Med Biol* 1993; **4**: 265–71.

18 Campbell MJ, Julious SA, Altman DG. Estimating sample size for binary, ordered categorical, and continuous outcomes in two group comparisons. *BMJ* 1995; **311**: 1145–8.

19 Machin D, Campbell MJ, Fayers PM, Pinol APY. *Sample size tables for clinical studies,* 2nd ed. London: Blackwell Science, 1997.

20 Iwane M, Panesky J, Plante K. A user's review of commercial sample size software for design of biomedical studies using survival data. *Controlled Clin Trials* 1997; **18**: 65–83.
21 Stewart LA, Parmar MKB. Bias in the analysis and reporting of randomized controlled trials. *Int J Health Technol Assess* 1996; **12**: 264–75.

5. Statistik für Nicht-Statistiker

5.1 Wie kann man als Nicht-Statistiker statistische Tests beurteilen?

Heutzutage stützt sich die Medizin immer stärker auf die Mathematik, und kein Arzt kann es sich leisten, die statistischen Aspekte einer Veröffentlichung allein den «Experten» zu überlassen. Ich selbst halte mich für mathematisch völlig unbegabt. Wenn Sie von sich dasselbe denken, vergessen Sie nicht, dass Sie nicht in der Lage sein müssen, ein Auto zu bauen, um es zu fahren. Was Sie über statistische Tests wissen sollten, ist, welcher Test sich für welche Fragestellung am besten eignet. Sie sollten *in Worten* beschreiben können, was der Test macht und bei welchen Gelegenheiten er unzulässig oder ungeeignet ist. **Tabelle 5-1** zeigt einige «branchenübliche Tricks», auf die wir nicht hereinfallen sollten (weder in unseren eigenen noch in den Veröffentlichungen anderer Autoren).

Die zusammenfassende Checkliste in Anhang 1, die in den folgenden Abschnitten ausführlich erläutert wird, stellt meine eigene Methode dar, um zu beurteilen, ob die statistische Analyse in einer Veröffentlichung angemessen war. Manchen Lesern mag sie vielleicht als zu stark vereinfachend vorkommen. Wenn Sie derselben Meinung sind, sollten Sie dieses Kapitel einfach überspringen und sich eine ausführlichere Darstellung für Nicht-Statistiker wie etwa die Reihe *Basic Statistics for Clinicians* im *Canadian Medical Association Journal* (1–4) vornehmen oder gleich eines der etablierten Statistiklehrbücher lesen (5). Als ich meine Twitter-Gemeinde nach dem von ihnen bevorzugten Statistiklehrbuch gefragt habe, wurden die im Literaturverzeichnis unter 5–7 zitierten Bücher genannt. Wenn Sie sich mit Statistik aber eher schwer tun, nehmen Sie sich einen Punkt nach dem anderen vor und lesen Sie erst weiter, wenn Sie das Vorangegangene wirklich verstanden haben. Keiner dieser Punkte setzt eine gründliche Kenntnis der jeweiligen Berechnungen voraus.

Die erste Frage lautet übrigens: «Haben die Autoren überhaupt statistische Tests angewendet?» Wenn die Autoren einfach nur Zahlen präsentieren und behaupten, sie hätten diese oder jene Bedeutung, ohne statistische Tests angewendet zu haben, die das auch belegen, dann bewegen sie sich mit hoher Wahrscheinlichkeit auf ziemlich dünnem Eis.

Tabelle 5-1: Zehn Möglichkeiten, wie man beim Zusammenschreiben des Ergebnisteils in Bezug auf die statistischen Tests mogeln kann.

1. Geben Sie alle Daten in den Computer ein und geben Sie jeden Zusammenhang, bei dem $p < 0{,}05$ ist, als signifikant an (s. Abschnitt 5.5, Frage 1).

2. Wenn die Unterschiede zwischen den Gruppen zu Studienbeginn zugunsten der Interventionsgruppe ausfallen, sollten Sie für diese Unterschiede auf keinen Fall Adjustierungen durchführen (s. Abschnitt 5.2, Frage 1).

3. Prüfen Sie nicht, ob Ihre Daten normalverteilt sind. Wenn Sie das nämlich tun, könnte es sein, dass Sie nicht-parametrische Tests anwenden müssten, und das ist alles andere als lustig (s. Abschnitt 5.2, Frage 2).

4. Ignorieren Sie die Daten aller Teilnehmer, welche die Studie vorzeitig beendet («Studienabbrecher») oder nicht auf die Therapie angesprochen haben, sodass in der Analyse nur diejenigen berücksichtigt werden, bei denen die Behandlung protokollgemäß durchgeführt wurde (s. Abschnitt 4.5).

5. Gehen Sie immer davon aus, dass Sie einen Datensatz grafisch gegen einen anderen auftragen und einen *r*-Wert (Pearson-Korrelationskoeffizient; s. Abschnitt 5.4, Frage 1) ermitteln können und dass ein signifikanter *r*-Wert einen kausalen Zusammenhang beweist (s. Abschnitt 5.4, Frage 2).

6. Wenn «Ausreißer» (Punkte, die von den anderen Punkten in Ihrer Grafik weit entfernt liegen) Ihre Berechnungen über den Haufen werfen, lassen Sie sie einfach weg. Wenn die Ausreißer Ihre Hypothese dagegen stützen, lassen Sie sie drin, auch wenn es sich um zweifelhafte Ergebnisse handelt (s. Abschnitt 5.3, Frage 3).

7. Wenn die Konfidenzintervalle Ihres Ergebnisses die Nulleffekt-Linie zwischen den Gruppen schneiden, lassen Sie sie weg. Besser noch: Erwähnen Sie sie kurz im Text, bilden Sie sie aber nicht grafisch ab und ignorieren Sie sie bei Ihren Schlussfolgerungen (s. Abschnitt 5.5, Frage 2).

8. Wenn in einer sechsmonatigen Studie die Unterschiede zwischen zwei Gruppen nach viereinhalb Monaten signifikant werden, beenden Sie die Studie und beginnen Sie mit der Niederschrift der Ergebnisse. Sollten die Ergebnisse nach sechs Monaten hingegen «fast signifikant» sein, dann setzen Sie die Studie einfach noch ein paar Wochen fort (s. Abschnitt 5.2, Frage 4).

9. Wenn sich Ihre Daten als uninteressant erweisen, sollten Sie Ihren Computer nach Subgruppen suchen lassen, die sich anders verhalten. Vielleicht stellt sich ja doch noch heraus, dass Ihre Intervention bei Chinesinnen im Alter von 52 bis 61 Jahren wirksam ist (s. Abschnitt 5.2, Frage 4).

10. Wenn Sie Ihre Daten protokollgemäß ausgewertet, aber nicht das gewünschte Ergebnis erzielt haben, sollten Sie noch verschiedene andere Tests laufen lassen (s. Abschnitt 5.2, Frage 3).

5.2 Haben die Autoren die richtigen Ausgangsbedingungen gewählt?

Haben die Autoren untersucht, ob ihre Gruppen vergleichbar sind und gegebenenfalls für die Ausgangscharakteristika adjustiert?

Die meisten vergleichenden klinischen Studien enthalten entweder eine Tabelle oder einen Absatz im Text, in denen die Ausgangscharakteristika der untersuchten Gruppen (d.h. ihre Merkmale *vor* Beginn der Untersuchung oder Beobachtungsstudie) beschrieben werden. Eine solche Tabelle sollte zeigen, dass sich die Interventions- und die Kontrollgruppe hinsichtlich der Alters- und Geschlechtsverteilung sowie der wichtigsten prognostischen Variablen (wie etwa die durchschnittliche Größe einer kanzerösen Geschwulst) ähnlich sind. Wenn sich die Ausgangscharakteristika, und sei es zufallsbedingt, stark unterscheiden, kann dadurch die Interpretation Ihrer Ergebnisse insgesamt infrage gestellt sein. In diesem Fall können Sie gewisse Adjustierungen durchführen und damit die Unterschiede abschwächen und Ihre Argumente stärken. Wie man dabei vorgeht, können Sie in den einschlägigen Kapiteln jedes gängigen Biostatistiklehrbuchs erfahren – versuchen Sie aber nicht, sich die ganzen Formeln zu merken! (6).

Was für Daten wurden erhoben, und wurden dafür die richtigen statistischen Tests angewendet?

Zahlen werden häufig dazu benutzt, um Eigenschaften von Dingen zu bezeichnen. Wir können eine Zahl angeben und damit unsere Größe, unser Gewicht usw. darstellen. Bei Eigenschaften wie diesen können die Messungen als natürliche Zahlen angegeben werden. Wir können beispielsweise die durchschnittliche Größe und das Durchschnittsgewicht einer Gruppe von Personen ermitteln, indem wir den Durchschnitt aller Messwerte bilden. Zahlen können jedoch auch dazu benutzt werden, um die Eigenschaft «Herkunftsort» zu kennzeichnen. So könnte beispielsweise 1 für München, 2 für Stuttgart, 3 für Mainz usw. stehen. Wir könnten zwar für eine bestimmte Stichprobe immer noch den Durchschnitt dieser Zahlen berechnen, doch wäre das Ergebnis bedeutungslos. Das Gleiche gilt, wenn wir die Eigenschaft «Sie mögen etwas ... » mit 1 = überhaupt nicht, 2 = ein bisschen und 3 = sehr gern bezeichnen würden. Auch hier könnten wir zwar die «durchschnittliche Wertschätzung» berechnen, doch ließe sich das Ergebnis nicht auswerten, es sei denn, wir wüssten, ob der Unterschied zwischen «überhaupt nicht» und «ein bisschen» genauso groß ist wie der zwischen «ein bisschen» und «sehr gern».

Die in medizinischen Veröffentlichungen angewendeten statistischen Tests sind in der Regel entweder parametrisch (d.h. es wird davon ausgegangen, dass die erhobenen Daten eine bestimmte Form der Verteilung aufweisen, also z.B. einer Normalverteilung angehören) oder nicht-parametrisch (d.h. man nimmt nicht an, dass die Daten einer bestimmten Verteilung entsprechen).

Nicht-parametrische Tests konzentrieren sich auf die *Rangordnung* der Werte (Welcher ist der kleinste, welcher der nächst kleinere Wert usw.?) und lassen den absoluten Abstand zwischen diesen Werten außer Acht. Wie Sie sich vielleicht denken können, ist eine statistische Signifikanz bei Rangordnungstests schwieriger nachzuweisen (tatsächlich begegnen manche Statistiker ihnen sogar mit großem Misstrauen), und das verleitet Wissenschaftler dazu, statistische Größen wie den *r*-Wert (s. Abschnitt 5.4, Frage 1) falsch anzuwenden. Der *r*-Wert (parametrisch) ist nicht nur einfacher zu berechnen als der entsprechende nicht-parametrische Korrelationskoeffizient nach Spearman ρ («rho» ausgesprochen), sondern liefert auch viel eher (scheinbar) signifikante Ergebnisse. Leider kommt man damit aber auch zu einer völlig falschen und irreführenden Einschätzung der Signifikanz des Ergebnisses, es sei denn, der Test ist für die vorliegenden Daten tatsächlich geeignet. Weitere Beispiele für parametrische Tests und ihre Rangordnungsäquivalente (sofern vorhanden) finden Sie in **Tabelle 5-2**.

Ein weiterer wichtiger Punkt ist die Form, in der die erhobenen Daten verteilt sind. Als ich zur Schule ging, wurde im Unterricht die Höhe des Taschengeldes grafisch gegen die Anzahl der Schüler, die den jeweiligen Betrag erhielten, abgetragen. Das Ergebnis war eine Normalverteilungskurve wie in **Abbildung 5-1**. (Der Begriff *normal* bezieht sich auf die Form der Kurve und wird benutzt, weil viele biologische Phänomene diese Art der Verteilung aufweisen.) Manche biologischen Variablen (z.B. das Körpergewicht) zeigen eine *schiefe* Verteilung wie in **Abbildung 5-2** (in diesem Beispiel eine negative Schiefe, während die Darstellung von Körpergewichtsdaten eine positive Schiefe ergäbe). Das durchschnittliche Gewicht erwachsener Männer beträgt rund 80 kg. Allerdings gibt es auch Männer, die 160 kg wiegen, aber niemanden, der weniger als Nichts wiegt, sodass die Kurve nie symmetrisch sein kann.

Nicht-normalverteilte (schiefe) Daten können manchmal *transformiert* werden, sodass sie eine Normalverteilungskurve ergeben. Dazu wird der Logarithmus der Daten gebildet oder eine andere mathematische Umwandlung durchgeführt (Quadratwurzel oder Kehrwert). Manche Daten lassen sich aber nicht in dieser Weise umformen. Was das bedeutet, wird nachstehend erörtert. Die Untersuchung, ob die Daten normalverteilt sind oder nicht, ist keine akademische Spielerei. Vielmehr geht es darum festzustellen, welche Art von sta-

Tabelle 5-2: Häufig verwendete statistische Tests. *(Fortsetzung n. Seite)*

Parametrischer Test	Beispiel für den entsprechenden nichtparametrischen (Rangordnungs-)Test	Testzweck	Beispiel
Zweistichproben-*t*-Test (für unabhängige Stichproben)	Mann-Whitney-*U*-Test	Vergleicht zwei unabhängige, aus derselben Population gezogene Stichproben	Größenvergleich zwischen Jungen und Mädchen
Einstichproben-*t*-Test (für abhängige Stichproben)	Wilcoxon-Test für Paardifferenzen	Vergleicht zwei Beobachtungsmengen aus ein und derselben Stichprobe (testet die Hypothese, dass die Mittelwertdifferenz zwischen zwei Messwerten null ist)	Vergleich des Gewichts von Säuglingen vor und nach dem Füttern
Einfaktorielle Varianzanalyse (*F*-Test)	Varianzanalyse an Rängen (z. B. Kruskall-Wallis-Test)	Im Grunde eine Verallgemeinerung des *t*-Tests für abhängige Stichproben bzw. des Wilcoxon-Tests für Paardifferenzen, wenn in einer Stichprobe drei oder mehr Beobachtungen gemacht werden	Bestimmung, ob der Blutzuckerspiegel 1, 2 oder 3 Stunden nach dem Essen am höchsten ist
Zweifaktorielle Varianzanalyse	Zweifaktorielle Varianzanalyse an Rängen	Wie oben, untersucht außerdem aber den Einfluss (und die Interaktion) zweier unterschiedlicher Kovariaten	Siehe Beispiel Blutzuckerspiegelbestimmung: Feststellung, ob sich die Daten von weiblichen und männ lichen Probanden unterscheiden
Kein direktes Äquivalent	Chi-Quadrat-(χ^2)-Test	Testet die Nullhypothese, dass diskrete Variablen in zwei (oder mehr) unabhängigen Stichproben gleich verteilt sind	Feststellung, ob die Zulassung zum Studium an einer medizinischen Hochschule für Einheimische wahrscheinlicher ist als für Ausländer
Kein direktes Äquivalent	McNemar-Test	Testet die Nullhypothese, dass Variablen aus einer paarigen Stichprobe gleich verteilt sind	Vergleich der Sensitivität und Spezifität zweier unterschiedlicher diagnostischer Untersuchungen in derselben Stichprobe

Tabelle 5-2: Häufig verwendete statistische Tests. *(Fortsetzung)*

Parametrischer Test	Beispiel für den entsprechenden nichtparametrischen (Rangordnungs-)Test	Testzweck	Beispiel
Produkt-Moment-Korrelationskoeffizient nach Pearson (*r*)	Rangkorrelationskoeffizient nach Spearman (ρ)	Beurteilt die *Stärke* der linearen Abhängigkeit zwischen zwei kontinuierlichen Variablen	Beurteilung, ob und in welchem Ausmaß bei Diabetikern der HbA_{1c}-Plasmaspiegel mit dem Triglyzeridspiegel im Plasma zusammenhängt
Regression nach der Methode der kleinsten Quadrate	Kein direktes Äquivalent	Beschreibt die numerische Beziehung zwischen zwei quantitativen Variablen, wobei ein Wert durch den anderen vorhergesagt werden kann	Untersuchung der Abhängigkeit des PEF-Wertes von der Körpergröße
Multiple Regression nach der Methode der kleinsten Quadrate	Kein direktes Äquivalent	Beschreibt die numerische Beziehung zwischen einer abhängigen Variable und verschiedenen Prädiktorvariablen (Kovariaten)	Untersuchung, ob und in welchem Umfang der Blutdruck eines Menschen durch Alter, Körperfett und Natriumaufnahme beeinflusst wird

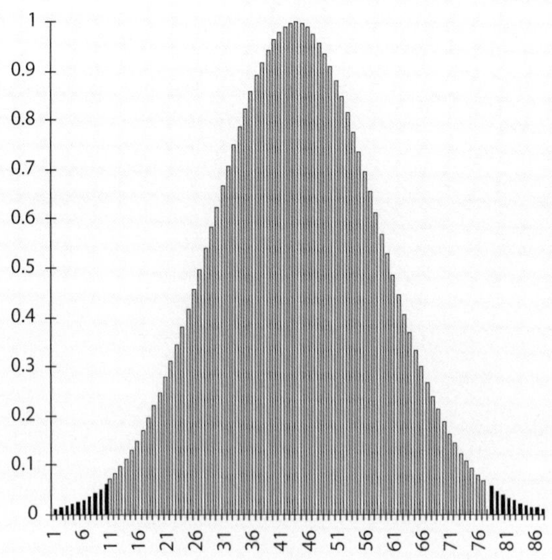

Abbildung 5-1: Beispiel für normalverteilte Daten.

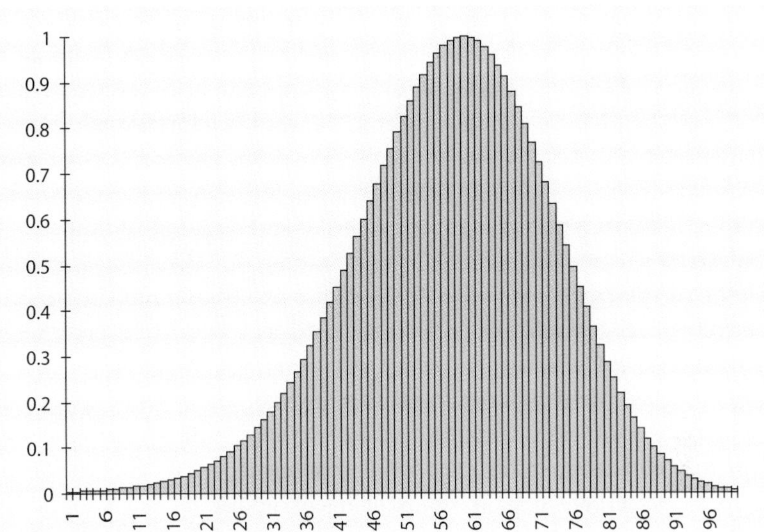

Abbildung 5-2: Beispiel für schief verteilte Daten.

tistischem Test angewendet werden muss. Eine lineare Regression (s. Abschnitt 5.4) führt beispielsweise zu irreführenden Ergebnissen, wenn die Einzelwerte der Punktwolke nicht eine spezielle Verteilung über der Regressionsgeraden aufweisen, d.h., die Abweichungen (der senkrechte Abstand der Punkte zur Geraden) sollten selbst auch normalverteilt sein. Daten umzuwandeln, sodass sie eine Normalverteilung aufweisen, hat (falls es überhaupt möglich ist) nichts mit Mogelei zu tun. Dadurch wird lediglich sichergestellt, dass die einzelnen Daten bei der Bewertung des Gesamteffekts angemessen berücksichtigt werden. Benutzt man jedoch Tests, die auf einer Normalverteilung beruhen, obwohl es sich um nicht-normalverteilte Daten handelt, dann kommt das definitiv einem Betrug gleich.

Manchmal sind die statistischen Tests unverständlich. Warum haben die Autoren sie ausgewählt? Haben Sie Literaturhinweise angegeben?

Zuweilen scheint die Anzahl der statistischen Tests, die man auf die erhobenen Daten anwenden könnte, unbegrenzt zu sein. In den meisten einfachen klinischen Studien kommt man aber mit gut einem Dutzend aus. Der Rest gehört in die Sparte Kleingedrucktes und ist besonderen Situationen vorbehalten. Wenn die Daten in einem Artikel, der Sie interessiert, auf übliche Weise erhoben wurden und es sich scheinbar um Standarddatensätze handelt, der von den

Autoren verwendete Test aber unaussprechlich und in keinem Einführungsbuch zur Statistik zu finden ist, sollten Sie misstrauisch werden. Unter solchen Umständen sollten die Autoren Gründe für die Auswahl dieses Tests genannt und angegeben haben, wo dieser Test ausführlich beschrieben wird (genaue Quellenangabe!).

Wurden die Daten gemäß dem ursprünglichen Studienprotokoll analysiert?

Selbst wenn Sie sich nicht weiter für die statistische Begründung interessieren, sollte Ihnen der gesunde Menschenverstand sagen, warum die Punkte 8 und 9 in **Tabelle 5-3** einem schweren Betrug gleichkommen. Wenn Sie lange genug danach suchen, werden Sie zwangsläufig ein paar Studienteilnehmer finden, die besonders gut oder besonders schlecht abgeschnitten haben. Jedes Mal wenn man nach einer bestimmten Subgruppe Ausschau hält, die sich vom Rest unterscheidet, erhöht sich die Wahrscheinlichkeit, dass man eine solche letztlich auch findet, selbst wenn der Unterschied rein zufallsbedingt ist.

Genauso verhält es sich beim Münzwerfen: Egal, wie weit Sie auch zurückliegen, irgendwann kommt der Zeitpunkt, wo sich das Glück zu Ihren Gunsten

Tabelle 5-3 Kausalitätstests [in Anlehnung an (14)].

1. Liegen Beweise aus Humanstudien vor?
2. Handelt es sich um eine starke Assoziation?
3. Ist die Assoziation von Studie zu Studie konsistent?
4. Ist die zeitliche Beziehung korrekt (d. h. geht die postulierte Ursache der postulierten Wirkung voraus?)
5. Gibt es eine Dosis-Wirkungs-Beziehung (d. h. folgt auf eine Erhöhung der postulierten Ursache auch eine Steigerung der postulierten Wirkung)?
6. Ergibt die Assoziation epidemiologisch einen Sinn?
7. Ergibt die Assoziation biologisch einen Sinn?
8. Handelt es sich um eine spezifische Assoziation?
9. Entspricht die Assoziation einem früher schon nachgewiesenen Kausalzusammenhang?

wendet. Das Spiel in diesem Moment abzubrechen, wäre nicht besonders fair. Genauso verhält es sich mit der Forschung. Wenn Sie es unbedingt darauf anlegen, ein scheinbar positives Ergebnis zu erzielen, wird Ihnen das (letztendlich) auch irgendwann gelingen. Doch lügen Sie sich, was die Aussagekraft Ihrer Untersuchung anbelangt, damit in die eigene Tasche. Etwas anderes ist es, wenn eine Interventionsstudie aus ethischen Gründen vorzeitig beendet werden muss, weil es den Teilnehmern einer Gruppe besonders schlecht geht. Dieser Fall wird anderswo (8) diskutiert.

Wenn man seine Daten nochmals durchgeht und nach «interessanten Ergebnissen» sucht (retrospektive Subgruppenanalyse oder umgangssprachlich auch als «Data Dredging», also das Ausgraben von Daten, bezeichnet), kann dies zu falschen Schlussfolgerungen führen (9, 10). In einer älteren Studie zur Anwendung von Aspirin zur Schlaganfallprophylaxe bei Risikopatienten zeigten die Ergebnisse bei beiden Geschlechtern zusammengenommen eine signifikante Wirkung. Eine retrospektive Subgruppenanalyse ergab jedoch, dass die Wirkung anscheinend auf Männer beschränkt war (11). Aufgrund dieser Schlussfolgerung wurde Frauen die Verordnung von Aspirin zur Schlaganfallprophylaxe jahrelang vorenthalten, bis die Ergebnisse anderer Studien, darunter einer großen Metaanalyse (12), es an den Tag brachten, dass die angeblichen Subgruppenunterschiede auf einer falschen Interpretation der Ergebnisse beruhten.

Dieses und andere Beispiele stammen aus der Veröffentlichung *A Consumer's Guide to Subgroup Analysis* von Oxman und Guyatt (13). Hier finden Sie auch eine nützliche Checkliste, mit deren Hilfe Sie entscheiden können, ob die mutmaßlichen Unterschiede zwischen den Subgruppen wirklich echt sind.

5.3 Paarige Daten, ein- und zweiseitige Tests sowie Ausreißer

Wurden bei paarigen Datensätzen paarige Tests durchgeführt?

Häufig fällt es Studierenden schwer zu entscheiden, ob sie mit ihren Daten einen Test für paarige oder für unpaarige Stichproben durchführen sollen. Eigentlich verbirgt sich dahinter kein großes Geheimnis. Wenn man etwas zweimal am selben Individuum misst (z.B. Blutdruck im Stehen und Liegen), ist man wahrscheinlich nicht nur daran interessiert, inwieweit sich diese beiden Werte innerhalb der gesamten Stichprobe unterscheiden, sondern auch daran, um wie viel sich der Blutdruck bei jedem einzelnen Teilnehmer durch den Positionswechsel ändert. In einem solchen Fall haben Sie es mit *paarigen* Werten zu tun, da jede Messung vorher mit einer Messung hinterher «gepaart» ist.

In diesem Beispiel werden die Messwerte ein und derselben Person zu zwei unterschiedlichen Gelegenheiten erfasst. Es gibt jedoch auch andere Möglichkeiten (beispielsweise wenn die Bettenbelegung auf derselben Station zweimal erfasst wird). In solchen Fällen weisen beide Messreihen wahrscheinlich eine signifikante Korrelation auf. So wird mein Blutdruck nächste Woche dem Wert von letzter Woche wohl ähnlicher sein als dem Blutdruck eines zufällig ausgewählten Erwachsenen in der letzten Woche. Mit anderen Worten: Wir würden erwarten, dass zwei zufällig ausgewählte «paarige» Werte näher beieinander liegen als zwei zufällig ausgewählte «unpaarige» Werte. Es empfiehlt sich daher, einen Test für paarige Stichproben durchzuführen, weil es sonst zu einem systematischen Fehler in der Beurteilung der Signifikanz unserer Ergebnisse kommen kann.

Wurde ein zweiseitiger Test durchgeführt, wenn damit zu rechnen ist, dass die Wirkung einer Intervention auch negativ sein könnte?

Bei einem Testkonzept, bei dem der Statistiker von einem «Schwanz der Verteilung» spricht, muss ich stets an Teufel oder Schlangen denken. Vermutlich spiegelt sich darin bloß meine Abneigung gegen Statistik wider. Tatsächlich bezieht sich der Begriff «tail» (Schwanz) aber auf die extremen Werte der Verteilungskurve (die dunklen Bereiche in Abb. 5-1, S. 100). Angenommen, eine solche Kurve stellt die Verteilung der diastolischen Blutdruckwerte einer bestimmten Personengruppe dar, von denen einige nach dem Zufallsprinzip ausgewählte Teilnehmer auf eine kochsalzarme Ernährung umgestellt werden sollen. Hätte eine kochsalzarme Ernährung eine signifikante blutdrucksenkende Wirkung, würde man bei nachfolgenden Blutdruckmessungen die Werte im linken Schwanz der Kurve erwarten. Deshalb würden wir diese Daten auch mit einem statistischen Test untersuchen, mit dem sich zeigen lässt, ob die ungewöhnlich niedrigen Messwerte in dieser Patientenstichprobe zufallsbedingt sind.

Was verleitet uns jedoch zu der Annahme, dass eine kochsalzarme Ernährung den Blutdruck nur senken und niemals erhöhen kann? Selbst wenn es in diesem Beispiel gute physiologische Gründe dafür gibt, zeugt es sicher nicht von einem soliden wissenschaftlichen Vorgehen anzunehmen, dass man die *Richtung* des Effekts, den die Intervention hervorruft, schon vorher kennt. So könnte ein neues Mittel, das gegen Übelkeit helfen soll, diese unter Umständen sogar noch verstärken, und eine Schulungsbroschüre, die helfen soll, Ängste abzubauen, die Angst womöglich noch steigern. Daher sollte Ihre statistische Analyse am besten ganz allgemein die Hypothese testen, dass entweder die hohen oder die niedrigen Werte in Ihrer Datenmenge zufallsbedingt sind. In der

Terminologie der Statistiker bedeutet dies, dass Sie einen zweiseitigen Test benötigen, wenn Sie keine überzeugenden Beweise dafür haben, dass sich der Unterschied nur in eine Richtung bewegen kann.

Haben die Autoren zur Untersuchung von Ausreißern sowohl ihren gesunden Menschenverstand als auch geeignete statistische Verfahren eingesetzt?

Unerwartete Ergebnisse können Ausdruck sein für die spezifischen Besonderheiten eines Teilnehmers (z. B. ein ungewöhnlicher Stoffwechsel), für Messfehler (etwa aufgrund fehlerhafter Geräte), Fehler bei der Auswertung (z. B. durch falsches Ablesen) oder bei der Berechnung (etwa durch Verrutschen der Kommastellen). Nur das erste dieser Beispiele ist ein «wirkliches» Ergebnis, das es verdient, in die Analyse aufgenommen zu werden. Ein Messwert, der um ein Vielfaches von den anderen Messpunkten entfernt liegt, ist zwar höchstwahrscheinlich nicht korrekt, kann es aber sein. Dazu ein Beispiel: Vor einigen Jahren habe ich im Rahmen eines Forschungsprojekts bei etwa 30 Teilnehmern verschiedene Hormonkonzentrationen bestimmt. Bei einem der Teilnehmer war die Konzentration an Wachstumshormon etwa hundertmal höher als bei allen anderen. Ich glaubte zunächst an einen Übertragungsfehler und rückte das Komma um zwei Stellen nach links. Als ich ein paar Wochen später die MTA traf, die die Blutabnahmen und Analysen durchgeführt hatte, fragte sie mich, was eigentlich aus dem Burschen mit der Akromegalie geworden sei …

Die statistische Korrektur von Ausreißern (z. B. um ihren Einfluss auf die Gesamtergebnisse zu modifizieren) ist ein ziemlich ausgeklügeltes statistisches Verfahren. Wenn Sie sich näher damit befassen wollen, versuchen Sie es mit dem entsprechenden Kapitel in Ihrem Lieblingsstatistikbuch.

5.4 Korrelation, Regression und Kausalität

Wurden Korrelation und Regression voneinander unterschieden, und wurde der Korrelationskoeffizient (*r*-Wert) richtig berechnet und interpretiert?

Für viele Nicht-Statistiker bedeuten die Begriffe *Korrelation* und *Regression* dasselbe. Man denkt dabei vage an eine Punktwolke, die sich diffus um eine vom Koordinatenkreuz ausgehende Diagonale anordnet. Das ist insofern richtig, als eine Regressionsanalyse keinen Sinn macht, wenn keine Korrelation vorliegt. Aber sowohl Regression als auch Korrelation sind präzise statistische Begriffe mit recht unterschiedlichen Funktionen (2).

Der r-Wert (oder, wie er offiziell heißt: der Produkt-Moment-Korrelationskoeffizient nach Pearson) ist eine der überstrapaziertesten statistischen Größen. Streng genommen ist der r-Wert nicht valide, wenn nicht folgende Kriterien erfüllt sind:

- Die Daten (oder genauer: die Population, der die Daten entstammen) sollten normalverteilt sein. Sind sie es nicht, sollten stattdessen nicht-parametrische Korrelationstests zur Anwendung kommen (s. Tab. 5-1, S. 96).
- Die beiden Variablen sollten strukturell unabhängig sein (d.h. die eine sollte sich nicht zwangsläufig mit der anderen ändern). Sind sie es nicht, sollten Sie besser einen t-Test für abhängige Paare oder einen anderen Test für gepaarte Stichproben anwenden.
- Pro Teilnehmer sollte nur ein einziges Paar Messungen durchgeführt werden, denn die Messungen, die bei aufeinanderfolgenden Teilnehmern durchgeführt werden, müssen statistisch gesehen voneinander unabhängig sein, damit eine systematische Verzerrung der interessierenden Parameter ausgeschlossen ist.
- Jeder r-Wert sollte auch einen p-Wert haben, der angibt, mit welcher Wahrscheinlichkeit eine Assoziation dieser Stärke auf Zufall beruht (s. Abschnitt 5.5, Frage 1), oder ein Konfidenzintervall, das den Bereich angibt, in dem der «wahre» r-Wert wahrscheinlich liegt (s. Abschnitt 5.5, Frage 2). (Hinweis: Das kleine r bezeichnet den Korrelationskoeffizienten der Stichprobe, das große R den Korrelationskoeffizienten der gesamten Population).

Aber selbst wenn sich Ihre Datenmenge für die Berechnung eines entsprechenden r-Wertes eignet, sagt die Korrelation, wie stark sie auch sein mag, nichts über ihre Kausalität aus (s. unten).

Der Begriff *Regression* bezieht sich auf eine mathematische Gleichung, mit der eine Variable (die *Ziel-* oder *abhängige Variable*) durch eine andere (die *unabhängige*) Variable vorhergesagt werden kann. Regression impliziert also die Richtung des Einflusses. Damit wird, wie im nächsten Abschnitt argumentiert wird, allerdings keine Kausalität bewiesen. Im Fall der multiplen Regression ist eine weitaus komplexere mathematische Gleichung nötig, um die Zielvariable aus zwei oder mehr unabhängigen Variablen (oft als *Kovariaten* bezeichnet) vorhersagen zu können. Die Berechnung dieser Gleichung können wir Gott sei Dank dem Computer überlassen!

Die einfachste Regressionsgleichung, an die Sie sich vielleicht noch aus Schülertagen erinnern, lautet $y = a + bx$, wobei y die abhängige Variable (auf der vertikalen (y-)Achse), *x* die unabhängige Variable (auf der horizontalen (x-) Achse), *a* der Schnittpunkt mit der y-Achse und *b* eine Konstante ist. Nur wenige biologische Variable lassen sich mit einer so einfachen Gleichung vorhersagen. Das Gewicht einer Gruppe beispielsweise variiert mit der Körpergröße, allerdings nicht linear. In der 1. Auflage habe ich an dieser Stelle folgendes Beispiel angeführt: «Ich bin doppelt so groß wie mein Sohn und wiege das Dreifache, aber obwohl ich viermal so groß wie mein neugeborener Neffe bin, wiege ich mehr als das Sechsfache.» Inzwischen überragen mich zwar sowohl mein Sohn als auch mein Neffe, doch hat mein Beispiel immer noch Gültigkeit. Das Gewicht hängt wahrscheinlich enger mit dem Quadrat der Größe zusammen als mit der Größe selbst, sodass eine quadratische Regression vermutlich angemessener wäre als eine lineare.

Selbst wenn Sie Ihren Computer ausreichend mit Größe-Gewicht-Daten füttern, um die Regressionsgleichung zu berechnen, mit der sich das Gewicht einer Person durch ihre Größe am besten vorhersagen lässt, werden Ihre Vorhersagen trotzdem recht schwach ausfallen, weil Gewicht und Größe nun einmal nicht allzu eng *korrelieren*. Neben der Größe gibt es weitere Faktoren, die das Gewicht beeinflussen, und wir könnten, um das Prinzip der multiplen Regression zu illustrieren, noch Daten zu Alter, Geschlecht, täglicher Kalorienaufnahme und körperlicher Aktivität eingeben und den Computer fragen, was jede dieser Kovariaten zur Gesamtgleichung (oder zum Modell) beiträgt.

Die hier beschriebenen elementaren Prinzipien, besonders die unter 1–4 genannten Aspekte, sollten es Ihnen ermöglichen zu beurteilen, ob Korrelation und Regression in einer Veröffentlichung richtig verwendet wurden. Eine ausführlichere Diskussion zu diesem Thema finden Sie in den am Ende des Kapitels zusammengestellten Literaturhinweisen (5–7) sowie im vierten Beitrag der Reihe *Basic Statistics for Clinicians* (2).

Wurden Vermutungen über Art und Richtung der Kausalität angestellt?

Vergegenwärtigen Sie sich folgenden Trugschluss: Nur weil eine Stadt eine hohe Arbeitslosenquote und eine hohe Kriminalitätsrate hat, folgt daraus nicht notwendigerweise, dass die Verbrechen von den Arbeitslosen begangen werden! Mit anderen Worten: Eine Assoziation zwischen A und B sagt nichts über das Vorliegen einer Kausalität oder die Richtung der Kausalität aus. Um zu zeigen, dass B durch A *verursacht* wurde (anstatt A durch B oder A und B durch C), braucht es mehr als den Korrelationskoeffizienten. In Tab. 5-1 (S. 96) sind einige ursprünglich von Sir Austin Bradford Hill (14) entwickelte Kriterien angeführt, die erfüllt sein sollten, bevor von Kausalität ausgegangen werden kann.

5.5 Wahrscheinlichkeit und Vertrauen

Wurden *p*-Werte berechnet und richtig interpretiert?

Einer der ersten Werte, die Studierende der Statistik zu berechnen lernen, ist der *p*-Wert, d.h. die Wahrscheinlichkeit, dass ein bestimmtes Ergebnis zufällig entstanden ist. In der wissenschaftlichen Praxis ist es – völlig willkürlich übrigens – Standard, dass ein *p*-Wert kleiner als 1 zu 20 (ausgedrückt als $p < 0,05$) als «statistisch signifikant» gilt, während ein *p*-Wert kleiner als 1 zu 100 ($p < 0,01$) als «statistisch hoch signifikant» bezeichnet wird.

Definitionsgemäß bedeutet dies, dass eine von zwanzig Assoziationen (das muss pro Zeitschriftenausgabe etwa ein relevantes veröffentlichtes Ergebnis sein) signifikant erscheint, obwohl sie es nicht ist, und eine von hundert als hoch signifikant bezeichnet wird, obwohl es sich dabei, wie meine Söhne es nennen, um «reinen Dusel» handelt. Wenn die Wissenschaftler mehrere Vergleiche angestellt haben, sollten sie eine entsprechende Korrektur vornehmen. Das diesbezüglich bekannteste Verfahren ist wahrscheinlich die Korrektur nach Bonferoni (die in den meisten Standardlehrbüchern der Statistik beschrieben wird), obwohl ein Gutachter früherer Auflagen dieses Buches sie als «viel zu schwer» bezeichnet und verschiedene andere Verfahren vorgeschlagen hat. Anstatt aber über statistische Tests zu spekulieren, von denen ich persönlich keine Ahnung habe, empfehle ich, einen Statistiker um Rat zu fragen, wenn Sie eine Veröffentlichung lesen, in der multiple Vergleiche angestellt werden.

Bei einem Ergebnis im statistisch signifikanten Bereich ($p < 0,05$ oder $p < 0,01$, je nachdem, welcher Grenzwert gewählt wurde) liegt der Schluss nahe, die Nullhypothese zu verwerfen (d.h. die Hypothese, dass kein wirklicher Unterschied zwischen den Gruppen besteht). Wie ich jedoch bereits erörtert habe (s. Abschnitt 4.5), bedeutet ein *p*-Wert im nicht signifikanten Bereich, dass *entweder* kein Unterschied zwischen den Gruppen besteht *oder* dass die Teilnehmerzahl zu gering war, um einen Unterschied, so er denn existiert, nachweisen zu können. Welche von beiden Möglichkeiten zutrifft, verrät der *p*-Wert nicht.

Der *p*-Wert hat noch eine weitere Einschränkung. Guyatt und Mitarbeiter kommen im ersten Artikel der Reihe *Basic Statistics for Clinicians* bezüglich der Überprüfung von Hypothesen mithilfe von *p*-Werten zu folgendem Schluss:

> *Warum sollte man einen einzigen Grenzwert (für die statistische Signifikanz) wählen, wenn die Wahl willkürlich ist? Warum aus der Frage, ob eine Behandlung wirksam ist, eine Dichotomie (Ja-/Nein-Entscheidung) machen, wenn es angemessener wäre, sie als Kontinuum zu betrachten? (1)*

Dies ist der Grund, warum wir Konfidenzintervalle brauchen, mit denen wir uns als Nächstes befassen wollen.

Wurden Konfidenzintervalle berechnet und spiegelt sich das in der Schlussfolgerung der Autoren wider?

Ein Konfidenzintervall *(confidence interval,* CI), das ein guter Statistiker aufgrund der Ergebnisse eines beliebigen statistischen Tests [*t*-Test, *r*-Wert, absolute Risikoreduktion (ARR), Number-Needed-to-Treat (NNT), Sensitivität, Spezifität und andere wichtige Eigenschaften diagnostischer Untersuchungen) berechnen kann, ermöglicht es, sowohl «positive» Studien (solche, bei denen ein statistisch signifikanter Unterschied zwischen den beiden Studienarmen besteht) zu beurteilen als auch «negative» (solche, bei denen kein Unterschied zu bestehen scheint), unabhängig davon, ob die Evidenz *stark* oder *schwach* ist und ob die Studie *definitiv* ist (d.h. alle weiteren ähnlichen Studien erübrigt). Die Berechnung von Konfidenzintervallen wird ausführlich und überzeugend in dem Klassiker *Statistics with Confidence* (15) und ihre Auswertung von Guyatt und Mitarbeitern (4) beschrieben.

Auch wenn man die gleiche klinische Studie hundertmal wiederholen würde, käme man nicht immer zu genau dem gleichen Ergebnis. Aber *im Durchschnitt* würde sich ein gradueller Unterschied zwischen beiden Studienarmen zeigen (oder aber auch, dass ein solcher Unterschied nicht vorhanden ist). Bei 90 % der Studien lägen die Unterschiede innerhalb gewisser, weit gesteckter Grenzen, und bei 95 % wäre diese Spanne sogar noch größer.

Wenn Sie aber nun, wie allgemein üblich, nur eine Studie durchgeführt haben, woher wissen Sie dann, wie nahe Ihre Ergebnisse am «wahren» Unterschied zwischen den Gruppen liegen? Die Antwort lautet: Sie wissen es nicht. Indem Sie jedoch, sagen wir, das 95 %-CI für Ihre Ergebnisse berechnen, können Sie mit 95-prozentiger Wahrscheinlichkeit davon ausgehen, dass sich der «wahre» Unterschied innerhalb dieser beiden Grenzwerte befindet. In Veröffentlichungen sollten Sie daher nach einem Satz mit etwa folgendem Wortlaut Ausschau halten:

> *In einer Studie zur Behandlung der Herzinsuffizienz verstarben 33 % der Patienten, die in die mit einem ACE-Hemmer behandelte Gruppe randomisiert worden waren, in der zu Hydralazin und Nitraten randomisierten Gruppe waren es 38 %. Der Punktschätzer für den Unterschied zwischen den Gruppen (die beste Einzelschätzung des Nutzens ausgedrückt in geretteten Leben durch Anwendung eines ACE-Hemmers) beträgt 5 %. Das 95 %-CI um diesen Unterschied beträgt –1,2 bis +12 %.*

Wahrscheinlich würden die Autoren die Ergebnisse aber knapper formulieren:

Die Überlebensrate der Gruppe unter ACE-Hemmertherapie lag um 5 % (95 %-CI –1,2 bis +12) höher.

In diesem speziellen Beispiel enthält das Konfidenzintervall den Wert 0 (Nulleffekt), und wenn wir das Ergebnis als Dichotomie ausdrücken würden (d.h.: Wurde die Hypothese bewiesen oder widerlegt?), müssten wir sie als «negative» Studie betrachten. Guyatt und Kollegen argumentieren zwar, dass *wahrscheinlich* ein wirklicher Unterschied vorhanden ist und dass er *wahrscheinlich* näher an 5 % liegt als an –1,2 oder 12 %. Eine nützlichere Schlussfolgerung aus diesen Ergebnissen ist jedoch, dass «unter ansonsten gleichen Umständen ACE-Hemmer das Mittel der Wahl für Patienten mit Herzinsuffizienz sind, dass es sich dabei aber um eine schwache Schlussfolgerung handelt» (4).

Je größer die Studie (bzw. je umfassender die gepoolten Ergebnisse mehrerer Studien), desto schmaler ist das Konfidenzintervall und desto wahrscheinlicher ist es, dass es sich um ein definitives Ergebnis handelt (s. dazu Abschnitt 8.3).

Bei der Auswertung «negativer» Studien muss man unbedingt wissen, «ob eine deutlich größere Studie wohl einen signifikanten Nutzen ergeben hätte». Um diese Frage zu beantworten, sollten Sie sich die *obere* Grenze des 95 %-CI anschauen. Es besteht eine geringe Chance von 1 : 40 (d.h. von 2,5 %), dass die wirklichen Ergebnisse bei diesem Wert oder darüber liegen, da die anderen 2,5 % der extremen Ergebnisse unterhalb der *unteren* Grenze des 95 %-CI liegen. Wäre dieser Unterschied wirklich *klinisch relevant*? Wenn Sie diese Frage mit «nein» beantworten, können Sie die Studie nicht nur als negativ, sondern auch als definitiv einstufen. Wenn jedoch andererseits die obere Grenze des 95 %-CI einen klinisch relevanten Unterschied zwischen den Gruppen ausmacht, mag Ihre Studie zwar negativ sein, sie ist aber keineswegs definitiv.

Es ist noch gar nicht so lange her, da waren Konfidenzintervalle in medizinischen Artikeln vergleichsweise selten anzutreffen. Zum Glück wird ihre Angabe von Fachzeitschriften, die sich an die CONSORT-Leitlinien halten, für Studien inzwischen routinemäßig verlangt (s. Abschnitt 3.3), aber trotzdem werten viele Autoren ihre Konfidenzintervalle nicht richtig aus. Sie sollten daher den Diskussionsteil sorgfältig überprüfen: Haben die Autoren im Hinblick auf die Frage (a) ob und inwieweit ihre Hypothese durch die Studie gestützt wird und (b) ob weitere Studien durchgeführt werden sollten, die korrekte Schlussfolgerung gezogen?

5.6 Unterm Strich

Haben die Autoren die Wirkungen einer Intervention als wahrscheinlichen Nutzen oder Schaden ausgedrückt, den ein individueller Patient erwarten kann?

Es ist gut und schön darüber zu reden, dass eine bestimmte Intervention einen «statistisch signifikanten Unterschied» hervorgebracht hat. Wenn ich jedoch ein neues Medikament nehmen soll, würde ich schon gern wissen, inwieweit meine Chancen für einen bestimmten Endpunkt, verglichen mit der Nicht-Einnahme, dadurch steigen. Um diese Frage auch als Nicht-Statistiker objektiv beantworten zu können, bedarf es dreier einfacher Rechnungen. (Ich verspreche Ihnen, sie sind wirklich einfach, und wenn Sie die vier Grundrechenarten beherrschen, werden Sie diesem Abschnitt auch mühelos folgen können. Ich spreche von relativer Risikoreduktion, absoluter Risikoreduktion [ARR] und der Number-Needed-to-Treat [NNT]).

Um diese Begriffe zu veranschaulichen und Sie davon zu überzeugen, dass Sie sie wirklich kennen sollten, will ich über eine Umfrage berichten, die Fahey und Mitarbeiter (16) vor ein paar Jahren durchgeführt haben. Sie schrieben an 182 Vorstandsmitglieder regionaler Gesundheitsausschüsse in England (die alle in irgendeiner Form für wichtige Entscheidungen im Gesundheitswesen verantwortlich waren), legten ihnen Informationen zu vier verschiedenen Rehabilitationsprogrammen nach Herzinfarkt vor und fragten an, welches der Programme sie am ehesten fördern würden:

- Programm A: das die Mortalität um 20 % senkte
- Programm B: das zu einer absoluten Senkung der Mortalität um 3 % führte
- Programm C: das die Überlebensrate von 84 % auf 87 % erhöhte
- Programm D: an dem 31 Patienten teilnehmen müssten, damit 1 Todesfall verhindert werden könnte.

Von den 140 Gesundheitsexperten, die antworteten, erkannten nur drei, dass es bei allen vier Programmen um dieselben Ergebnisse ging. Die anderen 137 Umfrageteilnehmer entschieden sich vorzugsweise für jeweils eines der Programme und offenbarten damit (abgesehen von ihrem Unwissen), wie wichtig eine bessere epidemiologische Ausbildung unserer gesundheitspolitischen Entscheidungsträger ist. Tatsächlich gab Programm A die relative Risikoreduktion an, Programm B die absolute Risikoreduktion; Programm C ist eine andere Art, die ARR auszudrücken, und Programm D gab die NNT wieder.

Spielen wir noch etwas weiter mit diesem Beispiel, das Fahey und Mitarbeiter aus einer Studie von Yusuf et al. (17) übernommen hatten. Ich habe die Zahlen als 2 × 2-Tafel angegeben. Daraus können Sie ablesen, welcher Patient in ihrer randomisierten Studie welche Behandlung erhielt und ob er nach zehn Jahren verstorben oder noch am Leben war **(Tab. 5-4)**.

Es handelt sich um einfache Arithmetik: Die Wahrscheinlichkeit, dass Patienten unter medikamentöser Therapie nach 10 Jahren versterben, beträgt 404 / 1325 = 0,305 oder 30,5 %. Dabei handelt es sich um das *absolute Mortalitätsrisiko* der Kontrollgruppe (medikamentöse Therapie), das wir *x* nennen wollen. Bei Patienten, die in die Gruppe mit Koronararterien-Bypass (CABG) randomisiert wurden, beträgt die Wahrscheinlichkeit, dass sie nach 10 Jahren verstorben waren, 350 / 1324 = 0,264 oder 26,4 %. Dies ist das absolute Mortalitätsrisiko der Interventions- (CABG-)Gruppe, das wir *y* nennen wollen.

Das *relative Mortalitätsrisiko* der CABG-Patienten im Vergleich zu den Kontrollpatienten mit medikamentöser Therapie beträgt *y/x* oder 0,264 / 0,305 = 0,87 (87 %).

Die *relative Risikoreduktion* (RRR), d. h. der Wert, um den das Mortalitätsrisiko in der CABG-Gruppe im Vergleich zur Kontrollgruppe gesenkt wurde, beträgt 100 – 87 % (1– y/x) = 13 %.

Die *absolute Risikoreduktion* (ARR oder Risikodifferenz), d. h. der absolute Wert, um den die Bypass-Operation das Mortalitätsrisiko nach 10 Jahren senkt, beträgt 30,5 – 26,4 % = 4,1 % (0,041).

Die *Number-Needed-to-Treat* (NNT), d. h. die Anzahl der Patienten, die im Durchschnitt einen Koronararterien-Bypass erhalten müssten, um nach 10 Jahren einen zusätzlichen Todesfall zu verhindern, ist gleich dem Kehrwert der *absoluten Risikoreduktion*: 1 / ARR = 1 / 0,041 = 24.

Tabelle 5-4: Daten aus einer Studie über den Vergleich von medikamentöser Therapie und Koronararterien-Bypass nach Herzinfarkt (16, 17).

Behandlung	Ergebnis nach 10 Jahren		Gesamtzahl der in die jeweilige Gruppe randomisierten Patienten
	Verstorben	Am Leben	
Medikamentös	404	921	1325
Koronararterien-Bypass	350	974	1324

Die allgemeinen Formeln zur Berechnung dieser Effekte einer Intervention, der «unterm Strich» zu erwartenden Wirkungen also, finden Sie in Anhang 2. Für eine ausführlichere Erörterung, welcher dieser Werte in welcher Situation am besten geeignet ist, empfehle ich den Artikel von Jaeschke et al. (3) in der Reihe *Basic Statistics for Clinicians.*

5.7 Zusammenfassung

Man kann massiv in die Irre geführt werden, wenn man die statistische Kompetenz (und/oder die intellektuelle Redlichkeit) von Autoren für selbstverständlich hält. Statistik kann eine einschüchternde Wissenschaft sein, und um sie im Detail zu verstehen, ist oft die Hilfe von Experten nötig. Ich hoffe dennoch, dass Ihnen dieses Kapitel gezeigt hat, dass die Statistik in den meisten medizinischen Veröffentlichungen – zumindest bis zu einem gewissen Punkt – auch von Nicht-Statistikern beurteilt werden kann, wenn man sich einer einfachen Checkliste wie etwa in Anhang 1 bedient. Darüber hinaus sollten Sie die Veröffentlichung, die Sie gerade lesen (oder schreiben), noch im Hinblick auf die Fehler überprüfen, denen man am häufigsten begegnet und die in Tab. 5-3 (S. 102) zusammengefasst sind.

Literatur

1 Guyatt G, Jaeschke R, Heddle N, *et al.* Basic statistics for clinicians. 1. Hypothesis testing. *CMAJ* 1995; **152**(1): 27–32.

2 Guyatt G, Walter S, Shannon H, et al. Basic statistics for clinicians: 4. Correlation and regression. *CMAJ* 1995; **152**(4): 497–504.

3 Jaeschke R, Guyatt G, Shannon H, *et al.* Basic statistics for clinicians. 3. Assessing the effects of treatment: measures of association. *CMAJ* 1995; **152**(3): 351–357.

4 Guyatt G, Jaeschke R, Heddle N, et al. Basic statistics for clinicians: 2. Interpreting study results: confidence intervals. *CMAJ* 1995; **152**(2): 169–173.

5 Norman GR, Streiner DL. *Biostatistics: The Bare Essentials.* USA: PMPH-USA, 2007.

6 Bowers D. *Medical Statistics from Scratch: An Introduction for Health Professionals.* Oxford: JohnWiley & Sons, 2008.

7 Bland M. *An Introduction to Medical Statistics.* Oxford: Oxford University Press, 2000.

8 Pocock SJ. When (not) to stop a clinical trial for benefit. *JAMA* 2005; **294**(17): 2228–2230.

9 Cuff A. Sources of Bias in Clinical Trials. 2013. http://applyingcriticality.wordpress.com/2013/06/19/sources-of-bias-in-clinical-trials/ (letzter Zugriff: 12.9.2014).

10 Delgado-Rodríguez M, Llorca J. Bias. *J Epidemiol Community Health* 2004; **58**(8): 635–641.

11 Group CCS. A randomized trial of aspirin and sulfinpyrazone in threatened stroke. *New Engl J Med* 1978; **299**(2): 53–59.

12 Antiplatelet Trialists' Collaboration. Secondary prevention of vascular disease by prolonged antiplatelet treatment. *BMJ* (Clinical Research Edition) 1988; **296**(6618): 320.
13 Oxman AD, Guyatt GH. A consumer's guide to subgroup analyses. *Ann Intern Med* 1992; **116**(1): 78–84.
14 Hill AB. The environment and disease: association or causation? *Proceedings of the Royal Society of Medicine* 1965; 58(5): 295.
15 Altman DG, Machin D, Bryant TN, et al. *Statistics with Confidence: Confidence Intervals and Statistical Guidelines.* London: BMJ Books, 2000.
16 Fahey T, Griffiths S, Peters T. Evidence based purchasing: understanding results of clinical trials and systematic reviews. *BMJ* 1995; **311**(7012): 1056–1059.
17 Yusuf S, Zucker D, Passamani E, et al. Effect of coronary artery bypass graft surgery on survival: overview of 10-year results from randomised trials by the Coronary Artery Bypass Graft Surgery Trialists Collaboration. *Lancet* 1994; **344**(8922): 563–570.

6. Veröffentlichungen zu Studien über medikamentöse Therapie und andere einfache Interventionen

6.1 «Evidenz» und Marketing

In diesem Kapitel geht es um die Bewertung von Evidenz aus klinischen Studien, und der größte Teil dieser Evidenz betrifft Medikamente. Wenn Sie Arzt, Pflegekraft oder Apotheker sind (d.h. wenn Sie Medikamente verschreiben oder verteilen), sind Sie für die pharmazeutische Industrie interessant, und sie gibt jedes Jahr viele Millionen Euro aus ihrem Jahreswerbeetat aus, um Sie zu beeinflussen **(Tab. 6-1)** (1). Selbst wenn Sie nur Patient sind, kann die Industrie Sie als Endkunden heutzutage gezielt und direkt durch sogenanntes Direct-to-Consumer-(DTC-)Marketing ins Visier nehmen (2). Als ich 1995 an der 1. Auflage dieses Buches arbeitete, bestand die Standardbehandlung einer Scheidenpilzerkrankung (*Candida*-Infektion) in der Verordnung eines Clotrimazol-Pessars. Als 2001 die 2. Auflage veröffentlicht wurde, waren diese Pessare in Apotheken frei verkäuflich. Seit etwa 10 Jahren wird Clotrimazol zur besten Sendezeit im Fernsehen beworben – Gottseidank nach der sogenannten 21-Uhr-Grenze für jugendungeeignete Sendungen – und neuerdings werben die Hersteller dieses Präparats sowie anderer wirksamer Medikamente auch im Internet und den sozialen Medien [3]. Und falls es Sie interessiert: Diese Art von Werbung tendiert sehr subtil dazu, die Vorteile solcher Medikamente stärker in den Vordergrund zu rücken als die Risiken (4).

Der effektivste Weg, um die Verschreibungsgewohnheiten eines Arztes zu ändern, ist der Pharmareferent, der mit einer Aktentasche voller «wissenschaftlicher Belege» herumreist, die die Wirksamkeit seiner Produkte untermauern sollen (5). Tatsächlich hat die evidenzbasierte Medizin – worauf ich in den Kapiteln 14 und 15 noch näher eingehen werde – in den letzten Jahren von der Pharmaindustrie eine Menge darüber gelernt, wie man das ärztliche Verhalten ändern kann, und wendet nun dieselben ausgeklügelten Überzeugungstechniken an, die unter der Bezeichnung «Academic Detailing» (Einzelberatung) bekannt geworden sind (6). Interessanterweise entfaltet das DTC-Marketing seine Wirkung oftmals dadurch, dass es sich die Überzeugungskraft des Patienten zunutze macht, der für die pharmazeutische Industrie quasi zum unbezahlten

Tabelle 6-1 Zehn Tipps für die Pharmaindustrie, wie sie ihre Produkte im besten Licht präsentieren kann.

1. Überlegen Sie sich einen plausiblen physiologischen Mechanismus, der erklärt, warum das Medikament wirkt, und stellen Sie ihn geschickt dar. Nach Möglichkeit sollten Sie einen Surrogatendpunkt finden, der durch das Medikament stark beeinflusst wird, auch wenn er nicht unbedingt valide ist (s. Abschnitt 6.2).

2. Bei der Planung klinischer Studien sollten Sie Patientenpopulation, klinische Parameter und Studienlänge so wählen, dass ein maximal mögliches Ansprechen auf das Medikament gewährleistet ist.

3. Vergleichen Sie Ihr Produkt möglichst nur gegen Placebo. Wenn Sie Ihr Produkt aber gegen das Mittel eines Ihrer Mitbewerber vergleichen müssen, stellen Sie sicher, dass es in subtherapeutischen Dosierungen eingenommen wird.

4. Berücksichtigen Sie die Ergebnisse von Pilotstudien bei den Zahlen für definitive Studien, damit es so aussieht, als seien mehr Patienten randomisiert worden, als es tatsächlich der Fall ist.

5. Verzichten Sie auf die Erwähnung von Studien, in denen in der Behandlungsgruppe ein Todesfall oder eine schwerwiegende unerwünschte Arzneimittelreaktion aufgetreten ist. Wenn möglich, sollten Sie solche Studien gar nicht veröffentlichen.

6. Bringen Sie Ihre Werbeabteilung dazu, die visuelle Präsentation Ihrer Botschaft zu optimieren. Es hilft schon, wenn man in grafischen Darstellungen darauf verzichtet, die Achsen und Koordinaten zu beschriften oder anzugeben, ob der Maßstab linear oder logarithmisch ist. Geben Sie möglichst keine individuellen Patientendaten oder Konfidenzintervalle an.

7. Werden Sie ein Meister des absoluten, d.h. des vergleichslosen, Komparativs («besser» – aber besser als was?)

8. Kehren Sie die klassische Evidenzhierarchie um, sodass die Anekdote wichtiger wird als randomisierte Studien oder Metaanalysen.

9. Erwähnen Sie mindestens drei lokale Meinungsführer, die Ihr Medikament anwenden, und bieten Sie Probepackungen an, die der Arzt versuchsweise einsetzen kann.

10. Legen Sie eine Kosteneffektivitätsanalyse vor, die zeigt, dass man mit Ihrem Produkt, obwohl es teurer ist als das Ihres Mitbewerbers, am Ende «billiger wegkommt» (s. Abschnitt 10.1).

Pharmavertreter wird. Wenn Sie der Ansicht sind, Sie könnten einem Patienten leichter widerstehen als einem Pharmavertreter, liegen Sie damit wahrscheinlich falsch: In einer randomisierten kontrollierten Studie wurde ein hoch signifikanter Effekt der Macht des Patienten auf das ärztliche Verschreibungsverhalten im Anschluss an ein DTC-Marketing für Antidepressiva nachgewiesen (7).

Bevor Sie sich auf den Besuch eines Pharmavertreters (oder eines mit Informationen aus einem Zeitschriftenartikel oder einer DTC-Marketing-Internetseite bewaffneten Patienten) einlassen, sollten Sie sich ein paar grundlegende Regeln der wissenschaftlichen Methodik ins Gedächtnis rufen. Wie in den Abschnitten 3.4 und 3.5 bereits erörtert, sollten Fragen zum Nutzen einer Therapie im Idealfall durch randomisierte kontrollierte Studien untersucht werden. Vorbereitende Fragen zur Pharmakokinetik (d.h. wie sich das Medikament auf dem Weg zum Wirkungsort verhält), unter besonderer Berücksichtigung der Bioverfügbarkeit, erfordern klare Dosierungsstudien bei gesunden (und wenn ethisch vertretbar und durchführbar auch bei kranken) Freiwilligen.

Häufige (und wahrscheinlich banale) unerwünschte Arzneimittelwirkungen können in randomisierten kontrollierten Studien zur Wirksamkeit eines Medikaments erfasst und quantifiziert werden. Seltenere und zumeist auch schwerwiegendere Nebenwirkungen erfordern indes sowohl Umfragen zur Pharmakovigilanz (prospektive Erhebung von Daten zu Patienten, die ein neu zugelassenes Arzneimittel erhalten) als auch Fall-Kontroll-Studien (s. Abschnitt 3.4), um einen Zusammenhang zwischen Medikament und Nebenwirkungen feststellen zu können. Zum Nachweis eines kausalen Zusammenhangs sollten im Idealfall unabhängige Wiederholungsstudien durchgeführt werden (in denen dem Patienten, bei dem eine unerwünschte Wirkung eingetreten ist, das Medikament unter engmaschiger Überwachung nochmals verabreicht wird) (8).

Pharmareferenten erzählen heutzutage längst nicht mehr so viele Märchen wie früher (das Marketing für Medikamente hat sich insgesamt zu einer recht ausgeklügelten Wissenschaft entwickelt), aber wie Goldacre in seinem Buch *Bad Pharma* (9) gezeigt hat, vermitteln sie immer noch Informationen, die bestenfalls selektiv und schlimmstenfalls offenkundig verzerrt sind. Oftmals kommt es ihrer Sache zugute, wenn sie die Ergebnisse aus unkontrollierten Studien als Vorher-Nachher-Unterschiede eines bestimmten Endpunktes darstellen. Ein erneuter Blick auf Abschnitt 3.6 und die Literatur über Placebowirkungen (11, 12) sollten Ihnen ins Gedächtnis rufen, warum unkontrollierte Vorher-Nachher-Studien in Teenie-Magazine gehören und nicht in wissenschaftliche Journale.

Der langjährige Herausgeber des *Drug and Therapeutics Bulletin* Dr. Alex Herxheimer hat vor einiger Zeit eine Untersuchung durchgeführt, in der er die bibliografischen Angaben überprüfte, die in führenden britischen Medizinzeitschriften in Werbeanzeigen für pharmazeutische Produkte zitiert werden. Von ihm weiß ich, dass ein Großteil dieser Zitate sich auf «Daten aus Akten» beruft und viele weitere sich auf Artikel beziehen, die komplett von der Industrie geschrieben, herausgegeben und veröffentlicht wurden. Er konnte zeigen, dass die Belege aus diesen Quellen manchmal (wenn auch nicht immer) von schlechterer Qualität sind als aus den in unabhängigen Fachzeitschriften mit Peer-Review erscheinenden Artikeln. Und seien Sie ehrlich: Wenn Sie als Angestellter einer Pharmafirma einen großen wissenschaftlichen Durchbruch erzielt hätten, würden Sie doch wahrscheinlich eher versuchen, Ihren Artikel bei *Lancet* oder im *New England Journal of Medicine* zur Veröffentlichung einzureichen als ihn hausintern zu publizieren, oder? Mit anderen Worten: Sie müssen Artikel über Medikamentenstudien zwar nicht gleich wegwerfen, *weil* sie aus einer bestimmten Quelle stammen, aber Sie sollten sich den Methodenteil und die statistischen Analysen in solchen Studien besonders gründlich ansehen.

6.2 Therapieentscheidungen fällen

Wie Sackett und Kollegen in ihrem Buch *Clinical Epidemiology – a Basic Science for Clinical Medicine* (8) argumentieren, sollte ein Arzt, bevor er seinem Patienten ein Medikament verordnet, Folgendes tun:

- das wichtigste *Behandlungsziel für diesen Patienten* festlegen (Heilung, Sekundärprophylaxe, Begrenzung der funktionellen Einschränkungen, Prävention späterer Komplikationen, Beruhigung, palliative Behandlung, Symptomlinderung usw.)
- die *angemessenste* Behandlung auswählen, indem er alle verfügbaren wissenschaftlichen Belege berücksichtigt (dazu gehört auch die Entscheidung, ob der Patient überhaupt ein Medikament benötigt)
- das *Behandlungsziel* festlegen (Woher weiß der Arzt, wann er die Behandlung abbrechen, ihre Intensität ändern oder auf eine neue Therapie umstellen muss?).

Im Zusammenhang mit der Hochdrucktherapie entscheidet der Arzt womöglich, dass

- der *wichtigste* Behandlungszweck darin besteht, (weitere) Endorganschäden an Gehirn, Augen, Herz, Nieren usw. (und damit den Tod des Patienten) zu verhindern

- er zur *speziellen Behandlung* die Wahl zwischen verschiedenen Klassen von Antihypertensiva hat, die er auf der Grundlage randomisierter placebokontrollierter Vergleichsstudien auswählt, aber auch eine nicht-pharmakologische Behandlung wie Kochsalzreduktion möglich ist
- das *Behandlungsziel* womöglich ein diastolischer Blutdruck (rechter Arm, sitzend) von weniger als 90 mmHg ist bzw. ein Wert, der diesem angesichts von Arzneimittelnebenwirkungen möglichst nahe kommt.

Werden diese drei Schritte nicht befolgt, was beispielsweise in der Versorgung unheilbar Kranker häufig vorkommt, kann dies zu einem therapeutischen Chaos führen. Mit einem versteckten Seitenhieb auf Surrogatendpunkte erinnern uns Sackett und sein Team daran, dass sich die Entscheidung für eine spezielle Therapie auf wissenschaftliche Belege dafür stützen sollte, was *tatsächlich* wirkt, und nicht, was zu wirken *scheint* oder wirken *sollte.* «Die Therapie von heute», so warnen sie, «könnte, wenn sie sich von biologischen Fakten und unkontrollierter klinischer Erfahrung leiten lässt, der schlechte Witz von morgen werden.» (8)

6.3 Surrogatendpunkte

Ich habe diesen Abschnitt nicht nur in dieses Buch aufgenommen, weil das Thema mein besonderes Steckenpferd ist. Wenn Sie praktizierender Arzt und nicht in der Forschung tätig sind, kommen Sie vermutlich mit Veröffentlichungen in erster Linie über Ihren Pharmavertreter in Berührung. Die Pharmaindustrie weiß geschickt mit Surrogatendpunkten zu taktieren, deshalb reite ich auch so darauf herum, dass derlei Zielkriterien sorgfältig bewertet werden müssen.

Ich definiere einen Surrogatendpunkt als «eine Variable, die relativ einfach zu messen ist und die einen seltenen oder zeitlich entfernten Endpunkt entweder eines toxischen Reizes (z. B. ein Umweltgift) oder einer therapeutischen Intervention (z. B. eines Medikaments, eines chirurgischen Eingriffs oder einer Beratung) vorhersagt, ohne selbst ein direktes Maß für den klinischen Nutzen oder Schaden zu sein.» Das wachsende Interesse an Surrogatendpunkten in der medizinischen Forschung verrät zweierlei über ihren Gebrauch:

- Sie können den *Stichprobenumfang*, die *Dauer* und damit auch die *Kosten* klinischer Studien beträchtlich reduzieren.
- Mit ihrer Hilfe können Therapieverfahren in Situationen beurteilt werden, in denen die Untersuchung primärer Endpunkte unangemessen *invasiv* oder *ethisch nicht vertretbar* wäre.

Zu den häufig bei der Evaluation pharmazeutischer Produkte verwendeten Surrogatendpunkten gehören:

- pharmakokinetische Messungen wie z. B. die Konzentrations-Zeit-Kurve eines Medikaments oder seines aktiven Metaboliten im Blut
- In-vitro- (also Labor-)Messungen wie etwa die mittlere inhibitorische Konzentration (MIC) einer antimikrobiellen Substanz gegen Bakterienkulturen auf Agar
- das makroskopische Erscheinungsbild eines Gewebes (z. B. gastrische Erosionen bei der Endoskopie)
- Konzentrationsänderungen (mutmaßlicher) «biologischer Krankheitsmarker» (z. B. die Mikroalbuminurie zur Erkennung einer diabetischen Nephropathie)
- radiologische Auffälligkeiten (z. B. eine Verschattung im Röntgen-Thorax oder zeitgemäßer im funktionellen Magnetresonanztomogramm).

Surrogatendpunkte haben aber verschiedene Nachteile. Erstens beantwortet eine Veränderung des Surrogatendpunktes noch nicht die essenziellen und allem vorangehenden Fragen, und zwar «Was ist das Ziel der Behandlung bei diesem Patienten?» und «Welches ist unter Berücksichtigung valider und zuverlässiger Forschungsstudien die beste verfügbare Behandlung bei diesem Krankheitsbild?» Zweitens geben die Surrogatendpunkte das Behandlungsziel oft nicht genau genug wieder, d. h., sie sind nicht unbedingt valide und zuverlässig. Drittens gelten für den Gebrauch von Surrogatendpunkten die gleichen Einschränkungen wie für jedes andere *einzelne* Maß des Erfolgs oder Misserfolgs einer Therapie: Sie lassen alle anderen Zielkriterien außer Acht! Wenn man sich zu sehr auf einen Surrogatendpunkt als Maß für den therapeutischen Erfolg verlässt, ist das zumeist Ausdruck einer engen oder naiven klinischen Perspektive.

Und schließlich werden Surrogatendpunkte häufig in Tiermodellen für Erkrankungen verwendet, da Veränderungen einer spezifischen Variablen in einer genau definierten Population unter kontrollierten Bedingungen leichter erfasst werden können. Eine Übertragung solcher Ergebnisse auf die betreffende Krankheit beim Menschen ist aber wahrscheinlich nicht unbedingt valide (12):

- In Tierstudien haben die untersuchten Populationen in etwa die gleichen biologischen Charakteristika. Außerdem handelt es sich häufig um genetische Inzuchtstämme.

- Sowohl das Gewebe als auch die Krankheit, die an Tieren untersucht wird, können sich in wichtigen Eigenschaften (z. B. Empfindlichkeit gegenüber dem Pathogen, Rate der Zellreplikation) von vergleichbaren Bedingungen beim Menschen unterscheiden.
- Die Tiere werden in einem kontrollierten Umfeld gehalten, wodurch die Einflüsse von Lebensbedingungen (z. B. Ernährung, körperliche Aktivität, Stress) und Begleitmedikationen auf ein Minimum beschränkt werden.
- Wenn Versuchstiere hohe Dosen einer bestimmten Substanz erhalten, kann dies eine Störung der normalen Stoffwechselwege und irreführende Ergebnisse zur Folge haben. Welche Tierart sich als Ersatz für menschliche Versuchspersonen am besten eignet, hängt davon ab, welche Substanz getestet werden soll.

Die idealen Charakteristika für Surrogatendpunkte sind in **Tabelle 6-2** zusammengefasst. Wenn ein Pharmavertreter Sie vom Wert eines Medikaments überzeugen will und die verwendeten Surrogatendpunkte nicht begründen kann, sollten Sie weitere Belege von ihm verlangen.

Wenn Sie sich für das Thema Surrogatendpunkte interessieren, die zu irreführenden Vorgehensweisen und Empfehlungen geführt haben, dann schauen Sie sich doch einmal folgende Beispiele an:

- die Verwendung von EKG-Befunden anstelle von klinischen Endpunkten (Synkope, Tod) zur Bestimmung der Wirksamkeit und Sicherheit von Antiarrhythmika (13)
- die Verwendung von Röntgenbefunden anstelle von klinischen Endpunkten (Schmerzen, Funktionsverlust) zur Überwachung der Arthroseprogression und der Wirksamkeit krankheitsmodifizierender Medikamente (*disease-modifying drugs*, DMDs) (14)
- die Verwendung von Albuminurie anstelle des Nutzen-Risiko-Gesamtverhältnisses zur Beurteilung des Nutzens der dualen Renin-Angiotensin-Blockade bei Hypertonie (15, 16). In diesem Beispiel beruhte die Intervention auf der hypothetischen Annahme, dass die Blockade des Renin-Angiotensin- Systems auf zwei verschiedenen Stufen doppelt wirksam sein würde, und der Surrogatendpunkt bestätigte, dass dies auch tatsächlich der Fall zu sein schien – doch die Kombination zweier Wirkstoffklassen erwies sich auch im Hinblick auf eine potenziell tödliche Nebenwirkung als doppelt effektiv, und zwar kann sich eine potenziell tödliche Hyperkaliämie entwickeln!

Tabelle 6-2 Ideale Eigenschaften eines Surrogatendpunktes.

1. Der Surrogatendpunkt sollte zuverlässig, reproduzierbar, klinisch zugänglich, einfach und kostengünstig zu erfassen sein und außerdem eine Dosis-Wirkungs-Beziehung aufweisen (d.h. je höher der Wert des Surrogatendpunktes, desto größer die Erkrankungswahrscheinlichkeit).

2. Er sollte ein wirklicher Vorhersagefaktor für die Erkrankung oder das Erkrankungsrisiko sein und nicht nur die Exposition gegenüber einer Kovariaten zum Ausdruck bringen. Die Beziehung zwischen Surrogatendpunkt und Erkrankung sollte eine biologisch plausible Erklärung haben.

3. Er sollte sensitiv sein, d.h., ein «positives» Ergebnis in Bezug auf den Surrogatendpunkt sollte alle oder zumindest die meisten Patienten erfassen, die ein erhöhtes Risiko für ein ungünstiges Behandlungsergebnis aufweisen.

4. Er sollte spezifisch sein, d.h., ein «negatives» Ergebnis sollte alle oder zumindest die meisten Patienten ausschließen, die kein erhöhtes Risiko für ein ungünstiges Behandlungsergebnis aufweisen.

5. Die Grenze zwischen normalen und pathologischen Werten sollte präzise angegeben werden können.

6. Er sollte einen akzeptablen positiven Vorhersagewert haben, d.h., ein «positives» Ergebnis sollte immer oder wenigstens meistens bedeuten, dass der auf diese Weise identifizierte Patient ein erhöhtes Risiko für ein ungünstiges Behandlungsergebnis aufweist (s. Abschnitt 7.2).

7. Er sollte einen akzeptablen negativen Vorhersagewert haben, d.h., ein «negatives» Ergebnis sollte immer oder wenigstens meistens bedeuten, dass der auf diese Weise identifizierte Patient kein erhöhtes Risiko für ein ungünstiges Behandlungsergebnis aufweist (s. Abschnitt 7.2).

8. Er sollte einer Qualitätskontrolle zugänglich sein.

9. Ein Ansprechen auf die Behandlung sollte sich rasch und präzise in Veränderungen des Surrogatendpunktes widerspiegeln; insbesondere sollten sich bei einer Remission oder Heilung die Werte normalisieren.

Die Annahme, dass die pharmazeutische Industrie Surrogatendpunkte mit der ausdrücklichen Absicht entwickle, die Zulassungsbehörden und die Beschäftigten im Gesundheitswesen hinters Licht zu führen, wäre allerdings unfair. Surrogatendpunkte müssen, wie ich in Abschnitt 6.1 ausgeführt habe, ethische wie auch ökonomische Bedingungen erfüllen. Die Industrie hat allerdings auch ein ausgeprägtes Interesse daran, ihr Anliegen durch die Überbetonung bestimmter Surrogatendpunkte besonders zu stärken (9). Sie sollten daher Vorsicht walten lassen, wenn Sie eine Veröffentlichung lesen, deren Ergebnisse nicht auf «harten patientenrelevanten Endpunkten» beruhen.

Surrogatendpunkte sind nur eine von vielen Möglichkeiten, bei denen von der Industrie gesponserte Studien den irreführenden Eindruck von der Wirksamkeit eines Medikaments vermitteln. Andere subtile (und weniger subtile) Beeinflussungen des Forschungsdesigns – etwa die Formulierung der Forschungsfrage auf eine ganz bestimmte Art und Weise oder die selektive Ergebnisberichterstattung – sind in einem neueren Cochrane-Review beschrieben worden, in dem aufgezeigt wird, inwiefern in den von der Industrie gesponserten Studien tendenziell die Produkte dieser Industrie besser abschneiden (17).

6.4 Welche Informationen Sie in einem Artikel über eine randomisierte kontrollierte Studie erwarten dürfen: die CONSORT-Erklärung

Eine Medikamentenstudie ist ein Beispiel für eine «einfache Intervention», also eine Intervention, die klar abgegrenzt ist (d.h., es lässt sich problemlos angeben, worin die Intervention besteht) und die sich für ein Forschungsdesign der Art «Intervention ja» im Vergleich zu «Intervention nein» anbietet. In den Kapiteln 3 und 4 habe ich bereits kurz umrissen, wie man die methodische Qualität wissenschaftlicher Studien bewertet, und will darauf nun noch etwas ausführlicher eingehen. 1996 wurde von einer internationalen Arbeitsgruppe unter dem Namen *Consolidated Standards of Reporting Trials* (CONSORT) eine Standard-Checkliste für die Berichterstattung über randomisierte kontrollierte Studien in medizinischen Fachzeitschriften entwickelt, die inzwischen schon mehrfach – zuletzt 2010 (18) – aktualisiert wurde. Zweifellos hat die Benutzung solcher Checklisten die Qualität und Einheitlichkeit der Studienberichterstattung im medizinischen Schrifttum verbessert (19). Eine solche, auf der CONSORT-Erklärung beruhende Checkliste ist **Tabelle 6-3** zu entnehmen. Bitte versuchen Sie nicht, diese Tabelle auswendig zu lernen (ich selbst könnte sie mit Sicherheit nicht einfach aus dem Gedächtnis wiedergeben); Sie sollten

Tabelle 6-3 Checkliste für eine randomisierte kontrollierte Studie auf der Grundlage der CONSORT-Erklärung (17). *(Fortsetzung n. Seite)*

Titel/Zusammenfassung (Abstract)	Lässt sich dem Titel und der Zusammenfassung entnehmen, wie die Teilnehmer den Interventionen zugeteilt wurden (z. B. durch Begriffe wie «randomisierte Zuteilung», «randomisiert» oder «randomisiert zugeteilt»)?
Einleitung	Sind der wissenschaftliche Hintergrund der Studie und die Begründung für ihre Durchführung ausreichend dargestellt?
Methodenteil	
Ziele	Sind die speziellen Ziele und/oder die zu testende Hypothese explizit angegeben?
Studienteilnehmer und Studienumgebung (Setting)	Enthält die Veröffentlichung Angaben zu den Eignungskriterien in Bezug auf die Teilnehmer, die Studienumgebung und die Studienorte, an denen die Daten erhoben wurden?
Interventionen	Enthält die Veröffentlichung präzise Angaben zu der/n Intervention(en), der/n Kontrollintervention(en) sowie über die Art und den Zeitpunkt der Verabreichung?
Endpunkte	Sind die primären und sekundären Endpunkte klar definiert? Wurden ggf. die zur Verbesserung der Ergebnisqualität eingesetzten Methoden (z. B. Mehrfachbeobachtungen, Training der Bewerter) dargelegt?
Stichprobenumfang	Wie wurde der Stichprobenumfang bestimmt? Wurden ggf. etwaige Zwischenanalysen und/oder Kriterien für die vorzeitige Beendigung der Studie vorab erläutert und begründet?
Verblindung (Maskierung)	Enthält die Veröffentlichung Angaben dazu, ob die Teilnehmer, die Personen, die die Interventionen verabreichen/durchführen, sowie diejenigen, die die Ergebnisse auswerten, gegenüber der Gruppenzuteilung verblindet waren? Wie wurde der Erfolg der Verblindung evaluiert?
Statistische Methoden	Waren die statistischen Methoden, die für den Vergleich der Gruppen im Hinblick auf den/die primären und sekundären Endpunkt(e) und etwaige Subgruppenanalysen eingesetzt wurden, dafür auch geeignet?
Einzelheiten zur Randomisierung	
Erzeugung der Behandlungsfolge	Wurde die Methode zur Generierung der zufälligen Zuteilungsfolge eindeutig beschrieben, und wurden u. a. auch Einschränkungen der Randomisierung (z. B. Blockrandomisierung, Stratifizierung) angegeben?

Tabelle 6-3 Checkliste für eine randomisierte kontrollierte Studie auf der Grundlage der CONSORT-Erklärung (17). *(Fortsetzung n. Seite)*

Geheimhaltung der Behandlungsfolge (allocation concealment)	Wurde die Methode zur Umsetzung der zufälligen Zuteilungsfolge (z.B. nummerierte Behälter oder zentrale telefonische Randomisierung) angegeben, und wurde deutlich gemacht, ob die Geheimhaltung bis zur Zuteilung der Interventionen gewährleistet war?
Durchführung	Enthält die Veröffentlichung Angaben dazu, wer die Zuteilungsfolge erzeugt, wer die Studienteilnehmer aufgenommen und wer die Teilnehmer ihren Gruppen zugeteilt hat?
Ergebnisteil	
Flussdiagramm	Enthält die Veröffentlichung ein verständliches Diagramm, aus dem der Teilnehmerfluss im Studienverlauf hervorgeht? Es sollte für jede Gruppe Angaben darüber enthalten, wie viele Teilnehmer randomisiert wurden, wie viele die geplante Behandlung erhalten und die Studie protokollgemäß beendet haben und wie viele bei der Analyse des primären Endpunktes berücksichtigt wurden.
Abweichungen vom Studienprotokoll	Wurden alle Abweichungen vom ursprünglichen Studienprotokoll erklärt und begründet?
Rekrutierungsdaten	Haben die Autoren angegeben, in welchem Zeitraum die Teilnehmer für die Studie rekrutiert wurden?
Ausgangscharakteristika der Patienten	Wurden die demografischen und klinischen Ausgangscharakteristika jeder einzelnen Gruppe beschrieben?
Anzahl der ausgewerteten Studienteilnehmer	Wurde für jede Gruppe die Anzahl der Teilnehmer (Nenner) genannt, die in den einzelnen Analysen berücksichtigt wurden, und wurde die Analyse nach dem Intention-to-Treat-Prinzip durchgeführt?
Ergebnisse und Schätzmethoden	Wurden für jede Gruppe die Ergebnisse aller primären und sekundären Endpunkte zusammengefasst und die geschätzte Effektgröße und ihre Genauigkeit angegeben (z.B. 95%-Konfidenzintervall)?
Zusätzliche Analysen	Wurden alle (vorab geplanten und explorativen) Zusatzanalysen (auch die Subgruppenanalysen) beschrieben und begründet?
Unerwünschte Ereignisse	Haben die Autoren alle relevanten unerwünschten Ereignisse angegeben und erörtert?

Tabelle 6-3 Checkliste für eine randomisierte kontrollierte Studie auf der Grundlage der CONSORT-Erklärung (17). *(Fortsetzung)*

Diskussionsteil	
Interpretation	Kann die Interpretation der Ergebnisse unter Berücksichtigung von Studienhypothese(n), potenziellen Bias- oder Ungenauigkeitsursachen und der mit Mehrfachvergleichen einhergehenden Probleme als schlüssig angesehen werden?
Übertragbarkeit der Ergebnisse	Haben die Autoren eine nachvollziehbare Einschätzung der Übertragbarkeit (d.h. der externen Validität) ihrer Studienergebnisse abgegeben?

aber darauf zurückgreifen, wenn Sie um die kritische Bewertung einer Veröffentlichung gebeten werden, auf die sich die Checkliste anwenden lässt – oder auch wenn Sie selbst vorhaben, eine randomisierte Studie durchzuführen.

Eine gute Möglichkeit, Bias im Rahmen der Vermarktung von Medikamenten zu vermindern, besteht übrigens darin sicherzustellen, dass jede einmal begonnene Studie auch schriftlich dokumentiert und veröffentlicht wird (20). Andernfalls könnte die Pharmaindustrie (oder auch jeder andere mit eigennützlichen Interessen) die Publikation von Studien verweigern, deren Daten ihren eigenen Glauben an die Wirksamkeit und/oder Kosteneffektivität eines bestimmten Produkts nicht stützen. Goldacre befasst sich in seinem Buch (9) mit dem Thema der obligatorischen Registrierung klinischer Studien bei Studienbeginn (und dem Widerstreben einiger Pharmahersteller, dieser Forderung nachzukommen).

6.5 Wie man einem Pharmareferenten wertvolle Evidenz entlockt

Jeder Arzt, der schon einmal Besuch von einem Pharmavertreter hatte, der nichtsteroidale Antiphlogistika vertreibt, kennt die Geschichte mit den Magenschleimhautveränderungen. Die Frage, die man dem Vertreter stellen muss, lautet nicht: «Wie hoch ist die Rate der Magenschleimhautveränderungen bei Ihrem Medikament?», sondern: «Wie hoch ist die Rate potenziell lebensbedrohlicher Magenblutungen?» Weitere Fragen, die Sie Pharmareferenten stellen können und die sich auf einen schon älteren Artikel im *Drug and Therapeutic Bulletin* (21) beziehen, sind nachstehend aufgeführt. Etwas raffiniertere Ratschläge, wie man gesponserte klinische Studienberichte entlarvt, die versuchen, Sie mit Statistik zu blenden, finden Sie in dem nützlichen Leitfaden von Montori und Mitarbeitern (22) und (eher indirekt, aber bemerkenswert) in Goldacres Bestseller über die Tricks der großen Pharmaunternehmen (9).

Übung

1. Treffen Sie sich mit Pharmavertretern nur nach Vereinbarung. Sprechen Sie nur mit denen, deren Produkt Sie wirklich interessiert, und beschränken Sie das Gespräch auf dieses Produkt.

2. Übernehmen Sie die Gesprächsführung. Lassen Sie sich nicht auf eine einstudierte Verkaufsroutine ein, sondern fragen Sie direkt nach Informationen.

3. Verlangen Sie nach unabhängiger Evidenz aus Veröffentlichungen in angesehenen Journalen mit Peer-Review.

4. Schauen Sie sich nicht die Werbebroschüren an, denn sie enthalten häufig unveröffentlichtes Material, irreführende Abbildungen und selektive Zitate.

5. Ignorieren Sie anekdotische «Evidenz» wie etwa die Tatsache, dass eine medizinische Berühmtheit das Produkt verschreibt.

6. Denken Sie an das «STEP»-Akronym (Safety, Tolerability, Efficacy, Price) und verlangen Sie nach Evidenz in diesen vier Bereichen, nämlich:
   a. *Sicherheit* – d.h. die Wahrscheinlichkeit langfristiger oder schwerwiegender arzneimittelbedingter Nebenwirkungen (denken Sie daran, dass seltene, aber schwerwiegende unerwünschte Reaktionen auf neue Medikamente möglicherweise bislang kaum dokumentiert sind).
   b. *Verträglichkeit*, die sich am besten anhand des Vergleichs der gepoolten Studienabbruchraten für das Medikament und sein wichtigstes Konkurrenzprodukt messen lässt.
   c. *Wirksamkeit*: Wichtigster Aspekt hier ist die Frage, wie das neue Medikament im Vergleich zu Ihrem derzeitigen Mittel der Wahl abschneidet; und
   d. *Kosten*: wobei Sie sowohl direkte als auch indirekte Kosten berücksichtigen sollten (s. Abschnitt 10.3).

7. Prüfen Sie die Evidenz sorgfältig. Achten Sie dabei besonders auf die Power (Stichprobenumfang), die methodische Qualität der klinischen Studien und die Verwendung von Surrogatendpunkten. Greifen Sie auf die CONSORT-Checkliste (Tab. 6-3) zurück. Lassen Sie sich nicht auf theoretische Argumente zugunsten des neuen Präparats ein (etwa eine «längere Halbwertszeit»), ohne einen direkten Nachweis zu haben, dass dies sich auch in einem klinischen Nutzen widerspiegelt.
8. Neuartigkeit ist kein Grund, um auf ein solches Produkt umzustellen. Vielmehr gibt es gute wissenschaftliche Gründe, dies genau nicht zu tun.
9. Lassen Sie sich nicht durch Probepackungen oder die Teilnahme an kleinen, unkontrollierten «wissenschaftlichen» Studien dazu verleiten, das Produkt auszuprobieren.
10. Schreiben Sie den Inhalt des Gesprächs nieder und greifen Sie auf Ihre Notizen zurück, wenn der Pharmavertreter Sie erneut aufsucht.

Literatur

1 Godlee F. Doctors and the drug industry. *BMJ* 2008; **336** doi: http://dx.doi.org/10.1136/bmj.39444.472708.47.
2 Hollon MF. Direct-to-consumer advertising. *JAMA* 2005; **293**(16): 2030–2033.
3 Liang BA, Mackey T. Direct-to-consumer advertising with interactive internet media global regulation and public health issues. *JAMA* 2011; **305**(8): 824–825.
4 Kaphingst KA, Dejong W, Rudd RE, et al. A content analysis of direct-to-consumer television prescription drug advertisements. *J Health Commun* 2004; **9**(6): 515–528.
5 Brody H. The company we keep: why physicians should refuse to see pharmaceutical representatives. *Ann Fam Med* 2005; **3**(1): 82–85.
6 O'Brien M, Rogers S, Jamtvedt G, et al. Educational outreach visits: effects on professional practice and health care outcomes. *Cochrane Database Syst Rev* 2007; **4**(4): 1–6.
7 Kravitz RL, Epstein RM, Feldman MD, et al. Influence of patients' requests for direct-to-consumer advertised antidepressants. *JAMA* 2005; **293**(16): 1995–2002.
8 Sackett DL, Haynes RB, Tugwell P. *Clinical Epidemiology: a Basic Science for Clinical Medicine.* Boston, USA: Little, Brown and Company, 1985.
9 Goldacre B. *Bad Pharma: How Drug Companies Mislead Doctors and Harm Patients.* London, Fourth Estate: Random House Digital Inc., 2013.
10 Rajagopal S. The placebo effect. *Psychiatr Bull* 2006; **30**(5): 185–188.
11 Price DD, Finniss DG, Benedetti F. A comprehensive review of the placebo effect: recent advances and current thought. *Ann Rev Psychol* 2008; **59**: 565–590.

12 Gøtzsche PC, Liberati A, Torri V, et al. Beware of surrogate outcome measures. *Int J Technol Assess Health Care* 1996; **12**(02): 238–246.
13 Connolly SJ. Use and misuse of surrogate outcomes in arrhythmia trials. *Circulation* 2006; **113**(6): 764–766.
14 Guermazi A, Hayashi D, Roemer FW, et al. Osteoarthritis: a review of strengths and weaknesses of different imaging options. *Rheum Dis Clin North Am* 2013; **39**(3): 567–591.
15 Messerli FH, Staessen JA, Zannad F. Of fads, fashion, surrogate endpoints and dual RAS blockade. *Eur Heart J* 2010; **31**(18): 2205–2208.
16 Harel Z, Gilbert C, Wald R, et al. The effect of combination treatment with aliskiren and blockers of the renin–angiotensin system on hyperkalaemia and acute kidney injury: systematic review and meta-analysis. *BMJ* 2012; **344**: e42.
17 Bero L. Industry sponsorship and research outcome: a Cochrane review. *JAMA* 2013; **173**(7): 580–581.
18 Schulz KF, Altman DG, Moher D. CONSORT 2010 statement: updated guidelines for reporting parallel group randomized trials. *Ann Intern Med* 2010; **152**(11): 726–732.
19 Turner L, Shamseer L, Altman DG, et al. Does use of the CONSORT Statement impact the completeness of reporting of randomised controlled trials published in medical journals? *Cochrane Database Syst Rev* 2012; **1**: 60.
20 Chalmers I, Glasziou P, Godlee F. All trials must be registered and the results published. *BMJ* 2013; **346**(7890): f105.
21 Herxheimer A. Getting good value from drug reps. *Drug Ther Bull* 1983; **21**: 13–15.
22 Montori VM, Jaeschke R, Schünemann HJ, et al. Users' guide to detecting misleading claims in clinical research reports. *BMJ* 2004; **329**(7474): 1093.

7. Veröffentlichungen zu Studien über komplexe Interventionen

7.1 Komplexe Interventionen

In Abschnitt 6.4 habe ich eine einfache Intervention (z.B. ein Medikament) definiert als eine klar abgegrenzte Maßnahme (d.h., man kann problemlos angeben, was die Intervention beinhaltet), die sich für ein Forschungsdesign vom Typ «Intervention ja» versus «Intervention nein» anbietet. Eine komplexe Intervention dagegen ist eine nicht klar abgegrenzte Maßnahme (d.h., es ist schwierig, genau zu sagen, worin die Intervention besteht), deren Implementierung den Forschern Probleme bereiten kann. Komplexe Interventionen beinhalten im Allgemeinen mehrere miteinander in Wechselwirkung stehende Komponenten, und sie können auf mehr als nur einer Ebene ansetzen (z.B. sowohl auf individueller als auch organisationaler Ebene). Beispiele sind:

- Beratung oder Aufklärung von Patienten
- Aufklärung oder Schulung von medizinischem Personal
- Interventionen, die den aktiven und kontinuierlichen Einsatz der Teilnehmer voraussetzen (z.B. körperliche Bewegung, diätetische Maßnahmen, Laien-Selbsthilfegruppen oder psychologische Beratung, die entweder persönlich oder über das Internet erfolgt)
- Organisationale Interventionen zur Verbesserung der Übernahme von evidenzbasierten Vorgehensweisen (z.B. Audit und Feedback), mit denen sich Kapitel 15 näher befasst.

Laut Professor Penny Hawe und Kollegen (1) besteht eine komplexe Intervention aus einem «theoretischen Kern» (also den Komponenten, die sie zu dem machen, was sie ist, und die Forscher deshalb auch gewissenhaft implementieren müssen) sowie weiteren Nebenkomponenten, die flexibel an die jeweiligen lokalen Bedürfnisse oder Umstände angepasst werden können (bzw. sogar sollten). Wenn die Intervention beispielsweise Ärzten Feedback darüber gibt, wie eng ihre Vorgehensweisen an die evidenzbasierte Hypertonie-Leitlinie angelehnt sind, dann könnte der Kern der Intervention aus Informationen über den Anteil der Patienten bestehen, die in einem bestimmten Zeitraum die in der Leitlinie empfohlenen Blutdruckwerte erreicht haben. Zu den Nebenkomponenten könnten z.B. Angaben dazu gehören, wie die Informationen weitergegeben werden (mündlich, per Brief oder per E-Mail), ob das Feedback in Form von Zahlen oder als Kurve oder Kreisdiagramm gegeben wird, ob die Rückmeldung vertraulich oder im Rahmen einer Gruppen-Lernsituation erfolgt usw.

Komplexe Interventionen müssen im Allgemeinen eine Entwicklungsphase durchlaufen, damit die verschiedenen Komponenten optimiert werden können, bevor sie in einer groß angelegten randomisierten kontrollierten Studie (RCT) getestet werden. Üblicherweise stehen am Beginn der Entwicklungsphase qualitative Interviews oder Beobachtungen und vielleicht eine kurze Umfrage, um herauszufinden, was für die potenziellen Teilnehmer akzeptabel wäre, und die alle in die Gestaltung der Intervention einfließen würden. Daran schließt sich eine kleine Pilotstudie an (im Grunde eine Art «Generalprobe» für die größer angelegte Studie, für die eine geringe Anzahl von Teilnehmern randomisiert wird, um festzustellen, welche praktischen Probleme und Fragen zum Ablauf auftreten könnten) und schließlich die vollständige, definitive Studie (2).

Ich möchte das an einem Beispiel veranschaulichen. Eine meiner Doktorandinnen wollte die Auswirkungen von Yoga auf die Diabeteskontrolle untersuchen. Zunächst führte sie eine Zeitlang Gespräche mit Diabetespatienten und Yogalehrern, die mit an Diabetes erkrankten Klienten arbeiteten. Sie entwarf einen kleinen Fragebogen, um Diabetespatienten zu fragen, ob sie an Yoga interessiert seien, und stellte dabei fest, dass einige, aber nicht alle Befragten Interesse äußerten. All dies war Teil der Entwicklungsphase. Die Forschungsliteratur zur therapeutischen Anwendung von Yoga gab ihr einige Anhaltspunkte bezüglich der Kernelemente ihrer Intervention – beispielsweise schien es gute theoretische Gründe dafür zu geben, warum der Schwerpunkt eher auf Entspannungsübungen liegen sollte und nicht auf den körperlich anstrengenderen Kräftigungs- oder Beweglichkeitsübungen.

Die ersten Interviews und Fragebögen meiner Doktorandin lieferten viele nützliche Informationen, die sie für die Planung der Nebenkomponenten ihrer Yoga-Intervention verwenden konnte. Sie hatte dabei z.B. erfahren, dass ihre potenziellen Teilnehmer ungern eine weite Anfahrt auf sich nehmen und nicht öfter als zweimal pro Woche an dem Kurs teilnehmen wollten, dass die Subgruppe, die das größte Interesse an Yoga geäußert hatte, frisch gebackene Rentner waren (Alter 60–69 Jahre), dass viele der potenziellen Teilnehmer sich selbst als «nicht sehr gelenkig» beschrieben und darauf bedacht waren, sich nicht zu überfordern. All diese Informationen halfen ihr bei der detaillierten Planung der Intervention – z.B. wer wozu, wo, wie oft, mit wem, für wie lange und zur Anwendung welcher Materialien oder Geräte bereit wäre.

Als wir die sorgfältig geplante komplexe Intervention in einer RCT testeten, mussten wir enttäuscht feststellen, dass sie im Vergleich mit Wartelistenkontrollen keinerlei Effekt auf die Diabeteskontrolle hatte (3). Im Diskussionsteil der Veröffentlichung über die Ergebnisse der Yoga-Studie boten wir dafür zwei Erklärungen an. Die erste Interpretation war, dass Yoga – anders als in den früheren nicht-randomisierten Studien – keinen Effekt auf die Diabeteskontrolle hat. Die zweite Interpretation lautete, dass Yoga zwar einen Einfluss auf die Diabeteskontrolle haben kann, dass aber die komplexe Intervention trotz unserer Bemühungen in der Entwicklungsphase nicht ausreichend optimiert worden war. Vielen Interessierten fiel es schwer, den Veranstaltungsort zu erreichen, und mehrere Personen pro Kurs absolvierten die Übungen nicht, weil sie sie «zu schwierig» fanden. Zudem gaben sich die Yogalehrer in den zweimal wöchentlich stattfindenden Kursen zwar sehr viel Mühe und händigten den Teilnehmern sowohl ein Video als auch eine Yogamatte für zu Hause aus, versäumten es jedoch, den Teilnehmern zu erklären, dass sie die Übungen jeden Tag absolvieren sollten. Wie wir feststellen mussten, hatte kaum einer der Teilnehmer seine Yogaübungen zu Hause gemacht.

Um Yoga als komplexe Intervention bei Diabetes zu *optimieren*, könnte man folgende Maßnahmen in Erwägung ziehen:

- einen Arzt bitten, diese Intervention zu «verschreiben», um den Patienten stärker zu einer regelmäßigen Kursteilnahme zu motivieren
- zusammen mit dem Yoga-Lehrer spezielle Übungen entwickeln, damit sie auch von älteren, weniger selbstsicheren Teilnehmer, die die Yoga-Standardübungen nicht bewältigen können, absolviert werden können
- genauer angeben, was als «Hausaufgaben» erwartet wird.

Wenn eine Studie zu einer komplexen Intervention negative Ergebnisse bringt, dann beweist das, wie unser Beispiel zeigt, nicht unbedingt, dass alle Adaptationen der Intervention in jedem anderen Umfeld ebenfalls unwirksam sein werden. Vielmehr kann das die Forscher dazu bringen, die Intervention noch einmal neu zu überdenken und sich zu fragen, wie sie verfeinert und modifiziert werden könnte, damit sie besser funktioniert. Da wir noch weiter an unserer Yoga-Intervention arbeiten mussten, haben wir die RCT nicht gleich in vollem Umfang durchgeführt, sondern sind noch einmal in die Entwicklungsphase zurückgegangen und haben versucht, die Intervention zu verfeinern.

7.2 Zehn Fragen an eine Veröffentlichung, in der eine komplexe Intervention beschrieben wird

2008 erstellte das britische *Medical Research Council* einen aktualisierten Leitfaden für die Bewertung komplexer Interventionen, die in einer Zusammenfassung im *British Medical Journal* veröffentlicht wurden (2). Die nachfolgenden Fragen, wie man eine Veröffentlichung bewertet, in der eine komplexe Intervention beschrieben wird, basieren auf eben diesem Leitfaden.

Frage 1: Worin besteht das Problem, für das die komplexe Intervention als Lösungsmöglichkeit angesehen wird?

Es kann leicht passieren, dass man eine Studie über eine komplexe Intervention auf eine Reihe von unreflektierten Annahmen aufbaut, etwa: Jugendliche trinken zu viel Alkohol und haben zu oft ungeschützten Geschlechtsverkehr. Deshalb sind doch wohl auch Aufklärungsprogramme nötig, die sie über die Gefahren solcher Verhaltensweisen aufklären. Das kann man daraus aber natürlich nicht folgern! Das Problem mag zwar das Trinkverhalten oder das sexuelle Risikoverhalten von Jugendlichen sein, doch die diesem Problem zugrunde liegende Ursache muss nicht unbedingt Unwissen sein, sondern (beispielsweise) der Gruppenzwang unter Gleichaltrigen oder entsprechende von den Medien ausgehende Botschaften. Genaues Überlegen, worin eigentlich das Problem besteht, ermöglicht es Ihnen, kritisch zu hinterfragen, ob der Intervention (explizit oder versehentlich) eine passende Wirkungstheorie zugrunde liegt (siehe Frage 4).

Frage 2: Was wurde in der Entwicklungsphase der Studie unternommen, das in die Gestaltung der komplexen Intervention einfließen konnte?

Es gibt keine festen Regeln dafür, wie die Entwicklungsphase aussehen sollte, doch sollten die Autoren klar darlegen, was sie getan haben, und diese Schritte begründen. Wenn die Entwicklungsphase aus qualitativer Forschung bestand (was meist der Fall ist), gibt Kapitel 12 detaillierte Anhaltspunkte, wie man solche Veröffentlichungen bewertet. Wenn ein Fragebogen benutzt wurde, hilft Ihnen Kapitel 14 weiter. Wenn Sie die empirische Arbeit anhand der für das/die jeweilige(n) Studiendesign(s) geeigneten Checklisten bewertet haben, sollten Sie sich Gedanken darüber machen, inwieweit diese Ergebnisse in die Gestaltung der Intervention eingeflossen sind. In jedem Fall wird es in der Entwicklungsphase darum gehen, eine Zielpopulation zu identifizieren und sie vielleicht (z.B. nach Alter, Geschlecht, Ethnizität, Bildungsgrad oder Krankheitsstatus) in Subpopulationen zu unterteilen, auf die die Intervention jeweils besonders zugeschnitten werden muss.

Frage 3: Worin bestanden die Haupt- und die Nebenkomponenten der Intervention?

Um diese Frage anders zu formulieren:

- Was sind die Dinge, die standardisiert werden sollten, damit sie unabhängig vom Ort der Implementierung immer gleich bleiben?
- Und was sind die Dinge, die an den Kontext und die jeweilige Studienumgebung angepasst werden sollten?

Die Autoren sollten klar darlegen, welche Aspekte der Intervention standardisiert und welche Aspekte an die lokalen Gegebenheiten und Prioritäten angepasst werden sollten. Eine nicht ausreichend standardisierte komplexe Intervention liefert unter Umständen zu wenige generalisierbare Ergebnisse; eine zu stark standardisierte komplexe Intervention dagegen ist in manchen Bereichen möglicherweise nicht praktikabel und könnte die potenzielle Wirksamkeit der Hauptkomponenten deshalb insgesamt unterbewerten. Was zum «Kern» gehört und welche Aspekte als Nebenkomponenten zählen, sollte auf der Grundlage der Ergebnisse aus der Entwicklungsphase entschieden werden.

Vergessen Sie nicht, auch die Kontrollintervention genauso detailliert zu erläutern wie die experimentelle Intervention. Wenn die Kontrollintervention aus «Nichts» (oder einer Warteliste) bestand, sollten Sie beschreiben, was die Teilnehmer im Kontrollarm der Studie im Vergleich zum Interventionsarm nicht erhalten. Wahrscheinlicher ist jedoch, dass auch die Kontrollgruppe ein entsprechendes «Paket» erhält, das (beispielsweise) aus einer Eingangsuntersuchung, einigen Kontrollbesuchen, grundsätzlichen Ratschlägen und vielleicht einer Broschüre oder der Telefonnummer einer Hotline besteht.

Angaben zu der Intervention in der Kontrollgruppe sind besonders wichtig, wenn in der Studie ein umstrittenes und teures neues Versorgungspaket untersucht wird. In einer neueren Studie zum Nutzen von Telemedizin, dem sogenannten *Whole-Systems-Demonstrator*-Projekt, wurden die Ergebnisse von einigen Kommentatoren dahingehend interpretiert, dass die häusliche Installation von telemedizinischer Ausrüstung (trotz hoher Fallkosten) zu einer signifikant niedrigeren Inanspruchnahme von Krankenhausleistungen und zu besseren Überlebensraten führt (4). Tatsächlich hatte die Interventionsgruppe aber eine Kombination aus zwei Interventionen erhalten: die telemedizinische Ausrüstung *plus* regelmäßige Telefonanrufe von einer Krankenschwester. Die Kontrollgruppe dagegen hatte weder die eine noch die andere Intervention erhalten. Vielleicht war es der zwischenmenschliche Kontakt, der den Unterschied ausgemacht hat, und nicht die Technologie. Leider wissen wir das nicht. Meiner Ansicht nach war das Studiendesign so gesehen mangelhaft, weil es uns nicht sagen kann, ob Telemedizin funktioniert oder nicht!

Frage 4: Worin bestand der theoretische Wirkmechanismus der Intervention?

Die Autoren einer Studie über eine komplexe Intervention sollten klar darlegen, wie die Intervention funktionieren soll, und das beinhaltet auch Angaben dazu, wie sich die verschiedenen Komponenten zusammenfügen. Diese Angaben ändern sich wahrscheinlich, wenn die Ergebnisse der Entwicklungsphase analysiert und in die Verfeinerung der Intervention eingeflossen sind.

Nicht immer ist offenkundig, warum eine Intervention funktioniert (oder warum sie nicht funktioniert), vor allem dann, wenn sie aus mehreren Komponenten besteht, die auf unterschiedlichem Ebenen ansetzen (z. B. auf der Ebene des Individuums, der Familie, einer Organisation). Vor ein paar Jahren begutachtete ich diejenigen Teile wissenschaftlicher Studien über Schulspeisungsprogramme für benachteiligte Kinder, in denen es um qualitative Forschung ging (5). In 19 Studien, die diese komplexe Intervention alle im Rahmen eines randomisierten kontrollierten Designs getestet hatten [siehe dazu auch den entsprechenden Cochrane-Review mit Metaanalyse (6)], fand ich insgesamt sechs verschiedene Mechanismen, aufgrund derer diese Intervention zu einer Verbesserung des Ernährungszustands, der schulischen Leistung oder von beiden geführt haben könnte: 1. die langfristige Korrektur von Ernährungsdefiziten; 2. die kurzfristige Linderung von Hunger; 3. dass die Kinder das Gefühl hatten, wertgeschätzt und betreut zu werden; 4. die Reduktion von Fehltagen in der Schule; 5. dass die verbesserte Verpflegung in der Schule Anregung zu einer besseren häuslichen Ernährung gab und 6. dass die verbesserte Alphabetisierung in einer Generation die Einkommensmöglichkeiten verbessert und damit auch das Armutsrisiko der nächsten Generation senkt.

Bei der kritischen Bewertung eines Artikels über eine komplexe Intervention müssen Sie auch die Adäquatheit der von den Autoren beschriebenen Wirkmechanismen beurteilen. Ein guter Ausgangspunkt dafür ist der gesunde Menschenverstand, aber auch das Gespräch darüber in einer Gruppe von erfahrenen Ärzten und Leistungsnutzern. Eventuell müssen Sie den Wirkmechanismus indirekt erschließen, wenn die Autoren ihn nicht ausdrücklich angegeben haben. In Abschnitt 9.2 erwähne ich einen Übersichtsartikel von Grol und Grimshaw (7), der gezeigt hat, dass nur 27 % der Studien zur Umsetzung von Evidenz eine explizite Veränderungstheorie beinhalteten.

Frage 5: Welche Endpunkte wurden verwendet, und waren sie auch sinnvoll?

Bei einer komplexen Intervention kann die Erhebung eines einzigen Endpunktes möglicherweise gar nicht alle relevanten Effekte dieser Intervention zum Ausdruck bringen. Während in einer Studie, in der z.B. ein Medikament zur Behandlung eines Diabetes gegen Placebo verglichen wird, normalerweise ein einziger primärer Endpunkt (üblicherweise der HbA1c-Blutwert) und vielleicht eine Handvoll sekundärer Endpunkte (Body-Mass-Index, kardiovaskuläres Gesamtrisiko und Lebensqualität) untersucht werden, kann eine Studie über eine Schulungsintervention mehrere Endpunkte untersuchen, die alle auf ihre eigene Weise Relevanz haben. Zusätzlich zu Markern der Diabeteskontrolle, kardiovaskulärem Risiko und Lebensqualität wäre es weiterhin wichtig zu wissen, ob das Personal der Meinung war, dass die Schulungsintervention akzeptabel und gut durchzuführen war, ob die Teilnehmer zu den Schulungssitzungen erschienen, ob sich ihr Kenntnisstand veränderte, ob sich ihr Selbstversorgungsverhalten gewandelt hat, ob sich die Organisation dadurch stärker am Patienten orientierte, ob die Anrufe bei der telefonischen Beratungsstelle zu- oder abnahmen usw.

Wenn Sie die Fragen 1 bis 5 beantwortet haben, sollten Sie in der Lage sein, eine Zusammenfassung bezüglich Population, Intervention, Vergleich und Endpunkten zu erstellen – auch wenn sich eine solche Zusammenfassung weniger prägnant formulieren lässt als bei einer einfachen Intervention.

Frage 6: Zu welchen Ergebnissen kam die Studie?

Auf den ersten Blick scheint das eine simple Frage zu sein. Aber denken Sie an Frage 5: Eine komplexe Intervention kann auf eine Gruppe von Endpunkten eine signifikante Auswirkung haben, auf eine andere dagegen nicht. Solche Ergebnisse bedürfen der sorgfältigen Interpretation. Selbstbehandlungsinterventionen (bei denen chronisch kranke Patienten darin geschult werden, ihre Krankheit durch eine Änderung ihrer Lebensführung und die symptomorientierte Titration ihrer Medikamente selbst zu behandeln oder häusliche Tests zum Krankheitszustand durchzuführen) gelten weithin als effektiv. Doch verändern solche Programme selten den zugrunde liegenden Krankheitsverlauf oder verlängern die Lebensdauer der Patienten – sie führen lediglich dazu, dass die Betroffenen in der Behandlung ihrer Krankheit selbstsicherer werden (8, 9)! Die Entwicklung eines besseren Gefühls gegenüber der eigenen chronischen Krankheit kann selber ein relevanter Endpunkt sein, doch müssen wir bei der Beurteilung von Studienergebnissen sehr genau formulieren, was komplexe Interventionen eigentlich erreichen – und was nicht.

Frage 7: Was für eine Art von Prozessevaluation wurde durchgeführt – und was kam hauptsächlich dabei heraus?

Bei einer Prozessevaluierung handelt es sich (meistens) um eine qualitative Studie, die parallel zu einer randomisierten kontrollierten Studie durchgeführt wird und Informationen zu den praktischen Herausforderungen erhebt, mit denen sich das an vorderster Front arbeitende medizinische Personal bei dem Versuch, die Intervention zu implementieren, konfrontiert sieht (10). In der Studie über Yoga bei Diabetes z. B. nahmen die Forscher (eine davon eine Medizinstudentin, die an ihrem Bachelor-Projekt arbeitete) an den Yoga-Kursen teil, interviewten Patienten und Mitarbeiter, nahmen die Protokolle der Planungstreffen auf und stellten generell die Frage: «Wie läuft's?». Ein wichtiges Ergebnis dabei war, dass einige der Veranstaltungsorte ungeeignet waren. So konnten wir nur aufgrund persönlicher Anwesenheit im Yoga-Kurs herausfinden, dass man in einem öffentlichen Freizeitzentrum mit regelmäßigen Lautsprecherdurchsagen unmöglich entspannen und meditieren kann! Ganz allgemein erheben Prozessevaluationen die Ansichten von Teilnehmern und Personal zu der Frage, wie man die Intervention verfeinern könnte und/oder warum sie nicht wie geplant funktioniert.

Frage 8: Inwieweit lassen sich negative Studienergebnisse durch Implementierungsfehler und/oder durch eine unzureichende Optimierung der Intervention erklären?

Diese Frage ergibt sich aus der Prozessevaluation. In meinem Review von Schulspeisungsprogrammen (siehe Frage 4) kamen zahlreiche Studien zu negativen Ergebnissen, und beim Lesen der verschiedenen Veröffentlichungen wartete mein Team mit einer Reihe von Erklärungen auf, warum Schulspeisung nicht unbedingt zu besserem Wachstum führt oder bessere schulische Leistungen zur Folge hat (5). Zum Beispiel könnte das angebotene Essen nicht verzehrt worden sein, oder es enthielt zu wenig essenzielle Nährstoffe; vielleicht haben die verzehrten Nahrungsmittel für unterernährte Kinder eine zu geringe Bioverfügbarkeit gehabt (eventuell wurde sie aufgrund von Darmödemen nicht richtig resorbiert); es könnte außerhalb der Schule zu einer kompensatorischen Verringerung der Nahrungsaufnahme gekommen sein (wenn z. B. ein anderes Familienmitglied das Abendessen erhielt, weil bekannt war, dass das Kind in der Schule gegessen hatte); die Supplementierung kann für die kindliche Entwicklung zu spät eingesetzt haben, oder das Programm wurde anders als geplant implementiert (z. B. erhielten in einer Studie einige Teilnehmer der Kontrollgruppe Nahrungsergänzungsmittel, weil die Mitarbeiter – wahrscheinlich zu Recht – das Gefühl hatten, dass es unethisch sei, die eine

Hälfte von hungrigen Kindern in der Klasse mit Nahrungsmitteln zu versorgen, während sie der anderen Hälfte vorenthalten wurden).

Frage 9: Wenn die Ergebnisse in den verschiedenen Subgruppen unterschiedlich ausfielen, inwieweit haben die Autoren das durch eine Anpassung ihrer Änderungstheorie zu erklären versucht?

Hat die Intervention die Endpunkte bei Frauen, nicht aber bei Männern verbessert? Oder bei gebildeten Mittelschichtangehörigen, aber nicht bei ungebildeten oder der Arbeiterschicht angehörenden Personen? Im Primär-, aber nicht im Sekundärversorgungsbereich? Oder in Manchester, aber nicht in Delhi? Wenn das so war, dann fragen Sie nach dem Grund. Diese «Warum»-Frage ist eine weitere Ermessensfrage – denn es geht darum, Ergebnisse im Kontext zu interpretieren. Die Frage nach dem Warum lässt sich nicht durch Anwendung eines technischen Algorithmus oder einer Checkliste beantworten. Sehen Sie sich den Diskussionsteil der Veröffentlichung an; dort sollten Sie die Erklärung der Autoren dafür finden, warum Subgruppe Y im Gegensatz zur Subgruppe X nicht von der Intervention profitiert hat. Um diesen Unterschieden Rechnung zu tragen, sollten die Autoren auch ihre Änderungstheorie angepasst haben. Beispielsweise zeigten die Studien über Schulspeisungsprogramme (insgesamt) einen statistisch größeren Nutzen bei jüngeren Kindern, was die Autoren dieser Studien zu der Annahme veranlasste, dass es ein kritisches Entwicklungsfenster gibt, ab dem selbst nährstoffreiche Nahrungszusätze nur noch einen begrenzten Einfluss auf das Wachstum oder die Leistung haben (5, 6). Um das Augenmerk auch noch auf ein anderes meiner Interessensgebiete zu lenken, wage ich die Vorhersage, dass es im Laufe der nächsten paar Jahre in der Sekundärforschung zunehmend darum gehen wird herauszuarbeiten, was bei wem in Bezug auf Aufklärung und Unterstützung bei der Selbstbehandlung verschiedener chronischer Krankheiten funktioniert und was nicht.

Frage 10: Woran muss nach Meinung der Autoren weiter geforscht werden, und hat diese Forschung ihre Berechtigung?

Wenn Sie Kapitel 7 bis zu diesem Punkt gelesen haben, wissen Sie, dass komplexe Interventionen vielschichtig und nuancenreich sind und mehrere verschiedene Endpunkte beeinflussen. Autoren, die Studien über solche Interventionen veröffentlichen, haben die Pflicht, uns mitzuteilen, inwieweit ihre Studie den betreffenden Forschungsbereich insgesamt prägt. Sie sollten nicht bloß zu der Schlussfolgerung gelangen, dass «es weiterer Forschung bedarf» (was unweigerlich die Folge einer jeden wissenschaftlichen Studie ist), sondern sie sollten aufzeigen, worauf sich die Forschungsbemühungen am besten konzentrieren sollten. Eine der nützlichsten Schlussfolgerungen könnte eine Aufzählung der Bereiche sein, in denen weitere Forschung unnötig ist! Die Autoren sollten z.B. angeben, ob auf der nächsten Stufe neue qualitative Forschung, eine neue und größere Studie oder sogar weitere Analysen bereits erhobener Daten durchgeführt werden sollten.

Literatur

1 Hawe P, Shiell A, Riley T. Complex interventions: how «out of control» can a randomised controlled trial be? *BMJ* 2004; **328**(7455): 1561–1563.
2 Craig P, Dieppe P, Macintyre S, et al. Developing and evaluating complex interventions: the new Medical Research Council guidance. *BMJ* 2008; **337**: a1655.
3 Skoro-Kondza L, Tai SS, Gadelrab R, et al. Community based yoga classes for type 2 diabetes: an exploratory randomised controlled trial. *BMC Health Serv Res* 2009; **9**(1): 33.
4 Steventon A, Bardsley M, Billings J, et al. Effect of telehealth on use of secondary care and mortality: findings from the Whole System Demonstrator cluster randomised trial. *BMJ* 2012; **344**: e3874.
5 Greenhalgh T, Kristjansson E, Robinson V. Realist review to understand the efficacy of school feeding programmes. *BMJ* 2007; **335**(7625): 858–861.
6 Kristjansson EA, Robinson V, Petticrew M, et al. School feeding for improving the physical and psychosocial health of disadvantaged elementary school children. *Cochrane Database Syst Rev* 2007; **1**: CD004676.
7 Grol R, Grimshaw J. From best evidence to best practice: effective implementation of change in patients' care. *Lancet* 2003; **362**(9391): 1225–1230.
8 Foster G, Taylor S, Eldridge S, et al. Self-management education programmes by lay leaders for people with chronic conditions. *Cochrane Database Syst Rev* 2007; **4**(4): 1–78.
9 Nolte S, Osborne RH: A systematic review of outcomes of chronic disease self-management interventions. *Quality of Life Research* 2013, **22**: 1805–1816.
10 Lewin S, Glenton C, Oxman AD. Use of qualitative methods alongside randomised controlled trials of complex healthcare interventions: methodological study. *BMJ* 2009; **339**: b3496.

8. Veröffentlichungen zu diagnostischen Untersuchungen oder Screeningtests

8.1 Die zehn Angeklagten

Wenn Ihnen das Konzept der Validierung diagnostischer Tests neu ist und Sie mit mathematischen Erklärungen («x sei ...») nichts anzufangen wissen, dann hilft Ihnen vielleicht das folgende Beispiel weiter. Zehn unter Mordverdacht stehende Männer (Puristen, die auf der Geschlechtergleichstellung in der Sprache beharren, mögen an dieser Stelle davon ausgehen, dass «Männer» für «Frauen oder Männer» steht) warten auf ihr Gerichtsverfahren. Nur drei von ihnen haben wirklich einen Mord begangen; die anderen sieben sind unschuldig. Das Gericht hört sich jeden der Fälle an und spricht sechs Männer schuldig. Zwei der Verurteilten sind wirklich Mörder. Vier Männer werden zu Unrecht verurteilt. Ein Mörder kann das Gericht als freier Mann verlassen.

Diese Information kann auch in einer sog. 2×2-Tafel dargestellt werden **(Tab. 8-1)**. Die «Wahrheit» (d.h. ob die Männer *wirklich* einen Mord begangen haben) wird in den waagerechten Zellen (Reihen) eingetragen, das Urteil der Geschworenen, das nicht unbedingt der Wahrheit entsprechen muss, in den senkrechten Zellen (Spalten).

Tabelle 8-1: 2 × 2-Tafel zum Urteil über zehn des Mordes angeklagte Männer.

		Tatbestand	
		Mörder	**Kein Mörder**
Urteil der Geschworenen	«schuldig»	Zu Recht verurteilt 2 Männer	Zu Unrecht verurteilt 4 Männer
	«unschuldig»	1 Mann Zu Recht freigesprochen	3 Männer Zu Unrecht freigesprochen

Wenn diese Zahlen typisch sind, können Sie daran eine Reihe von Eigenschaften dieses speziellen Geschworenengerichts ablesen:

- Es hat zwei von drei Mördern korrekt identifiziert.
- Es lässt drei von sieben Unschuldigen zu Recht frei.
- Wenn dieses Gericht jemanden für schuldig befunden hat, liegt die Chance, dass er wirklich ein Mörder ist, nur bei 1 : 3.
- Wenn dieses Gericht jemanden für unschuldig hält, ist er es mit einer Wahrscheinlichkeit von 3 : 4 auch wirklich.
- In fünf von zehn Fällen haben die Geschworenen das richtige Urteil gesprochen.

Diese fünf Eigenschaften entsprechen jeweils der Sensitivität, der Spezifität, dem positiven Vorhersagewert, dem negativen Vorhersagewert und der Genauigkeit der Leistung des Geschworenengerichts. Im Rest dieses Kapitels wollen wir diese fünf Eigenschaften auf diagnostische Untersuchungen bzw. Screeningtests anwenden, die gegen eine «wahre» Diagnose oder einen sogenannten Goldstandard verglichen werden. In Abschnitt 8.4 wird noch eine sechste, etwas kompliziertere (aber sehr nützliche) Eigenschaft eines diagnostischen Tests eingeführt, und zwar die sog. *Likelihood Ratio* (Wahrscheinlichkeitsverhältnis). (Sehen Sie sich, wenn Sie dieses Kapitel zu Ende gelesen haben, später das Beispiel in Tab. 8-1 noch einmal an. Sie sollten dann in der Lage sein zu berechnen, dass die Likelihood Ratio für ein positives Gerichtsurteil 1,17 beträgt und 0,78 für ein negatives Urteil. Aber keine Sorge, wenn Sie das nicht schaffen: Viele herausragende Ärzte haben keine Ahnung davon, was eine Likelihood Ratio überhaupt ist.

8.2 Die Validierung diagnostischer Tests gegen einen Goldstandard

Unser Fensterputzer hat mir neulich erzählt, dass er in der letzten Zeit häufig Durst hatte und deswegen seinen Hausarzt aufgesucht hat, um sich auf Diabetes untersuchen zu lassen, denn der käme in seiner Familie gehäuft vor. Er musste eine Urinprobe abgeben, in die die Arzthelferin einen speziellen Teststreifen hineinhielt. Der Streifen blieb grün, was offensichtlich zeigte, dass in seinem Urin kein Zucker (Glukose) nachweisbar war. Damit – so hatte die Sprechstundenhilfe gemeint – sei klar, dass er keinen Diabetes habe.

Es war nicht ganz leicht, dem Fensterputzer zu erklären, dass dieses Testergebnis nicht unbedingt bedeutet, dass er *nicht* zuckerkrank sei, genauso wenig wie eine Verurteilung den Angeklagten nicht *notwendigerweise* zum Mörder macht. Nach der Definition der Weltgesundheitsorganisation (WHO) liegt eine Diabetes-Erkrankung bei einer Plasmaglukose > 7 mmol/l bzw. bei einem 2-h-Plasmaglukose-Wert im (gefürchteten) oralen Glukosetoleranztest > 11 mmol/l vor. (Bei Letzterem muss man ein widerlich süßes Glukosegetränk bis zum letzten Tropfen austrinken und anschließend zwei Stunden auf die Blutabnahme warten.) (1). Die Diagnose muss durch zweite Bestimmung der Nüchtern-Plasmaglukose bestätigt werden, wenn der Patient keine Symptome zeigt. Weist er jedoch typische Diabetessymptome (Durst, Polyurie usw.) auf, ist eine einzige Bestimmung ausreichend.

Diese strengen Kriterien können als *Goldstandard* der Diabetesdiagnostik bezeichnet werden. Wenn Sie also die WHO-Kriterien erfüllen, können Sie sich als Diabetiker bezeichnen, wenn nicht, dann nicht (dabei sollten Sie allerdings im Hinterkopf behalten, dass sich die offizielle Definition, was als pathologisch (krank) und was als nicht-pathologisch (nicht krank) gilt, regelmäßig ändert – und tatsächlich muss ich mich jedes Mal, wenn ich an einer neuen Auflage dieses Buches arbeite, vergewissern, ob die Grenzwerte, die ich in der Vorauflage angegeben habe, sich im Licht weiterer Evidenz nicht vielleicht geändert haben). Für einen Teststreifen, den man in eine Spontan-Urinprobe hält, gilt das natürlich nicht. Einerseits könnten Sie wirklich Diabetiker sein, aber eine hohe Nierenschwelle aufweisen, d.h. Ihre Nieren halten den Zucker sehr gut zurück, sodass die Blutglukosekonzentration schon sehr hoch sein muss, damit Glukose im Urin nachweisbar ist. Andererseits könnten Sie aber auch völlig gesund sein, aber eine *niedrige* Nierenschwelle haben, sodass Glukose in den Urin übertritt, auch wenn der Blutzuckerspiegel nicht erhöht ist. Jeder Zuckerkranke kann Ihnen bestätigen, dass Diabetes häufig mit einem negativen Uringlukosetest einhergeht.

Dennoch hat der Urinteststreifen beim Diabetesscreening gegenüber dem Glukosetoleranztest mancherlei Vorteile. Der Test ist kostengünstig, bequem, einfach durchzuführen und zu interpretieren, für den Patienten akzeptabel, und er führt sofort zu einem Ja-/Nein-Ergebnis. Im wirklichen Leben weigern sich Menschen wie auch unser Fensterputzer vielleicht, den oralen Glukosetoleranztest durchzuführen, vor allem wenn sie selbstständig tätig sind und für die Testdurchführung einen Arbeitstag opfern müssen. Selbst wenn der Patient dem Test zustimmen würde, könnte der Hausarzt (zu Recht oder zu Unrecht) der Meinung sein, dass die Symptome des Fensterputzers diese vergleichsweise aufwendige Untersuchung nicht rechtfertigen. Ich hoffe, es ist klar geworden, dass der Urintest, auch wenn er keine sicheren Aussagen darüber erlaubt, ob der Patient Diabetiker ist oder nicht, eindeutig praktische Vorteile gegenüber dem Goldstandard aufweist. Und genau das ist der Grund, warum wir ihn anwenden!

Um objektiv beurteilen zu können, wie nützlich der Uringlukosetest für die Diabetesdiagnostik ist, müssten wir eine Stichprobe von etwa 100 Patienten auswählen und an jedem Probanden den Urintest (Screeningtest) und einen Standard-Glukosetoleranztest (Goldstandard) durchführen. Dann könnten wir bei jeder Testperson sehen, ob Screening und Goldstandard zu den gleichen Ergebnissen führen. Dieses Verfahren wird als *Validierungsstudie* bezeichnet. Wir können die Ergebnisse einer Validierungsstudie in einer 2 × 2-Tafel (Vierfeldermatrix) darstellen **(Tab. 8-2)** und verschiedene Testeigenschaften ermitteln, genauso wie wir es für die Geschworenen in Abschnitt 8.1 getan haben (s. Tab. 8-1, S. 141).

Wenn die Werte für die verschiedenen Testeigenschaften (wie Sensitivität und Spezifität) in einem plausiblen Bereich liegen, können wir den Test als *valide* bezeichnen (s. Frage 7 in Abschnitt 8.3). Die Validität des Uringlukosetests zur Diabetesdiagnose wurde vor vielen Jahren von Andersson et al. (2) untersucht. Ich habe ihre Daten in **Tabelle 8-3** (S. 145) verwendet. Die Originalstudie wurde mit 3268 Teilnehmern durchgeführt, von denen 67 keine Urinprobe abgaben oder aus anderen Gründen nicht korrekt getestet wurden. Der Einfachheit halber habe ich diese Unregelmäßigkeiten nicht berücksichtigt und die Ergebnisse auf 1000 getestete Teilnehmer bezogen.

In diesem Fall stammten die Daten aus einer epidemiologischen Untersuchung, in der die Diabetesprävalenz in einer Bevölkerungsgruppe erfasst wer-

Tabelle 8-2: 2 × 2-Tafel zur Darstellung der Ergebnisse einer Validierungsstudie über eine diagnostische bzw. eine Screeninguntersuchung.

		Ergebnisse des Goldstandards	
		Krankheit positiv ***a + c***	**Krankheit negativ** ***b + d***
Screeningergebnisse	Test positiv	Richtig positiv	Falsch positiv
	a + b	a	b
	c + d	c	d
	Test negativ	Falsch negativ	Richtig negativ

Tabelle 8-3: 2 × 2-Tafel zur Darstellung der Ergebnisse einer Validierungsstudie über einen Uringlukose-Test auf Diabetes im Vergleich zum Goldstandard, dem Glukosetoleranztest (in Anlehnung an Andersson et al. [2]).

		Ergebnisse des Glukosetoleranztests (Goldstandard	
		Positiv für Diabetes **27 Personen**	**Negativ für Diabetes** **973 Personen**
Ergebnis des Urintests auf Glukose	Glukose nachgewiesen **13 Personen**	Richtig positiv **6**	Falsch positiv **7**
	987 Personen Keine Glukose nachgewiesen	**21** Falsch negativ	**966** Richtig negativ

den sollte. Die Validierung des Urintests war ein Nebenergebnis der Hauptstudie. Wäre die Validierung das wichtigste Ziel der Studie gewesen, hätten sich unter den ausgewählten Teilnehmern weitaus mehr Diabetiker befunden, wie Frage 2 in Abschnitt 8.3 zeigen wird (2). Wenn Sie sich die Originalveröffentlichung anschauen, werden Sie außerdem feststellen, dass als Goldstandard in der Diabetesdiagnostik nicht der orale Glukosetoleranztest benutzt wurde, sondern einige eher ungewöhnliche Kriterien. Dennoch erfüllt dieses Beispiel seinen Zweck, denn es versorgt uns mit ein paar Zahlen, die wir in die Gleichungen aus der letzten Spalte von **Tabelle 8-4** einsetzen können. Für den Urintest auf Diabetes können wir dann folgende Werte berechnen:

- Sensitivität = a / (a+c) = 6 / 27 = 22,2 %
- Spezifität = d / (b+d) = 966 / 973 = 99,3 %
- Positiver Vorhersagewert = a / (a + b) = 6 / 13 = 46,2 %
- Negativer Vorhersagewert = d / (c+d) = 966 / 987 = 97,9 %
- Genauigkeit = (a+d) / (a+b+c+d) = 972 / 1000 = 97,2 %
- Likelihood Ratio für ein positives Ergebnis = Sensitivität / (1 – Spezifität) = 22,2 / 0,7 = 32
- Likelihood Ratio für ein negatives Ergebnis = (1 – Sensitivität) / Spezifität = 77,8 / 99,3 = 0,78

Tabelle 8-4: In Validierungsstudien durch Vergleich gegen den Goldstandard zu ermittelnde Eigenschaften eines diagnostischen Tests.

Testeigenschaft	Andere Bezeichnung	Untersuchte Frage	Gleichung (s. Tab. 8-1)
Sensitivität	Richtig positiver Wert (positiv bei Krankheit)	Wie gut werden Personen mit dieser Krankheit durch den Test erfasst?	a / (a + c)
Spezifität	Richtig negativer Wert (negativ bei Gesundheit)	Wie gut werden Personen ohne diese Krankheit durch den Test zu Recht ausgeschlossen?	d / (b + d)
Positiver Vorhersagewert	Positiver prädiktiver Wert; Nachtestwahrscheinlichkeit eines positiven Tests	Wenn jemand positiv getestet wird: Wie hoch ist die Wahrscheinlichkeit, dass er die Krankheit hat?	a / (a + b)
Negativer Vorhersagewert	Negativer prädiktiver Wert; Nachtestwahrscheinlichkeit eines negativen Tests*	Wenn jemand negativ getestet wird: Wie hoch ist die Wahrscheinlichkeit, dass er die Krankheit nicht hat?	d / (c + d)
Genauigkeit		Wie groß ist der Anteil der Tests mit korrektem Ergebnis (d. h. der richtig positiven und der richtig negativen Ergebnisse) an allen Testergebnissen?	(a + d) / (a + b + c + d)
Likelihood Ratio für ein positives Ergebnis		Wie viel wahrscheinlicher ist ein positives Ergebnis bei jemandem mit dieser Krankheit als bei jemandem ohne die Krankheit?	Sensitivität / (1 – Spezifität)

* Die Nachtestwahrscheinlichkeit eines negativen Tests beträgt (1 – Vorhersagewert).

Wenn Sie sich diese Eigenschaften ansehen, wird Ihnen wahrscheinlich klar, warum ich dem Fensterputzer nicht bestätigen konnte, dass er nicht diabeteskrank ist. Ein positiver Uringlukosetest hat nur eine Sensitivität von 22 %. Das bedeutet, dass er fast vier Fünftel der wirklichen Diabetiker nicht erfasst. Wenn klassische Symptome und eine positive Familienanamnese vorliegen, ist das Ausgangsrisiko des Fensterputzers, die Krankheit zu haben, vor der Untersuchung (seine Vortestwahrscheinlichkeit) ziemlich hoch. Sie reduziert sich nach einem einzigen Urintest lediglich auf etwa vier Fünftel (Likelihood Ratio für einen negativen Test von 0,78; s. Abschnitt 8.4). Angesichts seiner Symptome sollte der Mann sich unbedingt einem genaueren Test auf Diabetes unterziehen (3). Wie die Definitionen in Tabelle 8-3 zeigen, hätte der Fensterputzer bei einem positiven Testergebnis allen Grund, besorgt zu sein, denn auch wenn der Test nicht besonders *sensitiv* ist (d.h. nicht gut genug, um erkrankte Personen zu erfassen), so ist er doch ausgesprochen *spezifisch* (d.h. gut darin, nicht erkrankte Personen auszuschließen).

Ungeachtet der Ergebnisse dieser schon bald 20 Jahre alten Studien kommen Urintests zum «Ausschluss von Diabetes» in manchen Bereichen noch immer schockierend häufig zur Anwendung. Doch schon lange hat sich das akademische Argument inzwischen hin zu der Frage verschoben, ob der HbA1c-Bluttest ausreichend sensitiv und spezifisch ist, um seinen Einsatz als Screeningtest für Diabetes zu rechtfertigen (4, 5). Die Argumente sind deutlich komplexer geworden, da die Epidemiologen sich mit Evidenz über frühe (subklinische) mikrovaskuläre Schäden in die Diskussion eingeschaltet haben; aber nach wie vor haben die wesentlichen Grundsätze der 2 × 2-Tafel und die Fragen bezüglich falsch positiver und falsch negativer Ergebnisse Gültigkeit. Kurz gesagt: Der Test funktioniert sehr gut – aber er setzt eine Blutuntersuchung voraus und verursacht nicht unerhebliche Kosten.

Studierende lassen sich durch die Sensitivität / Spezifität eines Tests oder durch den positiven bzw. negativen Vorhersagewert häufig verwirren. Als Faustregel gilt: Die Sensitivität oder Spezifität sagt etwas über den Test *im Allgemeinen* aus, wohingegen der Vorhersagewert eine Aussage darüber macht, was *ein bestimmtes Testergebnis für einen bestimmten Patienten* bedeutet. Daher werden die Begriffe Sensitivität und Spezifität in der Regel auch häufiger von Epidemiologen und Public-Health-Spezialisten verwendet, deren tägliche Aufgabe darin besteht, Entscheidungen für ganze *Bevölkerungsgruppen (Populationen)* zu treffen.

Ein Mammogramm kann zum Nachweis eines Mammakarzinoms eine Sensitivität von 80% und eine Spezifität von 90% haben. Das bedeutet, dass durch ein Brustkrebs-Screening 80% aller Mammakarzinome nachgewiesen und 90% der nicht erkrankten Frauen ausgeschlossen werden können. Aber stellen Sie sich vor, Sie sind Hausarzt und eine Patientin sucht sie auf, um das Ergebnis ihres Mammogramms mit Ihnen zu besprechen. Falls der Test positiv war, möchte sie natürlich wissen, wie hoch bei ihr die Wahrscheinlichkeit einer Erkrankung ist, bzw. bei einem negativen Testergebnis, wie hoch ihre Chancen sind, nicht mehr an die Möglichkeit einer Krebserkrankung denken zu müssen. Viele Patientinnen (und leider auch zu viele Ärzte) gehen davon aus, dass der negative Vorhersagewert eines Tests bei 100 % liegt, d.h. wenn der Test unauffällig ist, glauben sie, es bestünde keine Gefahr für das Vorliegen einer Erkrankung. Und Sie brauchen sich nur die Bekenntnisse in Frauenzeitschriften anzuschauen («Mir wurde gesagt, ich habe Krebs, aber weitere Tests ergaben, dass die Ärzte unrecht hatten»), um Beispiele für die Annahme zu finden, der Test habe einen positiven Vorhersagewert von 100 %.

8.3 Zehn Fragen an eine Veröffentlichung, in der ein diagnostischer oder Screeningtest validiert wird

Bei der Erstellung der nachfolgenden Hinweise habe ich auf drei Quellen zurückgegriffen: die *Users' Guides to the Medical Literature* (6, 7), einen neueren Artikel von einigen der an den *Users' Guides* beteiligten Autoren (8) sowie auf David Mants (9) einfache und pragmatische Leitlinien zur «Untersuchung von Tests». Wie viele der Checklisten in diesem Buch handelt es sich dabei um nicht viel mehr als pragmatische Faustregeln für den Neuling auf dem Gebiet der kritischen Bewertung; einen sehr viel ausführlicheren und konsequent entwickelten Kriterienkatalog (der sich auf einschüchternde 234 Seiten beläuft) stellt die Quality-in-Diagnostic-and-Screening-Tests- oder kurz QADAS-Checkliste dar (s. dazu einen neueren Review des britischen *Health Technology Assessment Programme* (8). Auch Lucas und Kollegen (10) haben eine den nachstehend aufgeführten Fragen ähnliche, aber nicht identische Checkliste entwickelt.

Frage 1: Ist dieser Test für meine Praxis potenziell relevant?

Dies ist die sogenannte «So what?»-Frage, die Epidemiologen als die *Nützlichkeit* eines Tests bezeichnen. Selbst wenn der Test zu 100 % valide, genau und zuverlässig wäre – würde er mir helfen? Würde er eine behandelbare Krankheit erkennen? Wenn ja, würde ich den Test meinem bisher verwendeten Verfahren vorziehen? Kann ich mir (bzw. mein Patient oder der Steuerzahler sich) den Test leisten? Würden meine Patienten ihm zustimmen? Würde er die Wahrscheinlichkeiten anderer Diagnosen so beeinflussen, dass ich meinen Behandlungsplan ändern würde? Wenn Sie alle Fragen mit «nein» beantworten, können Sie die Veröffentlichung wegwerfen, ohne mehr als nur den Abstract oder die Einleitung gelesen zu haben.

Frage 2: Wurde der Test mit dem richtigen Goldstandard verglichen?

Zuerst müssen Sie natürlich fragen, ob der Test überhaupt mit irgendetwas verglichen wurde! Es wurden gelegentlich Artikel geschrieben (und in der Vergangenheit auch veröffentlicht), in denen nichts weiter getan wurde als einen neuen Test an einem Dutzend Personen durchzuführen. Das mag zwar zu ein paar Ergebnissen über den Test führen, bestätigt aber sicherlich nicht, dass «hohe» Werte für das Vorliegen der gesuchten Störung (die Krankheit oder den Risikozustand, für den Sie sich interessieren) sprechen oder dass «niedrige» Werte das Gegenteil beweisen.

Anschließend sollten Sie verifizieren, ob der verwendete Goldstandard auch wirklich diese Bezeichnung verdient. Ein gutes Mittel, um das festzustellen, ist die oben erwähnte «So what?»-Frage. Bei vielen Erkrankungen gibt es keinen absoluten Goldstandard, mit dem eindeutig diagnostiziert werden kann, ob eine Krankheit vorliegt oder nicht. Wie zu erwarten, sind es gerade diese Erkrankungen, für die am intensivsten nach neuen diagnostischen Tests geforscht wird. Daher müssen die Autoren solcher Veröffentlichungen eine ganze Reihe von Kriterien entwickeln und begründen, anhand derer der neue Test bewertet werden soll. Unbedingt überprüfen sollten Sie in diesem Zusammenhang, ob der zu validierende Test nicht Teil der Definition des Goldstandards ist.

Frage 3: Wurde die Validierungsstudie an einem ausreichend breiten Spektrum von Teilnehmern durchgeführt?

Wenn Sie einen neuen Cholesterintest bei 100 gesunden männlichen Medizinstudenten validieren wollen, können Sie keine Aussagen darüber treffen, wie der Test bei Frauen, Kindern oder älteren Menschen abschneidet, geschweige denn bei Patienten mit Krankheiten, die zu einem starken Anstieg des Cholesterinspiegels führen, ja, nicht einmal bei denen, die nie Medizin studiert haben! Obwohl nur wenige Wissenschaftler so naiv wären, für eine Validierungsstudie eine Gruppe auszuwählen, die zu einer derart starken Verzerrung der Ergebnisse führen würde, so wird es in veröffentlichten Studien doch überraschend oft versäumt, das Spektrum der getesteten Personen in Bezug auf Alter, Geschlecht, Symptomatik und/oder Schweregrad der Erkrankung sowie andere spezifische Eignungskriterien explizit zu definieren.

Doch wenn die Werte für die verschiedenen Testmerkmale irgendeine Aussagekraft haben sollen, d.h., wenn ein Test auch auf andere Situationen übertragbar sein soll, dann muss neben den Charakteristika der Teilnehmer unbedingt auch das jeweilige Krankheitsspektrum angegeben werden. Denn ein bestimmter Test kann bei Frauen oder jüngeren Menschen sensitiver sein als bei Männern oder älteren Personen. Aus dem gleichen Grund sollten die Teilnehmer, an denen ein Test verifiziert wird, Personen mit leichter und schwerer Erkrankung, behandelte und unbehandelte Patienten sowie solche mit anderen, aber leicht zu verwechselnden Krankheiten umfassen.

Während die Sensitivität und Spezifität eines Tests unabhängig von der Prävalenz der Erkrankung nahezu konstant sind, hängen der positive und der negative Vorhersagewert entscheidend von der Prävalenz ab. Deswegen sind Hausärzte oft zu Recht skeptisch, ob sie einen bestimmten Test, der ausschließlich für Patienten in der Sekundärversorgung entwickelt wurde, die gemeinhin einen höheren Krankheitsgrad aufweisen, bei ihren eigenen Patienten überhaupt anwenden können (s. Abschnitt 4.2). Ebenso trifft es zu, dass ein guter *diagnostischer* Test (der in der Regel durchgeführt wird, wenn der Patient Symptome aufweist, die an die fragliche Krankheit denken lassen) nicht unbedingt auch ein guter *Screeningtest* sein muss (der im Allgemeinen bei symptomfreien Personen durchgeführt wird, die aus einer Population mit einer sehr viel niedrigeren Prävalenz dieser Krankheit stammen).

Frage 4: Wurde ein Verifikationsbias (Workup-Bias) vermieden?

Das kann man leicht nachprüfen. Es bedeutet schlicht: «Hat jeder, an dem der neue diagnostische Test durchgeführt wurde, auch am Goldstandard-Test teilgenommen und umgekehrt?» Ich hoffe, Sie können Biasrisiken in Studien, in denen der Goldstandard nur an denen getestet wurde, die bereits positiv auf den zu validierenden Test reagiert haben, problemlos erkennen. Ferner gibt es eine Reihe weiterer, subtilerer Aspekte des Verifikationsbias, die aber den Rahmen dieses Buches sprengen. Interessierten empfehle ich daher die einschlägigen Kapitel in Fachbüchern zur Statistik (11).

Frage 5: Wurde ein Erwartungsbias vermieden?

Ein Erwartungsbias tritt auf, wenn Pathologen und andere Personen, die sich mit der Auswertung von diagnostischen Testergebnissen befassen, unbewusst durch Kenntnisse der Fallgeschichte beeinflusst werden. Dies trifft beispielsweise zu, wenn sie von Thoraxschmerzen wissen und ein EKG beurteilen sollen. Im Kontext der Validierung diagnostischer Tests gegen einen Goldstandard lautet die Frage: «Wussten die Personen, die einen der Tests ausgewertet haben, zu welchen Ergebnissen der andere Test bei den einzelnen Patienten geführt hat?» Ich habe in Abschnitt 4.5 bereits erläutert, warum alle Bewertungen «blind» erfolgen sollten. Mit anderen Worten: Die Person, die den Test auswertet, darf über das im Einzelfall zu erwartende Ergebnis nicht informiert sein.

Frage 6: War der Test bei Durchführung durch denselben und auch unterschiedliche Beobachter nachweislich reproduzierbar?

Führt ein Beobachter an einem Patienten, dessen Charakteristika sich nicht geändert haben, denselben Test zweimal durch, kommt er in einer gewissen Anzahl von Fällen nicht immer wieder zum selben Ergebnis. In einem gewissen Umfang weisen alle Testverfahren diese Eigenart auf, doch ein Test mit einer Reproduzierbarkeit von 99 % spielt ganz klar in einer anderen Liga als ein Test mit einer Reproduzierbarkeit von nur 50 %. Die schlechte Reproduzierbarkeit eines diagnostischen Tests kann verschiedene Ursachen haben: die technische Präzision der Instrumente, die Variabilität des Beobachters (wenn er z.B. eine Farbe gegen eine Referenzskala vergleichen muss), arithmetische Fehler usw.

Schauen Sie sich nochmals Abschnitt 4.5 an und vergegenwärtigen Sie sich das Problem der intersubjektiven Übereinstimmung, d.h. der Übereinstimmung zwischen verschiedenen Beobachtern. Wenn das gleiche Ergebnis interpretiert werden soll, stimmen zwei Personen nur teilweise überein, was in der Regel durch den *Kappa*-Wert ausgedrückt wird. Nennt der betreffende Test Zahlen (wie etwa den Serum-Cholesterinspiegel in mmol/l), erweist sich die Übereinstimmung der Beobachter selten als Problem. Wenn jedoch ein Röntgenbild beurteilt werden soll (wie das Mammogramm aus Abschnitt 4.5) oder Patienten zu ihrem Alkoholkonsum befragt werden (10), ist es unverzichtbar, dafür zu sorgen, dass die intersubjektive Reproduzierbarkeit sich in einem akzeptablen Rahmen bewegt.

Frage 7: Auf welche Testeigenschaften kann man auf der Grundlage dieser Validierungsstudie schließen?

Alle diese Standards können erfüllt sein, und dennoch kann sich der Test als wertlos erweisen, weil der Test selbst nicht valide ist, d.h. weil die Werte für seine Sensitivität, Spezifität und andere wichtige Eigenschaften zu gering ausfallen. Dies ist nachweislich beim Uringlukosetest als Screeningmethode auf Diabetes der Fall (s. Abschnitt 8.2). Wenn ein Test eine falsch negative Rate von fast 80 % aufweist, führt er den Arzt eher in die Irre, als dass er ihm bei der Diagnose der Zielerkrankung hilft.

Es gibt keine absoluten Werte für die Validität einer Screeningmethode, da das Entscheidende die Erkrankung ist, nach der gesucht wird. Kaum jemand von uns würde an einem Test auf Farbenblindheit herummäkeln, der zu 95 % sensitiv und zu 80 % spezifisch ist, denn bislang ist noch niemand an Farbenblindheit gestorben. Der Guthrie-Pricktest an der Ferse als Screening für angeborenen Hypothyreoidismus, der in Großbritannien bei allen Neugeborenen kurz nach der Geburt durchgeführt wird, ist zu mehr als 99 % sensitiv, hat jedoch einen positiven Vorhersagewert von nur 6 %. Das heißt, er erfasst so gut wie alle Babys mit dieser Erkrankung, allerdings auf Kosten einer hohen falsch positiven Rate (11). Aber das ist gut so, denn es ist weitaus wichtiger, jedes Baby mit diesem behandelbaren Leiden aufzufinden, weil es sonst eine schwere geistige Behinderung entwickeln würde, als Hunderten von Eltern den vergleichsweise geringen Stress eines wiederholten Bluttests bei ihrem Kind zu ersparen.

Frage 8: Wurden für die Sensitivität, Spezifität und andere Eigenschaften des Tests Konfidenzintervalle angegeben?

Wie in Abschnitt 5.5 erläutert, wird mit einem Konfidenzintervall, das sich für fast alle numerischen Aspekte von Ergebnisdaten berechnen lässt, der Bereich ausgedrückt, in dem mit einer gewissen Wahrscheinlichkeit der wahre Wert liegen wird. Kommen wir noch einmal auf das Beispiel der Geschworenen in Abschnitt 8.1 zurück. Hätten die Geschworenen nur einen weiteren Mörder für nicht schuldig befunden, wäre die Sensitivität ihres Urteils von 67 auf 33 % gesunken und der positive Vorhersagewert von 33 auf 20 %. Diese enorme (und nicht akzeptable) Abhängigkeit von einer einzigen Fallentscheidung ist darauf zurückzuführen, dass wir die Leistung der Geschworenen nur anhand von zehn Fällen bemessen haben. Die Konfidenzintervalle für die Charakteristika der Geschworenen sind so breit, dass mein Computerprogramm die Berechnung verweigert hat! Vergessen Sie nicht: je größer die Stichprobe, desto schmaler das Konfidenzintervall. Deshalb ist es besonders wichtig, sich in Studien mit relativ geringem Stichprobenumfang die Konfidenzintervalle anzusehen. Die Formel für die Berechnung von Konfidenzintervallen für Eigenschaften diagnostischer Tests finden Sie in dem ausgezeichneten Lehrbuch *Statistics with Confidence* (12).

Frage 9: Wurde ein plausibler «Normalbereich» aus den Ergebnissen abgeleitet?

Wenn der Test nicht-dichotome (kontinuierliche), d. h. numerische, Daten und keine Ja-/Nein-Antworten liefert, muss jemand beurteilen, ab wann ein Testergebnis als auffällig gilt. Vielen von uns geht es so mit den eigenen Blutdruckwerten. Wir wollen wissen, ob das Ergebnis «in Ordnung» ist, aber der Arzt insistiert auf einer Angabe wie «142/92». Geht man für Bluthochdruck von einem Grenzwert von 140/90 aus, würden wir in die Kategorie «auffällig» gehören, selbst wenn unser Risiko für hochdruckbedingte Erkrankungen sich kaum von dem eines Patienten mit 138/88 unterscheiden würde. Viele praktizierende Ärzte geben ihren Patienten dann den behutsamen Rat: «Ihr Blutdruck ist nicht ganz in Ordnung, aber er ist auch nicht im gefährlichen Bereich. Kommen Sie in drei Monaten nochmals zur Kontrolle vorbei». Und doch muss der Arzt irgendwann die Entscheidung treffen, dass *dieser* Bluthochdruck mit Tabletten behandelt werden muss und *jener* nicht. Mit der Frage, wann und wie oft ein Test mit grenzwertigem Befund wiederholt werden sollte, beschäftigen sich häufig Leitlinien –Sie könnten also z. B. in den ausführlicheren Leitfäden nachlesen und sich über die aktuellen Kontroversen im Zusammenhang mit der Blutdruckmessung informieren (13).

Die Definition absoluter und relativer «Gefahrenzonen» für eine physiologische oder pathologische Variable ist eine komplexe Wissenschaft, bei der auch die Wahrscheinlichkeit unerwünschter Endpunkte berücksichtigt werden muss, die durch die Therapie verhindert werden sollen. Diesen Aspekt kann man durch die Verwendung von Likelihood Ratios (Wahrscheinlichkeitsverhältnissen) objektiver beurteilen (s. Abschnitt 8.4). Eine unterhaltsame Diskussion der verschiedenen Bedeutungen des Begriffs «normal» bei diagnostischen Untersuchungen findet sich bei Sackett et al. (14), Seite 59.

Frage 10: Wurde der Test im Zusammenhang mit anderen für die Diagnose potenziell wichtigen Tests beurteilt?

Im Allgemeinen behandeln wir Bluthochdruck allein auf der Grundlage der Blutdruckmessungen (wobei die Leitlinien, wie erwähnt, empfehlen, sich bei der Behandlungsentscheidung nicht nur auf eine Messung, sondern auf ganze Messreihe zu verlassen). Vergleichen Sie dieses Vorgehen mit dem bei der Diagnose einer Verengung der Herzkranzgefäße (Koronarstenose). Zunächst wählen wir hier die Patienten mit einer typischen Anamnese für Belastungsangina (Brustschmerz bei Anstrengung) aus. Dann führen wir ein Ruhe-EKG, ein Belastungs-EKG und manchmal auch eine Szintigrafie durch, um unterversorgte Areale des Herzens zu entdecken. Bei den meisten Patienten wird eine Koronarangiografie (die maßgebliche Untersuchung zur Feststellung einer Koronarstenose) erst bei Vorliegen pathologischer Ergebnisse vorausgehender Tests durchgeführt.

Wenn Sie bei hundert Leuten von der Straße eine Koronarangiografie durchführen, wird es wahrscheinlich zu sehr viel unterschiedlicheren positiven und negativen Vorhersagewerten – wahrscheinlich auch divergierenden Sensitivitäten und Spezifitäten – kommen als in der erkrankten Population, in der der Test ursprünglich validiert wurde. Daher sind die verschiedenen Aspekte einer Validierung der Koronarangiografie als diagnostischer Test bedeutungslos, wenn diese Zahlen nicht auch den Beitrag der Koronarangiografie zur Gesamtdiagnostik zum Ausdruck bringen.

8.4 Eine Bemerkung zu Likelihood Ratios

In Frage 9 wurde erwähnt, wie problematisch die Definition eines Normalbereichs für kontinuierliche Variablen sein kann. Unter solchen Umständen kann es besser sein, die Testergebnisse nicht als «normal» oder «auffällig» zu bewerten, sondern als die Wahrscheinlichkeit, mit der ein Patient die entsprechende Krankheit hat, wenn sein Testergebnis einen bestimmten Wert aufweist. Nehmen wir z. B. das prostataspezifische Antigen (PSA) als Screeningmethode auf Prostatakrebs. Bei den meisten Männern ist PSA geringfügig im Blut nachweisbar (sagen wir mit 0,5 ng/ml); bei Männern mit fortgeschrittenem Prostatakarzinom hingegen liegen die Konzentrationen sehr viel höher (über 20 ng/ml). Eine PSA-Konzentration von etwa 7,4 ng/ml kann aber sowohl bei einem völlig gesunden Mann als auch bei einem Patienten mit Prostatakarzinom im Frühstadium auftreten. Es gibt eben keinen eindeutigen Grenzwert zwischen «normal» und «auffällig» (15).

Wir wollen die Ergebnisse einer Validierungsstudie des PSA-Tests gegen den Goldstandard (etwa eine Biopsie) verwenden, um einige 2 × 2-Tafeln aufzustellen. Für die Einteilung der Patienten in «normal» bzw. «auffällig» verwenden wir in jeder Tafel einen anderen PSA-Grenzwert. Anhand dieser Tafeln können wir dann die verschiedenen Likelihood Ratios ermitteln, die mit dem jeweiligen PSA-Spiegel oberhalb der unterschiedlichen Grenzwerte assoziiert sind. Stoßen wir dabei auf einen PSA-Wert in der «Grauzone», können wir wenigstens sagen, dass «dieser Test zwar nicht beweist, dass der Patient Prostatakrebs hat, dass aber eine um den Faktor x erhöhte (oder erniedrigte) Wahrscheinlichkeit für diese Diagnose besteht». Ich habe bereits an anderer Stelle darauf hingewiesen, dass der PSA-Test, unabhängig vom gewählten Grenzwert, nicht besonders gut zwischen dem Vorliegen und der Abwesenheit eines Karzinoms unterscheiden kann. Anders ausgedrückt: Mit keinem PSA-Wert ist eine besonders hohe Likelihood Ratio für einen Karzinomnachweis zu erzielen. Die jüngsten Empfehlungen gehen dahin, den Patienten über diese Unsicherheiten aufzuklären und ihn entscheiden zu lassen, ob er sich dem Test unterziehen will oder nicht (16).

Obwohl die Likelihood Ratio bei diagnostischen Tests etwas komplizierter zu berechnen ist, hat sie einen enormen praktischen Wert und wird zum Vergleich der Nützlichkeit verschiedener Tests zunehmend bevorzugt. Die Likelihood Ratio eignet sich besonders gut, um eine bestimmte Diagnose auszuschließen oder zu bestätigen. Wenn z. B. jemand ohne jedes Symptom in meine Sprechstunde kommt, kann ich (aufgrund einiger inzwischen schon ziemlich alter epidemiologischer Studien) davon ausgehen, dass er zu 5 % eine Eisenmangelanämie hat, weil ich weiß, dass jeder zwanzigste Einwohner Großbritanniens daran leidet. In der Sprache der diagnostischen Tests heißt das, dass die Vortestwahrscheinlichkeit einer Anämie, die der Prävalenz dieser Erkrankung entspricht, 0,05 beträgt.

Wenn ich jetzt also den diagnostischen Test auf Anämie durchführe (Bestimmung der Serum-Ferritinkonzentration), wird die Diagnose Anämie aufgrund dieses Ergebnisses mehr oder weniger wahrscheinlich sein. Ein mäßig verringerter Serum-Ferritinspiegel (zwischen 18 und 45 µg/l) führt zu einer Likelihood Ratio von 3, sodass die Wahrscheinlichkeit einer Anämie bei einem Patienten mit diesem Ergebnis 0,05 × 3 = 0,15 (15 %) beträgt. Dieser Wert wird als *Nachtestwahrscheinlichkeit* des Serum-Ferritintests bezeichnet. Streng genommen sollte man Likelihood Ratios eher bei Odds (Chancen) als bei Wahrscheinlichkeiten anwenden, doch die hier gezeigte einfachere Methode führt bei einer niedrigen Vortestwahrscheinlichkeit zu einer guten Näherung. In unserem Beispiel entspricht die Vortestwahrscheinlichkeit von 5 % einer Vortest-Odds von 0,05 / 0,95 = 0,053; ein positiver Test mit einer Likelihood Ratio von 3 ergibt eine Nachtest-Odds von 0,158; dieser Wert entspricht einer Nachtestwahrscheinlichkeit von 14 % (17).

Abbildung 8-1 zeigt ein Nomogramm, das Sackett und Kollegen einer Originalarbeit von Fagan (18) entlehnt haben. Damit lassen sich Nachtestwahrscheinlichkeiten ermitteln, wenn Vortestwahrscheinlichkeit (Prävalenz) und Likelihood Ratio des Tests bekannt sind. Die Geraden A, B und C gehen von einer Vortestwahrscheinlichkeit von 25 % aus (die Prävalenz des Rauchens unter britischen Erwachsenen) und schneiden die Likelihood Ratio bei 15, 100 und 0,015 – drei verschiedene (und allesamt etwas ältliche) Tests zur Erfassung von Rauchern (19). Test C erfasst, ob jemand *Nichtraucher* ist, denn ein positives Ergebnis in diesem Test würde zu einer Nachtestwahrscheinlichkeit von nur 0,5 % führen.

Wie ich bereits zu Beginn des Kapitels ausgeführt habe, kann man kurz gefasst also mit diagnostischen Tests sehr weit kommen, ohne sich auf Likelihood Ratios beziehen zu müssen. Ich habe selbst jahrelang einen großen Bogen darum gemacht. Wenn Sie sich jedoch einen Nachmittag Zeit nehmen, um sich mit diesem Aspekt der klinischen Epidemiologie auseinanderzusetzen, dann wird sich diese Investition garantiert auszahlen.

8.5 Klinische Vorhersageregeln

Im letzten Abschnitt habe ich Ihnen als Beispiel den PSA-Test – einen ziemlich harten Brocken – vorgestellt und mit dem Fazit geendet, dass es keinen einzelnen eindeutigen Grenzwert gibt, mit dessen Hilfe man «normale» Werte zuverlässig von «auffälligen» Werten unterscheiden könnte. Aus diesem Grund wird empfohlen, das Prostatakrebsrisiko eines Mannes durch eine Kombination mehrerer Tests (inkl. klinischer Gesamteindruck, digitale rektale Untersuchung) abzuschätzen (16).

Ganz generell können Sie nun wahrscheinlich verstehen, warum Ärzte in der Regel gern eine Kombination aus mehreren unterschiedlichen diagnosti-

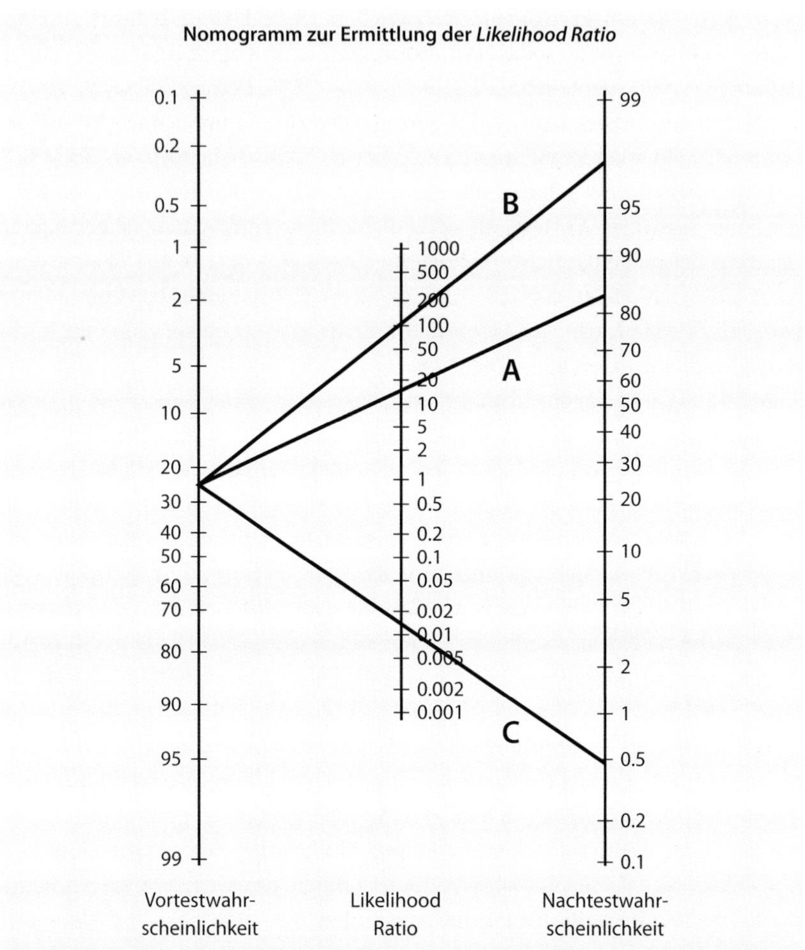

Abbildung 8-1: Die Verwendung von Likelihood Ratios zur Berechnung der Nachtestwahrscheinlichkeit, dass jemand Raucher ist.

schen Untersuchungen (u.a. körperliche Untersuchung, Blutuntersuchungen, Röntgenaufnahmen usw.) durchführen, um sich einen Eindruck davon zu verschaffen, was mit dem Patienten nicht stimmt. Während die Grenze zwischen «normal» und «auffällig» bei einem einzelnen Test recht schwammig sein mag, kann ihre Kombination den diagnostischen Fokus schärfen. So werden einer Frau, die mit einem Knoten in der Brust vorstellig wird, üblicherweise drei verschiedene Untersuchungen angeboten, von denen isoliert betrachtet keine besonders nützlich ist: Feinnadelaspiration, Röntgen (Mammografie) und Ultraschall (20). Neuerdings diskutieren Wissenschaftler, ob eine computergestützte Mammografieauswertung die Genauigkeit dieser Dreifachkombination nicht noch weiter verbessert (21).

Diese allgemeine Faustregel – mehrere Tests durchzuführen und sie dann zu kombinieren – ist in der klinischen Praxis schon lange gang und gäbe; vor Kurzem wurde sie in stärker strukturierter Form von Falk und Fahey (22) aktualisiert. Durch die Nachbeobachtung großer Kohorten von Patienten mit bestimmten Symptomen und die sorgfältige Dokumentation der Befunde von körperlichen Untersuchungen sowie diagnostischen Tests bei ihnen allen gelangen wir zu numerischen Schätzungen hinsichtlich der Wahrscheinlichkeit, mit der eine Person bei Vorliegen von Symptom A, körperlichem Zeichen B, diagnostischem Befund C usw. – oder einer Kombination daraus – an der Krankheit X leidet (oder daran erkranken wird). Das Interesse an klinischen Vorhersageregeln und ihrer Erforschung ist in den letzten Jahren stetig gestiegen, was zum Teil daran liegt, dass Ärzte verschiedener medizinischer Zentren aufgrund zunehmender informationstechnologischer Möglichkeiten sehr große Patientenzahlen in Online-Datenbanken eingeben können.

Wie Falk und Fahey hervorheben, erfolgt die Entwicklung einer klinischen Vorhersageregel in drei Stufen. Erstens muss für eine solche Regel der unabhängige und der kombinierte Effekt von explanatorischen Variablen wie Symptomen, Zeichen oder diagnostischen Untersuchungen auf die Diagnosestellung festgestellt werden. Zweitens sollten diese explanatorischen Variablen in unterschiedlichen Populationen evaluiert werden. Und drittens sollte eine Wirkungsanalyse *(impact analysis)* durchgeführt werden – im Idealfall eine randomisierte Studie, in der untersucht wird, welche Wirkung die Anwendung der Regel in einem klinischen Setting in Bezug auf Patientenoutcome, ärztliches Verhalten, Ressourcennutzung usw. hat.

Beispiele dafür, wie klinische Vorhersageregeln uns helfen können, einige der verzwicktesten diagnostischen Herausforderungen in der Gesundheitsversorgung zu bewältigen, lassen sich in Veröffentlichungen zu der Frage finden, wie man beispielsweise vorhersagen kann, ob bei Kindern mit einer Kopfverletzung ein CT angeordnet werden sollte (23), ob ein Patient mit früher Arthritis eine rheumatoide Arthritis entwickelt (24), ob ein Patient, der Antikoagulanzien einnimmt, ein hinreichend niedriges Schlaganfallrisiko aufweist, um die Medikamente absetzen zu können (25), und mit welchen Kombinationen von Untersuchungen sich am besten vorhersagen lässt, ob bei einem akut kranken Kind irgendeine schwere Erkrankung zugrunde liegt (26).

Literatur

1 World Health Organization. *Definition and Diagnosis of Diabetes mellitus and Intermediate Hyperglycemia: Report of a WHO/IDF Consultation.* Geneva: World Health Organization, 2006: 1–50.

2 Andersson D, Lundblad E, Svärdsudd K. A model for early diagnosis of type 2 diabetes mellitus in primary health care. *Diabet Med* 1993; **10**(2): 167–173.

3 Friderichsen B, Maunsbach M. Glycosuric tests should not be employed in population screenings for NIDDM. *J Public Health Med* 1997; **19**(1): 55–60.

4 Bennett C, Guo M, Dharmage S. HbA1c as a screening tool for detection of type 2 diabetes: a systematic review. *Diabet Med* 2007; **24**(4): 333–343.

5 Lu ZX, Walker KZ, O'Dea K, et al. A1C for screening and diagnosis of type 2 diabetes in routine clinical practice. *Diabetes Care* 2010; **33**(4): 817–819.

6 Jaeschke R, Guyatt G, Sackett DL, et al. Users' Guides to the medical literature: III. How to use an article about a diagnostic test. A. Are the results of the study valid? *JAMA* 1994; **271**(5): 389–391.

7 Guyatt G, Bass E, Brill-Edwards P, et al. Users' guides to the medical literature: III. How to use an article about a diagnostic test. B. What are the results and will they help me in caring for my patients? *JAMA* 1994; **271**(9): 703–707.

8 Guyatt G, Sackett D, Haynes RB Evaluating Diagnostic Tests. In: Haynes RB, Sackett DL, Guyatt DH, Tugwell P (eds.) *Clinical Epidemiology. How to do Clinical Practice Research.* 3rd ed. Philadelphia: Lippincott, Williams & Wilkins 2006; Chap. 8, pp. 273–322 .

9 Mant D. Testing a test: three critical steps. *Oxford General Practice Series* 1995; 28: 183.

10 Lucas NP, Macaskill P, Irwig L, et al. The development of a quality appraisal tool for studies of diagnostic reliability (QAREL). *J Clin Epidemiol* 2010; **63**(8): 854–861.

11 Lu Y, Dendukuri N, Schiller I, et al. A Bayesian approach to simultaneously adjusting for verification and reference standard bias in diagnostic test studies. *Statistics in Medicine* 2010; **29**(24): 2532–2543.

12 Altman DG, Machin D, Bryant TN, et al. *Statistics with Confidence: Confidence Intervals and Statistical Guidelines.* Bristol: BMJ Books, 2000.

13 Appel LJ, Miller ER, Charleston J. Improving the measurement of blood pressure: is it time for regulated standards? *Ann Intern Med* 2011; **154**(12): 838–839.

14 Sackett DL, Haynes RB, Tugwell P. *Clinical Epidemiology: A Basic Science for Clinical Medicine.* Boston: Little, Brown and Company, 1985.

15 Holmström B, Johansson M, Bergh A, et al. Prostate specific antigen for early detection of prostate cancer: longitudinal study. *BMJ* 2009; **339**: b3537.

16 Barry M, Denberg T, Owens D, et al. Screening for prostate cancer: a guidance statement from the Clinical Guidelines Committee of the American College of Physicians. *Ann Intern Med* 2013; **158**: 761–769.

17 Guyatt GH, Patterson C, Ali M, et al. Diagnosis of iron-deficiency anemia in the elderly. *Am J Med* 1990; **88**(3): 205–209.

18 Fagan TJ. Letter: Nomogram for Bayes theorem. *New Engl J Med* 1975; **293**(5): 257.

19 Moore A, McQuay H, Muir Gray J. How good is that test – using the result. Bandolier, Oxford 1996; **3**(6): 6–8.

20 Houssami N, Irwig L. Likelihood ratios for clinical examination, mammography, ultrasound and fine needle biopsy in women with breast problems. *The Breast* 1998; 7(2): 85–89.

21 Giger ML. Update on the potential of computer-aided diagnosis for breast cancer. *Future Oncology* 2010; **6**(1): 1–4.
22 Falk G, Fahey T. Clinical prediction rules. *BMJ* 2009; **339**: b2899.
23 Maguire JL, Boutis K, Uleryk EM, et al. Should a head-injured child receive a head CT scan? A systematic review of clinical prediction rules. *Pediatrics* 2009; **124**(1): e145–154.
24 Kuriya B, Cheng CK, Chen HM, et al. Validation of a prediction rule for development of rheumatoid arthritis in patients with early undifferentiated arthritis. *Ann Rheum Dis* 2009; **68**(9): 1482–1485.
25 Rodger MA, Kahn SR, Wells PS, et al. Identifying unprovoked thromboembolism patients at low risk for recurrence who can discontinue anticoagulant therapy. *CMAJ* 2008; **179**(5): 417–426.
26 Verbakel JY, Van den Bruel A, Thompson M, et al. How well do clinical prediction rules perform in identifying serious infections in acutely ill children across an international network of ambulatory care datasets? *BMC Medicine* 2013; **11**(1): 10.

9. Veröffentlichungen, die andere Veröffentlichungen zusammenfassen (systematische Reviews und Metaanalysen)

9.1 Wann gilt ein Review als systematisch?

Erinnern Sie sich noch an die Hausarbeiten, die Sie zu Beginn des Studiums geschrieben haben? Sie haben sich in der Bibliothek herumgetrieben und die Inhaltsverzeichnisse von Büchern und Zeitschriften durchforstet. Wenn Sie auf einen Absatz gestoßen sind, der Ihnen wichtig erschien, haben Sie ihn kopiert, und wenn etwas nicht zu Ihrer Theorie passte, haben Sie es weggelassen. Dieses ist mehr oder weniger die Methode des *journalistischen* Reviews, einer Übersicht über Primärstudien, deren Identifizierung und Auswertung nicht auf systematische Weise (d.h. nach standardisierten, objektiven Methoden) erfolgt. Journalisten werden dafür bezahlt, wie viel sie schreiben, und nicht, wie viel sie lesen oder wie kritisch sie die Informationen verarbeiten. Das erklärt auch, warum die meisten «Durchbrüche in der Forschung», über die Sie heute in der Zeitung lesen, zumeist vor Ablauf des Monats schon wieder infrage gestellt werden. Eine häufig anzutreffende Variante des journalistischen Übersichtsartikels ist der sogenannte «eingeladene Review», der geschrieben wird, wenn z.B. ein Herausgeber einen befreundeten Autor einlädt, einen Artikel zu seiner Zeitschrift beizusteuern – und dessen Eigenschaften in einem Beitrag mit dem trefflichen Titel «Ein eingeladener Übersichtsartikel? Oder auch: Mein Fachgebiet, mein Standpunkt, aus meiner Feder, unter ausschließlicher Berücksichtigung meiner eigenen Daten und Gedanken und nur mit Zitaten meiner eigenen Arbeiten» (1) auf den Punkt gebracht werden!

Im Gegensatz dazu ist ein *systematischer* Review ein Überblick über Primärstudien,

- der explizite Angaben zu Zielen, Quellen und Methoden enthält
- und der nach einer expliziten, transparenten und reproduzierbaren Methodik erstellt wurde (s. **Abb. 9-1**).

Die beständigsten und zuverlässigsten systematischen Reviews, allen voran die der Cochrane Collaboration (s. Abschnitt 2.5), werden regelmäßig aktualisiert, um neuer Evidenz Rechnung zu tragen.

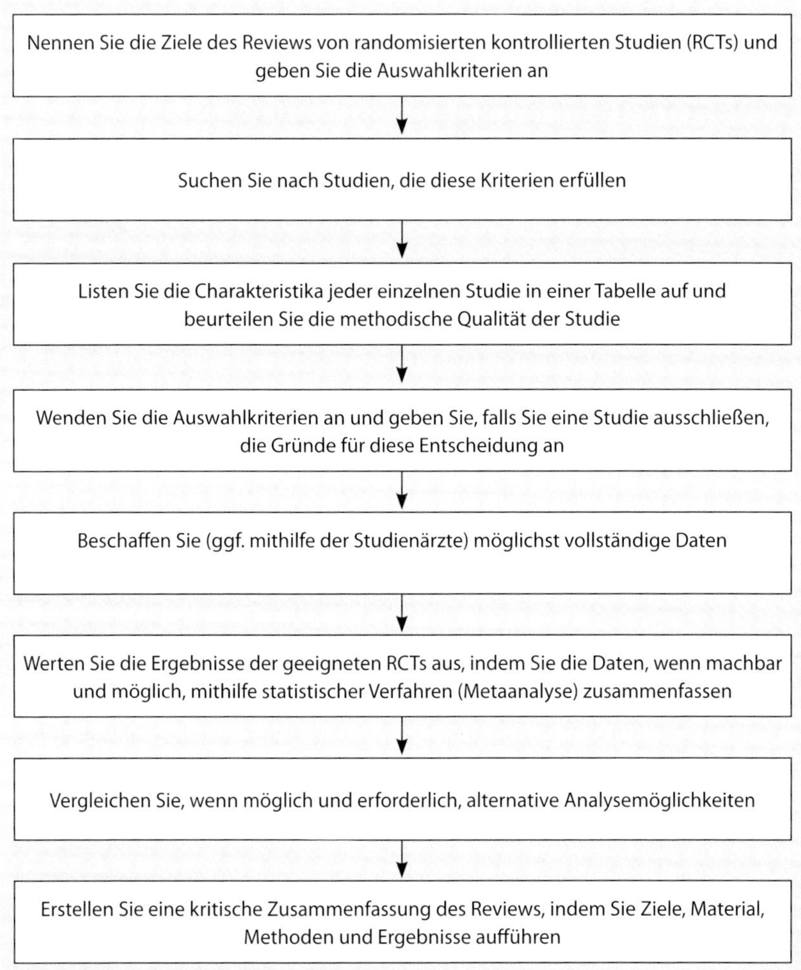

Abbildung 9-1: Methoden zur Erstellung eines systematischen Reviews.

Wie mein Kollege Paul Knipschild vor einigen Jahren bemerkte, hat der Nobelpreisträger Linus Pauling (2) einmal einen Review auf der Grundlage einer selektiven Literaturauswahl veröffentlicht, die seine Hypothese stützten, dass sich Erkältungskrankheiten mit Vitamin C heilen lassen. Eine objektivere Analyse ergab, dass eine von zwei Studien tatsächlich einen Effekt nahelegte, ein aus *allen* verfügbaren Studien hergeleiteter echter Schätzer ließ jedoch darauf schließen, dass Vitamin C gar keinen Einfluss auf den Verlauf von Erkältungskrankheiten hatte. Pauling hat seine Leser wahrscheinlich nicht absichtlich täuschen wollen, aber da seine Begeisterung für die Sache seine wissenschaftliche Objektivität bei Weitem übertraf, ist ihm der *Selektionsbias*, der seine Literaturauswahl beeinträchtigt hat, ganz offenbar entgangen. Die Evidenz zeigt, dass Sie und ich ebenso eigenwillig und unwissenschaftlich vorgehen würden, wenn wir, wie Pauling es getan hat, die medizinische Literatur nach «Beweisen» für unsere Lieblingstheorie durchforsten wollten (3). Einige Vorteile systematischer Reviews sind in **Tabelle 9-1** aufgeführt.

Experten, die sich seit Jahren mit einem Gebiet beschäftigen und wissen, wie die Antwort ausfallen «sollte», sind, wie einmal nachgewiesen wurde, signifikant schlechter dazu in der Lage, einen objektiven Review zu ihrem Fachgebiet zu erstellen, als Nichtexperten (4). Das wäre nicht weiter tragisch, wenn man darauf vertrauen könnte, dass Expertenmeinungen mit den Ergebnissen unabhängiger systematischer Reviews übereinstimmen. Das war seinerzeit aber kaum möglich (5). Von Leuten, die Fachexperten (wie etwa Kardiologen) am liebsten durch Experten auf dem Gebiet der Literaturrecherche und kritischen Bewertung (also Leute, die sich mit der Suche und Bewertung wissenschaftli-

Tabelle 9-1 Vorteile systematischer Reviews (2)

Explizite Methoden *begrenzen systematische Fehler (Bias)* bei der Auswahl und beim Ausschluss von Studien.
Die Schlussfolgerungen sind daher *zuverlässiger* und *genauer*.
Ärzte und andere medizinische Leistungserbringer, Wissenschaftler und Entscheidungsträger können die riesige *Informationsflut* mithilfe von systematischen Reviews besser bewältigen.
Die Zeit zwischen neuen Entdeckungen in der Forschung und der *Umsetzung* wirksamer diagnostischer und therapeutischer Strategien wird dadurch verkürzt (s. Kapitel 12).
Die Resultate verschiedener Studien können formal verglichen werden, um so die Übertragbarkeit der Ergebnisse sowie ihre *Konsistenz* (Fehlen von Heterogenität) zu gewährleisten (s. Abschnitt 8.4).
Die Gründe für *Heterogenität* (zwischen den Studien bestehende Inkonsistenz der Ergebnisse) können dadurch aufgedeckt werden und zu neuen Hypothesen über Subgruppen führen (s. Abschnitt 8.4).
Quantitative systematische Reviews (Metaanalysen) erhöhen die *Genauigkeit* des Gesamtergebnisses (s. Abschnitte 4.6 und 8.3).

cher Arbeiten in allen möglichen Bereichen befassen) ersetzen würden, werden diese vernichtenden Untersuchungen noch immer gern zitiert. Die Ergebnisse konnten in den letzten paar Jahren allerdings nicht reproduziert werden. Vielleicht sollten wir den heutigen Experten dann doch zugutehalten, dass sich ihre Empfehlungen auf eine sorgfältige Bewertung der Evidenz stützen! Allgemein gilt aber: Wenn Sie jemanden damit beauftragen, die beste objektive Evidenz für den Nutzen von Antikoagulanzien bei Vorhofflimmern aufzuspüren, dann sollten Sie sich an einen Experten für systematische Reviews wenden, der diese Aufgabe gemeinsam mit einem Experten für Vorhofflimmern für Sie erledigt.

Um gegenüber Pauling (2) fair zu bleiben: Er hat einige Studien erwähnt, die seine Theorie, Vitamin C beuge Erkältungskrankheiten vor, ernsthaft anzweifelten. Aber alle diese Studien hat er als «methodisch schlampig» abgetan. Allerdings traf dieser Vorwurf auch auf viele der Studien zu, die Pauling in seine Analyse aufnahm. Da sie jedoch mit seiner Theorie übereinstimmten, war er – womöglich unbewusst – gegenüber den Schwächen im Design dieser Arbeiten anscheinend weniger kritisch (6).

Ich erwähne dieses Beispiel nur, um zu zeigen, dass es bei der Erstellung eines systematischen Reviews nicht nur darauf ankommt, gründlich und objektiv nach relevanten Artikeln zu suchen, sondern auch explizite Kriterien unabhängig von den Studienergebnissen aufzustellen, nach denen man einen Artikel als «schlampig» beurteilt. Anders gesagt: Sie müssen eine Studie nicht deshalb verwerfen, weil alle anderen Studien auf diesem Gebiet zu einem anderen Ergebnis gekommen sind (s. Abschnitt 9.4), sondern weil – *wie auch immer die Ergebnisse ausgefallen sein mögen* – die Zielsetzung und Methodik der Studie Ihre Einschlusskriterien oder Ihren Qualitätsstandard nicht erfüllen (s. Abschnitt 3.1).

9.2 Systematische Reviews beurteilen

Zu den wichtigsten Entwicklungen in der evidenzbasierten Medizin (EbM) seit der Erstauflage dieses Buches im Jahr 1995 gehört die Verständigung über ein strukturiertes Standardformat für die Erstellung von systematischen Reviews. Die ursprüngliche Version dieser Vereinbarung war die sogenannte QUORUM-Erklärung (das dem CONSORT-Format für die Berichterstattung über randomisierte kontrollierte Studien entspricht; vgl. Abschnitt 6.4), die später unter der Bezeichnung *Preferred Reporting Items for Systematic Reviews and Meta-Analyses* (PRISMA) *Statement* aktualisiert wurde (7). Dank dieser strukturierten Checklisten findet man sich in systematischen Reviews und Metaanalysen sehr viel leichter zurecht. Nachstehend sind einige auf der PRISMA-

Checkliste beruhende Fragen (allerdings stark verkürzt und vereinfacht) aufgeführt, die man im Hinblick auf einen systematischen Review von quantitativer Evidenz stellen sollte.

Frage 1: Hat der Review eine wichtige klinische Frage untersucht?

In Kapitel 3 habe ich erklärt, wie wichtig es ist, eine Frage zu definieren, wenn man Veröffentlichungen über eine klinische Studie oder eine andere Form der Primärforschung liest. Ich habe dies «sich zurecht finden» genannt, denn eine sichere Methode, sich von einer Veröffentlichung verwirren zu lassen, besteht darin, nicht zu wissen, wovon sie handelt. Was vielleicht aber noch wichtiger ist (aber leider auch noch sehr viel häufiger vergessen wird), ist die Formulierung einer spezifischen beantwortbaren Frage, wenn man einen Review zu Primärstudien erstellt. Sollten Sie jemals versucht haben, die Ergebnisse von einem Dutzend klinischer Studien in einer Hausarbeit, einem Leitartikel oder als Notizen zur Prüfungsvorbereitung zusammenzufassen, werden Sie wissen, wie leicht man sich in Nebenaspekten des Themas verliert, über die man eigentlich gar nichts schreiben wollte.

Die Frage, die in einem systematischen Review untersucht werden soll, muss sehr präzise formuliert werden. Der Reviewer muss eine dichotome (Ja-/Nein-) Entscheidung treffen, ob er eine potenziell relevante Veröffentlichung berücksichtigen oder als «irrelevant» ausschließen soll. Die Frage «Verhindern Antikoagulanzien Schlaganfälle bei Patienten mit Vorhofflimmern?» klingt ziemlich spezifisch, solange Sie sich die Liste potenziell zu berücksichtigender Studien noch nicht angeschaut haben. Gehören zum «Vorhofflimmern» sowohl rheumatisch als auch nicht-rheumatisch bedingte Formen (die mit ganz unterschiedlichen Schlaganfallrisiken einhergehen), und gehört auch das intermittierende Vorhofflimmern dazu? Mein Großvater bekam beispielsweise immer dann für ein paar Stunden Vorhofflimmern, wenn er Kaffee trank, sodass er wohl in jeder Studie ein Fall für die «Grauzone» gewesen wäre.

Umfasst «Schlaganfall» sowohl den ischämischen Schlaganfall, der durch ein *blockiertes* Gefäß im Gehirn ausgelöst wird, als auch den hämorrhagischen Schlaganfall, der durch ein *geplatztes* Blutgefäß verursacht wird? Und, wo wir schon bei platzenden Blutgefäßen sind, sollten wir in diesem Zusammenhang nicht auch Schaden und Nutzen von Antikoagulanzien gegeneinander abwägen? Wird der Begriff «Antikoagulanzien» im engeren Sinne verwendet (d.h. bezieht er sich auf Medikamente, die auf die Gerinnungskaskade einwirken) wie Heparin, Marcumar und Dabigatran, oder schließt er auch Medikamente ein, die die Blutgerinnungstendenz herabsetzen (z.B. Aspirin und Clopidogrel)? Und sollten die Reviewer schließlich Studien über Patienten einschließen, die bereits einen Schlaganfall oder eine transitorische ischämische Attacke (einen leichten Schlaganfall, der sich innerhalb von 24 Stunden bessert) hatten, oder sollten sie sich auf Patienten ohne diese starken Risikofaktoren beschränken? Die «einfache» Frage von vorhin hat sich als unbeantwortbar herausgestellt, sodass wie sie wie folgt verfeinern müssen:

> *Um die Wirksamkeit (effectiveness) und Sicherheit einer Antikoagulationstherapie vom Marcumar-Typ in der Sekundärprävention (d. h. nach vorangegangenem Schlaganfall oder ischämischer Attacke) zu bewerten, wird diese Therapie bei Patienten mit allen Formen des Vorhofflimmerns im Vergleich zur Thrombozytenaggregationshemmung untersucht. (8)*

Frage 2: Wurde in der/n richtigen Datenbank(en) gründlich recherchiert, und wurden auch andere potenziell wichtige Quellen durchsucht?
Einer der Vorteile von systematischen Reviews (s. Abb. 9-1, S. 160) besteht darin, dass der Autor anders als im narrativen oder journalistischen Review ausführen muss, woher er seine Informationen hat und wie sie weiter bearbeitet wurden. Wie ich in Kapitel 2 erläutert habe, ist die Literaturrecherche in der Datenbank Medline eine Wissenschaft für sich. Aber selbst bei der besten Medline-Recherche werden wichtige Veröffentlichungen übersehen, sodass der Reviewer auch auf die in Abschnitt 2.6 aufgeführten Datenbanken und gelegentlich auch noch auf viele weitere zurückgreifen muss: Beispielsweise haben meine Kollegen und ich für einen systematischen Review über die Verbreitung von Innovationen in Gesundheitseinrichtungen insgesamt 15 Datenbanken durchsucht, von denen mir vor Beginn der Studie neun völlig unbekannt waren (9).

Bei der Suche nach Studien für einen Review ist sprachlicher Imperialismus aus wissenschaftlichen wie auch aus politischen Gründen unbedingt zu vermeiden. Der deutschen Bezeichnung «placebokontrollierte Doppelblindstudie» und dem französischen Ausdruck «une étude randomisée à double insu face au placebo» sollte genauso viel Gewicht beigemessen werden wie einem «double blind, randomised controlled trial» (6), obwohl die Nicht-Berücksichtigung von Studien, die in einer anderen Sprache als Englisch veröffentlicht wurden, nicht generell mit verzerrten Ergebnissen assoziiert ist; es ist aber schlechter wissenschaftlicher Stil (10). Ferner kann es, wenn eine statistische Analyse der Ergebnisse (Metaanalyse) geplant ist, notwendig sein, die Autoren der Primärstudien um Rohdaten zu ihren Patienten zu bitten, die ursprünglich nicht im veröffentlichten Review enthalten waren (s. Abschnitt 9.3).

Aber auch wenn der Reviewer all dies bedacht hat, hat seine systematische Suche gerade erst begonnen. Wie Knipschild und Mitarbeiter (6) bei ihrer Suche nach Studien über Vitamin C und Erkältungsprophylaxe gezeigt haben, ließen sich nur 22 der insgesamt 61 aufgenommenen Studien durch die Suche in ihren elektronischen Datenbanken ermitteln. Die übrigen 39 Studien wurden durch Handsuchen im *Index Medicus* entdeckt (14 zuvor nicht identifizierte Studien), durch Sichten der Bibliografien von zuvor in Medline identifizierten Studien (weitere 15 Studien) sowie durch Literaturhinweise in Bibliografien (9 weitere Studien). Eine zusätzliche Studie, die durch keine der vorangegangenen Recherchen identifiziert werden konnte, stammte aus einer Bibliografie der Bibliografie einer Bibliografie.

Gehen Sie mit dem Reviewer aber nicht zu hart ins Gericht, wenn er sich nicht bis aufs i-Tüpfelchen genau an diesen Rat gehalten hat. Denn insgesamt fanden Knipschild und Mitarbeiter (6) heraus, dass nur eine der Studien, die nicht in Medline aufzufinden war, ihre strengen Anforderungen an die methodische Qualität erfüllte und letztendlich einen Beitrag zu ihrem systematischen Review über die Erkältungsprävention durch Vitamin C geleistet hat. Der Einsatz aufwendigerer Suchstrategien (wie z.B. das Nachverfolgen von Literaturzitaten in Bibliografien, Citation Tracking, schriftliche Anfragen bei allen bekannten Experten und die Jagd nach «grauer Literatur») (**Tab. 9-2** sowie Abschnitt 2.6) nimmt wahrscheinlich an Bedeutung zu, wenn es um Studien geht, die außerhalb des medizinischen Mainstreams angesiedelt sind. So konnte mein eigenes Team für den Bereich Gesundheitsmanagement zeigen, dass nur etwa ein Viertel der hochwertigen relevanten Veröffentlichungen durch elektronische Suchen ermittelt werden konnte (11).

Tabelle 9-2: Checkliste der Datenquellen für einen systematischen Review.

Medline-Datenbank
Cochrane Controlled Trials Register (s. Abschnitt 2.3)
Andere medizinische und paramedizinische Datenbanken (s. das komplette Kapitel 2)
Fremdsprachige Literatur
«Graue Literatur» (Dissertationen, interne Berichte, Zeitschriften ohne Peer-Review, Daten der pharmazeutischen Industrie)
In Primärquellen enthaltene Literaturverzeichnisse (sowie Bibliografien von Bibliografien usw.)
Andere, Experten bekannte unveröffentlichte Quellen, die durch persönliche Kontaktaufnahme identifiziert werden können
Rohdaten aus veröffentlichten Studien, die durch persönliche Kontaktaufnahme zu den Autoren beschafft werden können

Frage 3: Wurde die methodische Qualität beurteilt, und wurden die Studien entsprechend gewichtet?

Die Kapitel 3 und 4 enthalten ebenso wie Anhang 1 einige Checklisten, mit denen überprüft werden kann, ob eine Veröffentlichung aus methodischen Gründen ohne Umschweife verworfen werden sollte. Aber auch wenn nur 1% aller klinischen Studien jenseits aller methodischen Kritik stehen, lautet die praktische Frage, wie man sicherstellen kann, dass eine «kleine Studie mit perfektem Studiendesign» im Verhältnis zu einer größeren Studie mit zwar adäquaten, aber nicht unbedingt einwandfreien Methoden angemessen gewichtet wird. Wie in der PRISMA-Erklärung betont wird, gilt es die Kernfrage zu beantworten, in welchem Umfang die methodischen Mängel die Ergebnisse des Reviews beeinträchtigt haben könnten (7).

Häufig sind die methodischen Schwächen, die die Studienergebnisse beeinträchtigen, grundsätzlicher Art (d.h. themenunabhängig, s. Anhang 1). Aber es gibt auch spezielle methodische Kriterien, die eine Unterscheidung zwischen guten, mittelmäßigen und schlechten Veröffentlichungen in einem bestimmten Fachgebiet ermöglichen. Daher gehört es zu den Aufgaben eines systematischen Reviewers, eine Liste mit allgemeinen wie auch speziellen Qualitätskriterien aufzustellen, anhand derer sich die Qualität sämtlicher Studien bewerten lässt. Theoretisch könnte eine Gesamtpunktzahl ermittelt werden, in der die «methodische Gesamtqualität» zum Ausdruck käme. In der Praxis ist gegenüber einer numerischen Klassifizierung jedoch Vorsicht geboten, da es keinen Goldstandard für die «richtige» methodische Qualität einer Studie gibt und solche zusammengesetzten Punktwerte sich in der Praxis daher wahrscheinlich weder als valide noch als zuverlässig erweisen würden. Lesern, die noch mehr über die Entwicklung und Anwendung von Qualitätskriterien auf Studien im Rahmen eines systematischen Reviews erfahren möchten, empfehle ich die neueste Ausgabe des Handbuchs für Cochrane-Reviewer (12).

Frage 4: Inwieweit sind die Ergebnisse durch die Art der Reviewerstellung determiniert?

Wenn Sie diese Frage nicht verstehen, sollten Sie einen Blick in die ironisch gemeinte Veröffentlichung von Counsell et al. in der Weihnachtsausgabe des *British Medical Journal* 1994 werfen (13). Darin wurde eine Pseudobeziehung zwischen den Ergebnissen beim Würfelspiel und den Folgen eines akuten Schlaganfalls «nachgewiesen«. Die Autoren berichteten über mehrere Würfelexperimente, in denen rote, weiße und grüne Würfel eine jeweils andere Behandlungsform für akuten Schlaganfall bedeuteten.

Insgesamt ergaben die «Studien» keinen signifikanten Nutzen der drei Behandlungsmethoden. Dennoch zeigte die Simulation mehrerer durchaus vorstellbarer Situationen während der Erstellung der Metaanalyse – wie etwa der Ausschluss einiger «negativer» Studien durch Publikationsbias (s. Abschnitt 3.3), eine Subgruppenanalyse ohne Berücksichtigung der Daten aus den Experimenten mit der roten Würfeltherapie (da die roten Würfel in der Retrospektive schädlich zu sein schienen) und anderer vollkommen willkürlicher Ausschlüsse aufgrund von Schwächen in der «methodischen Qualität», dass die «Würfeltherapie» bei akutem Schlaganfall anscheinend einen hoch signifikanten Nutzen aufweist.

Sie können natürlich niemanden vom Schlaganfall heilen, indem Sie würfeln. Aber wenn diese simulierten Ergebnisse Teil einer medizinischen Kontroverse wären (wie etwa die Frage, welche postmenopausalen Frauen eine Hormonersatztherapie erhalten oder ob alle Babys in Steißlage durch Kaiserschnitt zur Welt kommen sollten), würden Ihnen diese subtilen Biasformen dann überhaupt auffallen? Sie müssten sich wohl durch sämtliche «Was wäre wenn?»-Fragen durcharbeiten. Was wäre passiert, wenn der Autor des systematischen Reviews die Einschlusskriterien für Studien verändert hätte? Was wäre, wenn unveröffentlichte Studien ausgeschlossen worden wären? Was wäre, wenn seine «Qualitätsgewichtung» anders ausgefallen wäre? Was wäre, wenn Studien minderer methodischer Qualität eingeschlossen (oder ausgeschlossen) worden wären? Was wäre, wenn man davon ausginge, dass alle Patienten, die eine Studie nicht regulär abschließen, verstorben sind (oder geheilt wurden)?

Eine Untersuchung dieser «Was wäre wenn?»-Fragen nennt man auch *Sensitivitätsanalyse*. Wenn Sie meinen, dass ein derartiges Jonglieren mit den Daten nichts oder kaum etwas an den Gesamtergebnissen eines Reviews ändert, dann können Sie davon ausgehen, dass die Schlussfolgerungen des Reviews relativ solide sind. Wenn einem jedoch die Hauptergebnisse abhanden kommen, sobald sich eine der «Was wäre wenn?»-Fragen ändert, sollte die Schlussfolgerung zurückhaltender formuliert werden. Dann sollten Sie lieber noch abwarten, bevor Sie Ihr Vorgehen in der Praxis aufgrund solcher Schlussfolgerungen ändern.

Frage 5: Wurden die Messergebnisse plausibel interpretiert und im breiteren Kontext der Problematik diskutiert?

Wie der nächste Abschnitt zeigen wird, lässt man sich schnell von den Abbildungen und Grafiken in einem systematischen Review beeindrucken. Doch jedes Ergebnis, wie präzise, genau, «signifikant» und anderweitig unwiderlegbar es auch immer sein mag, muss im Zusammenhang mit der schrecklich

Tabelle 9-3: Die richtige Gewichtung von Studien in einem systematischen Review.

Jede Studie sollte im Hinblick auf folgende Aspekte beurteilt werden:
Methodische Qualität, d. h. das Ausmaß, in dem Studiendesign und -durchführung für systematische Fehler anfällig sind (s. Abschnitt 4.4)
Genauigkeit: d. h. ein Maß für die Wahrscheinlichkeit von Zufallsfehlern (sind in der Regel an breiten Konfidenzintervallen erkennbar)
Externe Validität: das Ausmaß, in dem die Studienergebnisse auf eine bestimmte Zielpopulation übertragbar bzw. anwendbar sind

(Zu Recht legen Gutachter und Herausgeber von Fachzeitschriften großen Wert auf weitere Qualitätsaspekte wie wissenschaftliche Relevanz, klinische Relevanz und schriftstellerische Qualität; für den systematischen Reviewer spielen sie allerdings keine so große Rolle mehr, wenn er die zu untersuchende Frage erst einmal definiert hat.)

einfachen und (oft) frustrierend allgemeinen Frage stehen, die der Review untersucht. Der Arzt muss entscheiden, inwieweit (wenn überhaupt) dieses numerische Ergebnis, *sei es nun signifikant oder nicht*, die medizinische Versorgung eines einzelnen Patienten beeinflussen sollte.

Ein bei der Erstellung oder Beurteilung eines systematischen Reviews besonders zu beachtender Punkt ist die externe Validität der eingeschlossenen Studien **(Tab. 9-3)**. Eine Studie kann von hoher methodischer Qualität sein und präzise und zahlenmäßig eindrucksvolle Ergebnisse aufweisen. Wurde sie aber an Teilnehmern unter 60 Jahren durchgeführt, ist sie für Patienten, die älter als 75 sind, nicht valide. Wenn irrelevante Studien für systematische Reviews herangezogen werden, führt das garantiert zu Absurditäten und schmälert die Glaubwürdigkeit der Sekundärforschung.

9.3 Metaanalysen für Nicht-Statistiker

Wenn ich ein Wort nennen sollte, das die Angst und den Schrecken vieler Studenten, Ärzte und Verbraucher gegenüber der evidenzbasierten Medizin auf den Punkt bringt, so lautete dieses Wort «Metaanalyse». Die Metaanalyse ist definiert als eine *statistische Synthese der numerischen Ergebnisse mehrerer Studien, die alle die gleiche Frage untersuchen.* Dem Statistiker gelingt damit gleich ein Doppelschlag: Zuerst erschreckt er uns mit allen möglichen statistischen Tests in den einzelnen Veröffentlichungen, um dann mit einer Batterie von völlig neuen Tests aufzuwarten, mit denen er Odds Ratios, Konfidenzintervalle und Signifikanzwerte berechnet.

Wie ich in Abschnitt 5.1 bereits gebeichtet habe, gerate auch ich leicht in Panik, wenn ich Brüche, Quadratwurzeln und fast vergessene griechische Buchstaben sehe. Aber bevor Sie die Metaanalyse in die Schublade der Spezialverfahren verbannen, die Sie nie verstehen werden, sollten Sie sich zwei Dinge vergegenwärtigen. Erstens: Ein Metaanalytiker mag von seiner Arbeit zwar besessen sein, aber er ist in jedem Fall *auf Ihrer Seite*. Viele Nicht-Statistiker können eine Metaanalyse besser verstehen als den Haufen von Primärstudien, auf denen sie beruht. Auf die Gründe dafür werde ich gleich noch zurückkommen. Zweitens: Die statistischen Methoden zur Erstellung einer Metaanalyse sind exakt dieselben wie für jede andere Datenanalyse auch; lediglich die Zahlen sind etwas größer.

Nach Erledigung der vorbereitenden Arbeiten für den systematischen Review (s. Abb. 9-1) muss der Metaanalytiker als Erstes entscheiden, welche der verschiedenen Endpunkte, die die Autoren der Primärstudien untersucht haben, sich am besten für die Gesamtsynthese eignen. In Studien über eine bestimmte Chemotherapie bei Brustkrebs z.B. haben manche Autoren womöglich kumulative Mortalitätszahlen (d.h. die Gesamtanzahl der bis zu diesem Zeitpunkt verstorbenen Patientinnen) mit Grenzwerten von drei und zwölf Monaten angegeben, während andere Studien mit sechs Monaten, zwölf Monaten und fünf Jahren als Maß für die kumulative Mortalität arbeiten. Der Metaanalytiker konzentriert sich in diesem Fall vielleicht auf die 12-Monats-Mortalität, da sich diese Daten leicht aus allen Arbeiten extrahieren lassen. Wäre dagegen seiner Meinung nach die 3-Monats-Mortalität ein klinisch relevanter Endpunkt, müsste er, um diese Zahlen berechnen zu können, die Autoren der jeweiligen Studien um die Rohdaten bitten.

Neben der Datenbewältigung gehört es zur Aufgabe des Metaanalytikers, wichtige Informationen zu Einschlusskriterien, Stichprobenumfang, Patientencharakteristika zu Beginn der Studie, Abbruchraten sowie zu primären und sekundären Endpunkten aller in die Metaanalyse eingeschlossenen Studien tabellarisch darzustellen. Wenn ihm diese Aufgabe gut gelungen ist, kann der Leser sowohl die Methoden als auch die Ergebnisse von zwei Studien vergleichen, deren Autoren ihre Forschungsergebnisse auf unterschiedliche Weise formuliert haben. Solche Tabellen wirken optisch gesehen mitunter zwar einschüchternd, sie ersparen Ihnen aber das Überprüfen der Methodenteile jeder einzelnen Veröffentlichung und den Vergleich zwischen den tabellarisch dargestellten Ergebnissen des einen Autors und den als Kreisdiagramm oder Histogramm präsentierten Resultaten des anderen.

Heutzutage werden die Ergebnisse von Metaanalysen zumeist in standardisierter Form dargestellt. Dies liegt zum Teil daran, dass Metaanalytiker häufig eine computergestützte Software benutzen, die die Berechnungen für sie durchführt [eine aktualisierte Übersicht über die verschiedenen Optionen finden Sie in der aktuellen Ausgabe des Handbuchs für Cochrane-Reviewer (12)]; die meisten dieser Softwarepakete umfassen auch ein Grafik-Standardprogramm, mit dem sich die Ergebnisse wie in **Abbildung 9-2** darstellen lassen. Darin sind die Ergebnisse (mit Erlaubnis der Autoren) als bildliche Darstellung (umgangssprachlich als *Forest Plot* oder *Blobbogramme* bezeichnet) der gepoolten Odds Ratios von acht randomisierten kontrollierten Studien über die Behandlung von Depressionen wiedergegeben. In jeder der acht Studien war eine Gruppe, die mit kognitiver Verhaltenstherapie (KVT) behandelt wurde, mit einer Kontrollgruppe verglichen worden, bei der keine aktive Behandlung durchgeführt und die Pharmakotherapie (PHA, d.h. medikamentöse Behandlung) abgesetzt wurde (14). Wichtigster (primärer) Endpunkt in der Metaanalyse war ein Rezidiv innerhalb von einem Jahr.

In der Spalte links außen sind die acht Studien nacheinander aufgelistet; jede Studie ist durch den Nachnamen des Erstautors und das Publikationsjahr wiedergegeben, also z.B. Blackburn (1986). Die zu jeder Studie gehörende waagerechte Linie im Forest-Plot rechts außen gibt die Rezidivwahrscheinlichkeit nach einem Jahr bei Patienten an, die in die KVT-Gruppe randomisiert wurden, im Vergleich zu den der medikamentösen Behandlung (PHA) zuge-

Studie	Statistische Kennzahlen der einzelnen Studien			
	Odds Ratio	Unterer Grenzwert	Oberer Grenzwert	p-Wert
Blackburn (1986)	9,60	0,85	108,72	0,07
Dobson (2008)	3,25	0,88	12,01	0,08
Evans (1992)	9,00	0,81	100,14	0,07
Hollon (2005)	2,86	0,94	8,71	0,07
Jarret (2000)	0,50	0,04	6,68	0,60
Kovacs (1981)	2,88	0,73	11,38	0,13
Shea (1992)	1,66	0,65	4,21	0,29
Simons (1986)	3,15	0,67	14,86	0,15
	2,61	1,58	4,31	0,00

Abbildung 9-2: *Forest Plot* zu den Langzeitwirkungen der kognitiven Verhaltenstherapie (KVT) im Vergleich zu keiner aktiven Behandlung und Beendigung der Pharmakotherapie (PHA). Aus: (14); Abdruck mit freundlicher Genehmigung des *BMJ*.

teilten Patienten. Das Rechteck («blob») in der Mitte dieser Linien stellt den Punktschätzer des Unterschieds zwischen den Gruppen dar (der beste Einzelschätzer des Nutzens, ausgedrückt als eine durch KVT (statt PHA) erzielte Verbesserung der Rezidivrate). Die Länge der Linie bezeichnet das 95 %-Konfidenzintervall (95 %-CI) dieses Schätzers (s. Abschnitt 5.5, Frage 2). Die wichtigste senkrechte Linie, die man sich anschauen sollte, die sogenannte «Nulleffekt-Linie» (kein Wirkungsunterschied), ist diejenige, die in unserem Beispiel einem relativen Risiko (RR) von 1 entspricht. Mit anderen Worten: Wenn die waagerechte Linie, die jeweils für eine Studie steht, die Nulleffekt-Linie nicht schneidet, liegt die Wahrscheinlichkeit, dass ein «echter» Unterschied zwischen den Gruppen in dieser Studie besteht, bei 95 %.

Wenn das Konfidenzintervall des Ergebniswertes (die horizontale Linie) die Nulleffekt-Linie (d.i. die vertikale Linie bei RR = 1) aber *enthält*, kann dies, wie in den Abschnitten 4.6 und 5.5 gezeigt, *entweder* bedeuten, dass kein signifikanter Unterschied zwischen den Behandlungsgruppen besteht *und / oder* dass der Stichprobenumfang zu gering war, um zuverlässig angeben zu können, wo der wahre Wert liegt. Die verschiedenen Einzelstudien ergeben als Punktschätzer für die Odds Ratios der KVT im Vergleich zur PHA Werte zwischen 0,5 und 9,6, und die Konfidenzintervalle etlicher Studien sind so breit, dass sie nicht einmal in die Abbildung passen.

Nun wenden wir uns aber der erfreulichen Seite der Metaanalyse zu. Schauen Sie sich die winzige Raute unterhalb der waagerechten Linien an. Sie repräsentiert die *gepoolten* (zusammengefassten) Daten aller acht Studien (relatives Gesamtrisiko KVT : PHA = 2,61). Das bedeutet, dass die Wahrscheinlichkeit einer Rezidivvorbeugung durch KVT 2,61-mal höher ist als durch PHA, wobei das neue Konfidenzintervall dieses relativen Risikos auch noch sehr viel schmaler ist (1,58 bis 4,31). Da die Raute die Nulleffekt-Linie nicht überlappt, können wir davon ausgehen, dass im Hinblick auf den primären Endpunkt (Rückfall in die Depression innerhalb eines Jahres) ein statistisch signifikanter Unterschied zwischen den beiden Behandlungen besteht. In diesem Beispiel lassen sieben der acht Studien auf einen therapeutischen Nutzen der KVT schließen; dieses Ergebnis erreicht allerdings keine statistische Signifikanz, weil der Stichprobenumfang in keiner der Studien groß genug war.

Doch Vorsicht: Diese nette kleine Raute bedeutet *nicht*, dass Sie allen Patienten mit einer Depression eine KVT anbieten sollten. Die Raute hat eine sehr viel eingeschränktere Bedeutung. Sie besagt nämlich nur, dass der *durchschnittliche* Patient in den Studien dieser Metaanalyse im Hinblick auf den primären Endpunkt (Rückfall in die Depression innerhalb eines Jahres) wahrscheinlich von einer KVT profitieren wird. Bei der Wahl der Behandlung sollte deswegen selbstverständlich auch in Betracht gezogen werden, wie der Patient zu einer Behandlung mit KVT (s. Kapitel 16) und auch zu den relativen Vorteilen dieser Therapie im Vergleich zu *anderen* Behandlungsmöglichkeiten bei Depression steht. In der Veröffentlichung, aus der Abb. 9-2 stammt, wurde auch noch eine zweite Metaanalyse durchgeführt, in der kein signifikanter Unterschied zwischen KVT und fortgesetzter Antidepressivatherapie nachgewiesen werden konnte. Das lässt vielleicht darauf schließen, dass Patienten, die sich keiner KVT unterziehen wollen, durch fortgesetzte Einnahme ihrer antidepressiven Medikation genauso gut abschneiden können (14).

Wie dieses Beispiel zeigt, tragen auch «nicht-signifikante» Studien (d.h. solche, in denen selbst kein signifikanter Unterschied zwischen Therapie- und Kontrollgruppe gefunden wurde) in einer Metaanalyse zu einem gepoolten Ergebnis bei, das statistisch signifikant *ist.* Das wohl berühmteste Beispiel dafür, das die Cochrane Collaboration zu ihrem Logo gemacht hat **(Abb. 9-3)**, ist die Metaanalyse von sieben Studien, in denen bei Schwangeren mit einem Frühgeburtsrisiko die Wirkung einer Steroidbehandlung untersucht wurde (15). Nur zwei der sieben Studien ergaben einen statistisch signifikanten Nutzen (in Bezug auf das Überleben der Neugeborenen), aber die verbesserte Genauigkeit (d.h. die Einengung des Konfidenzintervalls) der gepoolten Ergebnisse (erkennbar an der im Vergleich zu den einzelnen Linien geringeren Breite

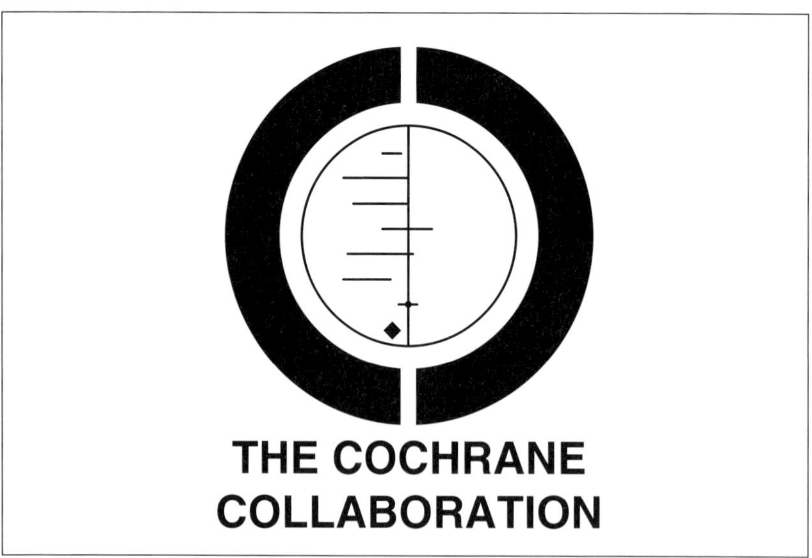

Abbildung 9-3: Logo der Cochrane Collaboration.

der Raute) gibt die Stärke der Evidenz zugunsten dieser Intervention wieder. Die Metaanalyse zeigte, dass die Säuglinge von steroidbehandelten Müttern zu 30 bis 50 % seltener starben als die Säuglinge von Kontrollmüttern. Dieses Beispiel wird in Abschnitt 15.1, in dem es um die Änderung des ärztlichen Verhaltens geht, ausführlicher behandelt.

Inzwischen wird Ihnen klar geworden sein, dass jeder, der daran denkt, eine klinische Studie über eine Intervention durchzuführen, als Erstes eine Metaanalyse aller früheren Studien zu dieser Intervention erstellen sollte. In der Praxis befolgen Wissenschaftler diesen Rat nur selten. Dean Fergusson und Kollegen vom *Ottawa Health Research Institute* haben eine kumulative Metaanalyse aller randomisierten kontrollierten Studien über die Gabe von Aprotinin zur Behandlung perioperativer Blutungen im Rahmen von Herzoperationen durchgeführt (16). Dazu haben sie die Studien in der Reihenfolge ihres Erscheinens zusammengestellt und sind der Frage nachgegangen, was eine Metaanalyse «sämtlicher bisheriger Studien» ergeben hätte (wenn sie seinerzeit durchgeführt worden wäre). Die resultierende kumulative Metaanalyse hielt für die Forscherwelt schockierende Neuigkeiten bereit: Die günstige Wirkung von Aprotinin hatte bereits nach der Durchführung von nur zwölf Studien, d.h. schon 1992, statistische Signifikanz erreicht. Weil damals aber niemand eine Metaanalyse erstellte, wurden weitere 52 klinische Studien durchgeführt (und weitere laufen vielleicht sogar noch). Die Durchführung all dieser Studien war wissenschaftlich gesehen überflüssig und unethisch (weil der Hälfte der Patienten ein Medikament vorenthalten worden war, das das Behandlungsergebnis nachweislich verbesserte). Diesen unnötigen Aufwand veranschaulicht **Abbildung 9-4**.

Wenn Sie den Erläuterungen zur Metaanalyse von publizierten Studienergebnissen bis hierher gefolgt sind, dann interessieren Sie sich vielleicht auch für die ausgefeilteren Techniken der Metaanalyse individueller Patientendaten, mit denen eine genauere und präzisere Zahlenangabe für den Punktschätzer des Effekts möglich ist (17). Vielleicht werfen Sie auch einen Blick in ein Buch, das auf dem besten Wege ist, sich auf diesem Gebiet zu einem Klassiker zu entwickeln (18).

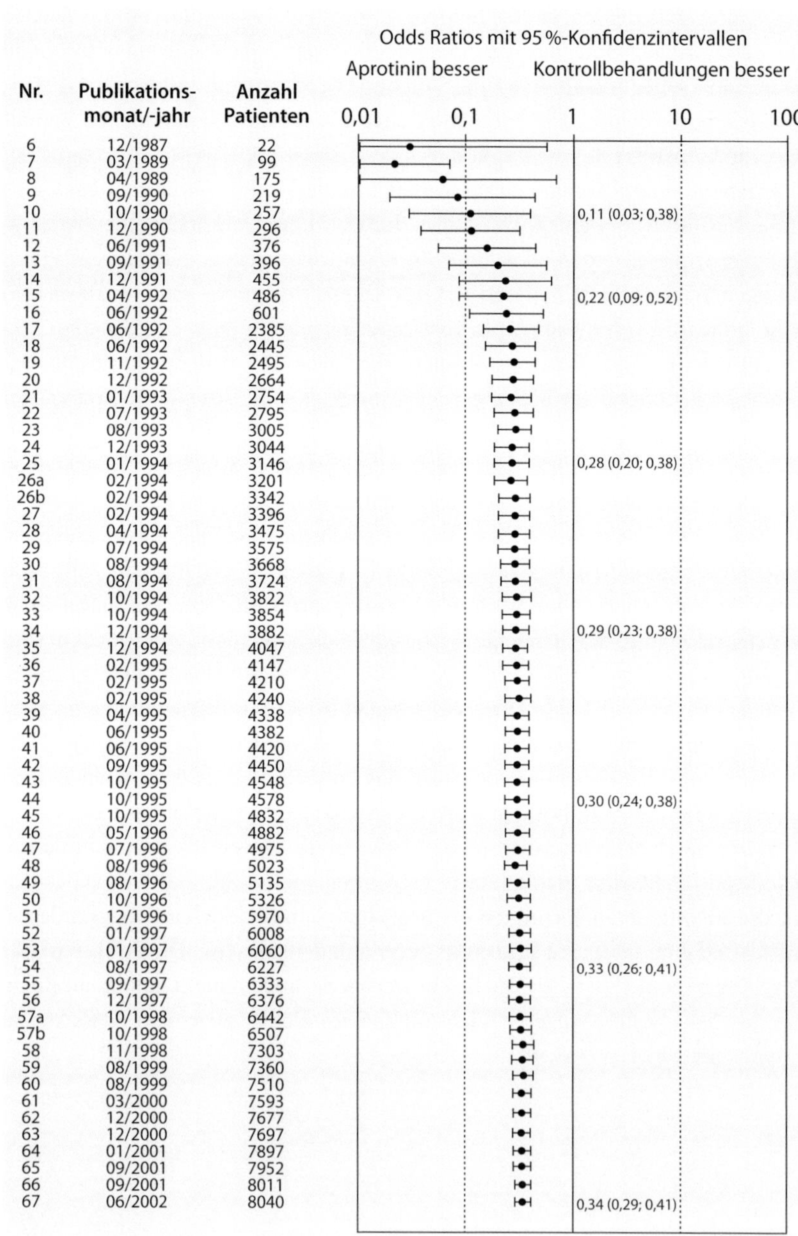

Abbildung 9-4: Kumulative Metaanalyse von randomisierten kontrollierten Studien über die Anwendung von Aprotinin in der Herzchirurgie (16) (Abdruck mit freundlicher Genehmigung von *Clinical Trials*).

9.4 Heterogenität erklären

In der Alltagssprache bedeutet «homogen» «von einheitlicher Zusammensetzung» und «heterogen» «aus vielen unterschiedlichen Teilen zusammengesetzt». In der Sprache der Metaanalyse heißt Homogenität jedoch, dass die Ergebnisse jeder einzelnen Studie mit den Ergebnissen der anderen vergleichbar sind. Die Homogenität kann auf einen Blick beurteilt werden, wenn die Studienergebnisse wie in Abb. 9-2 (S. 170) und Abb. 9-5 dargestellt sind. In Abb. 9-2 liegt die untere Konfidenzgrenze bei jeder Studie unterhalb der oberen Konfidenzgrenze aller übrigen Studien (d.h., bis zu einem gewissen Grad überlappen sich alle waagerechten Linien). Statistisch gesprochen sind die Studien homogen. Im Gegensatz dazu gibt es in Abb. 9-4 einige Studien, deren untere Konfidenzgrenze oberhalb der oberen Konfidenzgrenze einer oder mehrerer anderer Studien liegt (d.h., einige Linien überlappen einander überhaupt nicht). Diese Studien werden als heterogen bezeichnet.

Wahrscheinlich haben Sie mittlerweile erkannt, vor allem wenn Sie bereits Abschnitt 5.5 (Frage 2) zu den Konfidenzintervallen gelesen haben, dass es etwas Willkürliches hat, Studien als heterogen zu bezeichnen, weil ihre Konfidenzintervalle nicht überlappen; denn genauso willkürlich sind auch die Konfidenzintervalle selbst, die auf 90 %, 95 %, 99 % oder auch jeden anderen Wert festgelegt werden könnten. Der maßgebliche Test ist etwas komplexer, als nur ein Lineal gegen einen *Forest Plot* zu halten. Der am häufigsten verwendete Test ist eine Variante des Chi-Quadrat-(χ^2-)Tests (s. Tab. 5-2, S. 100), denn die untersuchte Frage lautet «Gibt es einen größeren als zufallsbedingten Unterschied zwischen den Studienergebnissen?»

Der χ^2-Heterogenitätstest wird im Detail von Thompson (19) erläutert, der auch die folgende nützliche Faustregel formuliert: Der Wert des χ^2 entspricht im Durchschnitt seinen Freiheitsgraden (in diesem Fall heißt das die Anzahl der Studien in der Metaanalyse minus 1). Ein χ^2 von 7,0 bei acht Studien wäre also kein Nachweis für statistische Heterogenität. Allerdings würde dieses Ergebnis auch nicht beweisen, dass die Studien homogen sind, vor allem weil die Power des χ^2-Test nicht ausreicht (s. Abschnitt 4.6), um eine geringfügige, aber bedeutsame Heterogenität aufzudecken.

Ein χ^2-Wert, der viel größer ist als die Anzahl der Studien in einer Metaanalyse, sagt uns, dass die Studien sich in einem wichtigen Punkt voneinander unterscheiden. Dies kann beispielsweise an bekannten Unterschieden in der Methodik liegen (wenn die Autoren z.B. verschiedene Fragebögen benutzt haben, um die Symptome einer Depression zu beurteilen) oder an bekannten klinischen Unterschieden zwischen den Studienteilnehmern (wenn z.B. ein

Krankenhaus vor allem Schwerstkranke aufnimmt). Es kann jedoch auch an nicht erkannten oder nicht erfassten Unterschieden zwischen den Studien liegen, über die der Metaanalytiker nur spekulieren kann, wenn er von den Autoren nicht weitere Details erfährt. Denken Sie daran: Statistische Heterogenität nachzuweisen ist eine mathematische Übung und Aufgabe des Statistikers, aber diese Heterogenität zu *erklären* (d.h. nach klinischer Heterogenität zu suchen und sie zu begründen) ist eine interpretative Aufgabe, die Vorstellungskraft erfordert und von einem erfahrenen Arzt oder Wissenschaftler vorgenommen werden sollte.

Die aus dem entsprechenden Kapitel von Thompson (19) stammende **Abbildung 9-5** zeigt die Ergebnisse von 10 Studien zur Cholesterinsenkung. Die Resultate sind als prozentuale Reduktion des Risikos für eine Herzerkrankung angegeben, die mit einer Senkung des Serum-Cholesterinspiegels um 0,6 mmol/l einhergeht. Die waagerechten Linien stellen das 95%-Konfidenzintervall für jedes Studienergebnis dar, und es ist, auch ohne dass wir den χ^2-Wert von 127 kennen, offensichtlich, dass die Studien sehr heterogen sind.

Wenn man die Studienergebnisse aus Abb. 9-5 einfach «mitteln» würde, kämen sehr irreführende Resultate heraus. Der Metaanalytiker muss sich auf seine Primärquellen besinnen und fragen, welche Unterschiede zwischen Studie A und B bestanden und was die Studien E, F und H gemeinsam haben, da sie sich auf derselben Seite der Abbildung befinden. In diesem Beispiel wurde für das Alter der Studienteilnehmer korrigiert, was zu einer Verringerung des

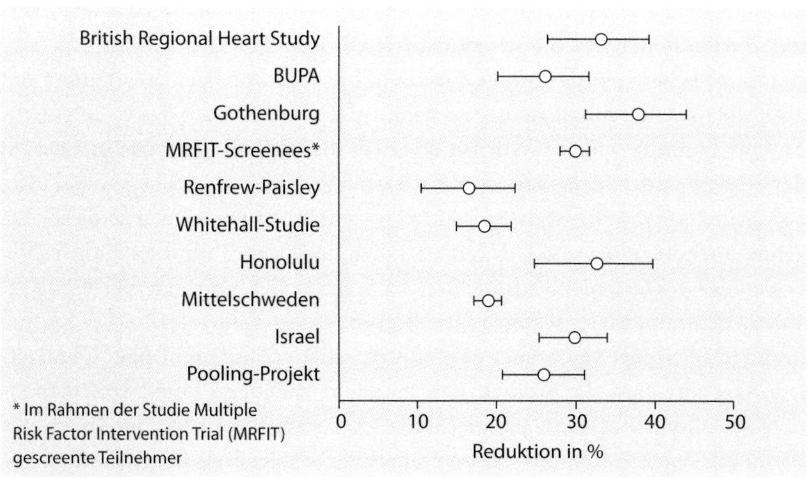

Abbildung 9-5 Reduktion des KHK-Risikos durch Strategien zur Cholesterinsenkung (aus: (20) (Abdruck mit freundlicher Genehmigung des *Royal College of General Practitioners*).

c2-Wertes von 127 auf 45 führte. Anders ausgedrückt: Ein Großteil der «Inkompatibilität» zwischen den Studienergebnissen lässt sich damit erklären, dass eine Strategie (etwa eine Spezialdiät), die den Cholesterinspiegel erfolgreich senkt, einem Herzinfarkt bei 45-Jährigen mit einer sehr viel höheren Wahrscheinlichkeit vorbeugt als bei 85-Jährigen.

Darauf gründet im Wesentlichen auch der Unmut von Professor Hans Eysenck, in dessen Beitrag (21) die Wissenschaft der Metaanalyse energisch und sehr unterhaltsam kritisiert wird. Würde man Wissenschaftler in Pauschalierer und Haarspalter einteilen, gehörte Eysenck zu den Haarspaltern. Die Zusammenfassung der Ergebnisse von Studien, die in verschiedenen Populationen, an verschiedenen Orten, zu verschiedenen Zeiten und aus unterschiedlichen Gründen durchgeführt wurden, läuft seinem Sinn für Qualität und das Besondere offenbar zuwider (s. Kapitel 12).

Eysencks Vorbehalte gegenüber Metaanalysen gehen zurück auf die berüchtigte Metaanalyse, die fälschlicherweise zeigte, dass Herzinfarktopfer signifikant von einer intravenösen Magnesiumgabe profitieren würden. Eine spätere Großstudie mit 58 000 Patienten (ISIS-4) konnte keinerlei Nutzen feststellen, und die irreführenden Schlussfolgerungen der Metaanalytiker ließen sich im Nachhinein durch Publikationsbias, methodische Schwächen der kleineren Studien und klinische Heterogenität erklären (22, 23). Zur Vertiefung der Diskussion um das Für und Wider von Metaanalysen versus Großstudien sei nebenbei auch auf einen neueren Artikel (24) verwiesen.

Eysencks mathematische Naivität («Eine medizinische Behandlung, deren Wirkung so verborgen ist, dass sie erst durch eine Metaanalyse nachgewiesen werden muss, möchte ich lieber nicht über mich ergehen lassen.») ist peinlich und vielleicht auch der Grund, warum die Herausgeber des Buches *Systematic Reviews* in der 2. Auflage auf sein Kapitel verzichteten. Dem Kern seiner Argumentation kann ich aber durchaus zustimmen. Da ich mich selbst auch eher zu den Haarspaltern zähle, würde ich Eysencks Bedenken gegen Metaanalysen in der Pflichtlektüreliste für angehende systematische Reviewer ganz oben ansiedeln. Tatsächlich habe ich mich auch einmal in den Ring gewagt, als Griffins (25) Metaanalyse von Primärstudien zur Diabetesbehandlung durch Primärversorgungsteams veröffentlicht wurde. Obwohl ich für den Wissenschaftler Griffin Hochachtung empfinde, hielt ich seine mathematische Zusammenfassung der meiner Meinung nach sehr unterschiedlichen Studien, in denen zudem auch geringfügig unterschiedliche Fragestellungen untersucht wurden, für nicht gerechtfertigt. Denn wie ich es in meinem Kommentar zu seinem Artikel ausgedrückt habe, denke ich, dass «vier Äpfel und fünf Orangen in der Summe vier Äpfel und fünf Orangen ergeben und nicht neun Orangenäpfel» (26). Simon Griffin zählt sich selbst jedoch zu den Pauschalierern, und es gibt viele und auch klügere Leute als mich, die argumentieren, dass er vollkommen Recht damit hatte, seine Daten so zu analysieren, wie er es in seinem Artikel beschrieben hat. Glücklicherweise sind wir uns einig darüber, dass wir in diesem Punkt unterschiedliche Auffassungen vertreten, und auf einer persönlichen Ebene sind wir Freunde geblieben.

9.5 Neue Herangehensweisen an systematische Reviews

In diesem Kapitel habe ich die am häufigsten gewählte Form des systematischen Reviews vorgestellt: die Zusammenfassung von Therapiestudien. Wenn Sie damit zurechtkommen, haben Sie vielleicht Lust bekommen, ein wenig in der Literatur über die anspruchsvolleren Formen des systematischen Reviews – z.B. von diagnostischen Studien (27) – und der noch jungen Wissenschaft des systematischen Reviews von qualitativer Forschung (und gemischten qualitativen und quantitativen Studien) zu stöbern, auf die ich in Kapitel 11 genauer eingehen werde. Ich für mein Teil habe mit Kollegen an der Entwicklung neuer Herangehensweisen an den systematischen Review gearbeitet, die eher die grundsätzlichen Unterschiede zwischen Primärstudien in den Mittelpunkt stellen und erforschen (als zu versuchen, sie zu «mitteln») – ein Vorgehen, das sich meiner Ansicht nach besonders für die Erstellung systematischer Reviews von gesundheitspolitischen Entscheidungen eignet (28, 29). Aber dies sind eher Ausnahmeanwendungen, die allesamt über die elementaren Grundlagen hinausgehen, und wenn Sie dieses Buch lesen, um sich auf eine Prüfung vorzubereiten, werden Sie sie wahrscheinlich vergeblich im Lehrplan suchen.

Wenn Sie selbst eher der Meinung von Professor Eysenck im vorangehenden Abschnitt zuneigen, interessieren Sie sich vielleicht auch noch für andere theoretische Kritiken des systematischen Reviews. Ein ausgezeichneter philosophischer Artikel stammt von MacLure (30), die die Auffassung vertritt, dass ein herkömmlicher systematischer Review mit seiner Überbetonung von Protokollen und Abläufen die interpretativen wissenschaftlichen Tätigkeiten wie Lesen, Schreiben und Diskutieren abwertet und sie durch eine Reihe von auditfähigen technischen Aufgaben ersetzt. Dieser Wandel, so behauptet sie, sei zum Teil das Werk eines neuen Managerialismus («Managerherrschaft») in der Forschung und führe zu einer «Callcenter-Version der Forschungssynthese». In einem kurzen Kommentar mit dem Titel «Warum sind Cochrane-Reviews so langweilig? » habe ich einmal argumentiert, dass eine übermäßig technokratische Herangehensweise an die Datenextraktion und die Datensynthese den

Review seiner Bedeutung beraubt (20). Das mag zwar zutreffen und MacLure nicht ganz Unrecht haben, doch sollten wir das Kind nicht mit dem Bade ausschütten. Ein systematischer Review – am rechten Platz – rettet Leben.

Literatur

1 Caveman A. The invited review? Or, my field, from my standpoint, written by me using only my data and my ideas, and citing only my publications. *J Cell Sci* 2000; **113**(Pt 18): 3125.

2 Pauling L. *How to Live Longer And Feel Better.* Portland, Oregon. Oregon State University Press. 1986; 3125–3126.

3 McAlister FA, Clark HD, van Walraven C, et al. The medical review article revisited: has the science improved? *Ann Intern Med* 1999; **131**(12): 947–951.

4 Oxman AD, Guyatt GH. The science of reviewing research. Ann N Y Acad Sci 1993; **703**(1): 125–134.

5 Antman EM, Lau J, Kupelnick B, et al. A comparison of results of meta-analyses of randomized control trials and recommendations of clinical experts. *JAMA* 1992; **268**(2): 240–248.

6 Knipschild P. Systematic reviews. Some examples. *BMJ* 1994; **309**(6956): 719–721.

7 Moher D, Liberati A, Tetzlaff J, et al. Preferred reporting items for systematic reviews and meta-analyses: the PRISMA statement. *Ann Intern Med* 2009; **151**(4): 264–269.

8 Bruins Slot KM, Berge E, Saxena R, et al. Oral anticoagulants versus antiplatelet therapy for preventing stroke and systemic embolic events in patients with atrial fibrillation. *Cochrane Database Syst Rev* 2012, Issue 2: CD009538.

9 Greenhalgh T, Robert G, Macfarlane F, et al. Diffusion of innovations in service organizations: systematic review and recommendations. *The Milbank Quarterly* 2004; **82**(4): 581–629.

10 Morrison A, Polisena J, Husereau D, et al. The effect of English-language restriction on systematic review-based meta-analyses: a systematic review of empirical studies. *Int J Technol Assess Health Care* 2012; **28**(2): 138–144

11 Greenhalgh T, Peacock R. Effectiveness and efficiency of search methods in systematic reviews of complex evidence: audit of primary sources. *BMJ* 2005; **331**(7524): 1064–1065.

12 Higgins JPT, Green S. *Cochrane Handbook for Systematic Reviews of Interventions.* Version 5.1. 0 [updated March 2011]. Oxford: The Cochrane Collaboration, 2011.

13 Counsell CE, Clarke MJ, Slattery J, et al. The miracle of DICE therapy for acute stroke: fact or fictional product of subgroup analysis? *BMJ* 1994; **309**(6970): 1677.

14 Cuijpers P, Hollon SD, van Straten A, et al. Does cognitive behaviour therapy have an enduring effect that is superior to keeping patients on continuation pharmacotherapy? A meta-analysis. *BMJ Open* 2013; **3**(4) doi: 10.1136/bmjopen-2012-002542 [published Online First: Epub Date].

15 Egger M, Smith GD, Altman D. *Systematic Reviews in Health Care: Meta-Analysis in Context.* Chichester:Wiley.com, 2008.

16 Fergusson D, Glass KC, Hutton B, et al. Randomized controlled trials of Aprotinin in cardiac surgery: could clinical equipoise have stopped the bleeding? *Clinical Trials* 2005; **2**(3): 218–232.

17 Stewart LA, Tierney JF. To IPD or not to IPD? Advantages and disadvantages of systematic reviews using individual patient data. *Evaluation & the Health Professions* 2002; **25**(1): 76–97.
18 Borenstein M, Hedges LV, Higgins JP, et al. *Introduction to Meta-Analysis.* Chichester:Wiley.com, 2011.
19 Thompson SG. Why and how sources of heterogeneity should be investigated. In: Egger M, Davey Smith G, Altman DG, eds. *Systematic Reviews in Health Care: Meta-Analysis in Context.* London: BMJ Publications, 2001; 157–175.
20 Greenhalgh T. Outside the box: why are Cochrane reviews so boring? *Br J Gen Pract* 2012; 62(600): 371.
21 Eysenck H. Problems with meta-analysis. In: Chalmers I, Altman DG, eds. *Systematic Reviews.* London: BMJ Publications, 1995.
22 Higgins JP, Spiegelhalter DJ. Being sceptical about meta-analyses: a Bayesian perspective on magnesium trials in myocardial infarction. *Int J Epidemiol* 2002; **31**(1): 96–104.
23 Egger M, Smith GD. Misleading meta-analysis. *BMJ* 1995; **311**(7007): 753–754.
24 Hennekens CH, DeMets D. The need for large-scale randomized evidence without undue emphasis on small trials, meta-analyses, or subgroup analyses. *JAMA* 2009; **302**(21): 2361–2362.
25 Griffin S. Diabetes care in general practice: meta-analysis of randomised control trials. *BMJ* 1998; **317**(7155): 390–396.
26 Greenhalgh T. Commentary: meta-analysis is a blunt and potentially misleading instrument for analysing models of service delivery. *BMJ* (Clinical research ed.) 1998; 317(7155): 395–396.
27 Devillé WL, Buntinx F, Bouter LM, et al. Conducting systematic reviews of diagnostic studies: didactic guidelines. *BMC Med Res Methodol* 2002; **2**(1): 9.
28 Wong G, Greenhalgh T, Westhorp G, et al. RAMESES publication standards: meta-narrative reviews. *BMC Med* 2013; 11: 20. www.biomedcentral.com/1741-7015/11/20.
29 Wong G, Greenhalgh T, Westhorp G, et al. RAMESES publication standards: realist syntheses. *BMC Med* 2013; **11**: 21. www.biomedcentral.com/1741-7015/11/21.
30 MacLure M. ‹Clarity bordering on stupidity’: where’s the quality in systematic review? *J Educ Pol* 2005; **20**(4): 393–416.

10. Veröffentlichungen, die Ihnen sagen, was Sie tun sollen (Leitlinien)

10.1 Die große Leitliniendebatte

In keinem Bereich ist die Kluft zwischen den in vorderster Linie arbeitenden Ärzten und den in Hinterzimmern agierenden Entscheidungsträgern größer als in ihrer Haltung gegenüber klinischen Leitlinien. Entscheidungsträger (und dazu zähle ich all jene, die eine bestimmte Meinung dazu haben, wie Medizin in einer idealen Welt praktiziert werden sollte, u.a. Politiker, hochrangige Führungskräfte, Klinikdirektoren, Akademiker und Dozenten) haben eine Vorliebe für Leitlinien. Ärzte hingegen, die an vorderster Front stehen (d.h. Menschen, die ihre gesamte Zeit mit der Behandlung von Patienten verbringen), empfinden oftmals eine starke Abneigung gegenüber Leitlinien.

Bevor wir aber dieses heiße politische Eisen anfassen, brauchen wir eine Definition von Leitlinien. Folgende soll uns dabei genügen:

Leitlinien sind systematisch entwickelte Aussagen zur Unterstützung der Entscheidungsfindung von Ärzten über die angemessene medizinische Vorgehensweise bei speziellen gesundheitlichen Problemen in spezifischen klinischen Situationen.

Bei der Aktualisierung dieses Kapitels habe ich ausgiebig auf einen ausgezeichneten Übersichtsartikel über evidenzbasierte Leitlinien (was man darunter versteht, wie sie erstellt werden, warum wir sie brauchen und was daran strittig ist) Bezug genommen, der von meiner Kollegin Dr. Deborah Swinglehurst (1) stammt. Die Autorin trifft in diesem Beitrag eine wichtige Unterscheidung zwischen *Leitlinien* (die in der Regel als allgemeine Prinzipien formuliert sind und dem Arzt einen vergleichsweise großen Ermessensspielraum lassen) und *Protokollen*, die sie folgendermaßen definiert:

Protokolle sind Anweisungen, was in bestimmten Situationen zu tun ist. Sie ähneln den Leitlinien, lassen aber weniger Raum für die individuelle Beurteilung, werden häufig für weniger erfahrene Mitarbeiter oder für die Anwendung in Situationen entwickelt, in denen die jeweiligen Eventualitäten vorhersagbar sind.

Die Ziele von Leitlinien sind in **Tabelle 10-1** zusammengefasst. Für den Widerstand von Ärzten gegen Leitlinien lassen sich verschiedene Erklärungen anführen (27):

- Die ärztliche Freiheit («Ich lasse mir von niemandem vorschreiben, wie ich meine Patienten zu behandeln habe»)
- Uneinigkeit unter Experten über die Qualität der Evidenz («Na ja, wenn die sich schon nicht einig werden können … »)
- Mangelnde Würdigung der Evidenz seitens der Ärzte («Das ist ja alles schön und gut, aber als ich noch studiert habe, da hat man uns beigebracht, bei Asthma zurückhaltender mit Steroiden umzugehen»)
- Defensive Medizin («Ich kontrolliere sowieso alle Untersuchungen noch mal – sicher ist sicher»)
- Strategische und finanzielle Zwänge («Wir können uns keine neuen Geräte leisten»)
- Spezielle praktische Hindernisse («Wo habe ich diese Leitlinie bloß wieder hingelegt?»)
- Abneigung von Patienten gegen feste Abläufe («Frau Braun besteht darauf, dass bei ihr jedes Jahr ein Abstrich gemacht wird»)

Tabelle 10-1 Ziele von Leitlinien.

1.	Evidenzbasierte Standards explizit und zugänglich machen (s. dazu den nachfolgenden Text: Derzeit sind nur wenige im Umlauf befindliche Leitlinien wirklich evidenzbasiert)
2.	Die Entscheidungsfindung in der Klinik und am Krankenbett leichter und objektiver machen
3.	Einen Maßstab für die Bewertung der ärztlichen Leistung zur Verfügung stellen
4.	Arbeitsteilung (z. B. zwischen Haus- und Fachärzten) festlegen
5.	Patienten und Ärzte über das gegenwärtig beste Vorgehen aufklären
6.	Die Kosteneffektivität von Gesundheitsleistungen erhöhen
7.	Ein Instrument der externen Kontrolle bereitstellen

- Konkurrierende Einflüsse anderer nicht-medizinischer Faktoren («Wenn wir den neuen Computer erst einmal zum Laufen gebracht haben ...»)
- Fehlendes patientenspezifisches Feedback zur ärztlichen Leistung («Es sieht so aus, als behandle ich diese Beschwerden richtig»)
- Verwirrung («Es scheint so, als würde mir die Leitlinie bei meinem Problem nicht weiterhelfen zu können»)

Das Argument der «ärztlichen Freiheit» wird mit dem Bild des medizinischen Hanswursts vom Tisch gefegt, der blind durch die Ambulanz stolpert, immer noch die gleichen Krankheiten diagnostiziert und die gleichen Medikamente verschreibt, wie er es vor 40 Jahren an der Universität gelernt hat, und der seit damals nie einen Fachartikel gelesen hat. Solche Vorstellungen sind Wasser auf die Mühlen all derjenigen, die einem Großteil, wenn nicht der gesamten medizinischen Praxis «Expertenleitlinien» überstülpen und all diejenigen zur Verantwortung ziehen wollen, die es nicht schaffen, sich auf dem Laufenden zu halten.

Das Gegenargument gegen den exzessiven Gebrauch von Leitlinien und vor allem ihre zwangsweise Verordnung «von oben» ist allerdings schlagkräftig und wurde von Professor Grimley Evans (8) sehr schön auf den Punkt gebracht:

> *Es besteht die Sorge, dass der Arzt, wenn keine Evidenz vorhanden ist, die auf den fraglichen Fall eindeutig anwendbar sind, durch Leitlinien dazu gezwungen werden könnte, wissenschaftliche Belege heranzuziehen, die von zweifelhafter Relevanz sind und vielleicht in einer anderen Patientengruppe in einem anderen Land zu einer anderen Zeit und unter einer ähnlichen, aber nicht identischen Therapie generiert wurden. Dies ist «evidence-biased medicine» [durch Evidenz verzerrte Medizin]. Die Evidenz auf diese Weise zu nutzen lässt an den legendären Betrunkenen denken, der unter der Laterne nach seinem Schlüssel sucht, nicht weil er ihn dort verloren hat, sondern weil es dort hell ist.*

Grimley Evans Sorge, die alle praktizierenden Ärzte teilen, die aber nur wenige artikulieren können, ist, dass Politiker und Gesundheitsmanager auf den EbM-Zug aufgesprungen sind, um mithilfe von Leitlinien die Behandlung der Krankheit und nicht die des Patienten zu verordnen. Dies führt dazu – so die Befürchtungen, dass man Urteile über Patienten und deren Krankheiten der veröffentlichten Evidenz unterordnen muss, dass diese oder jene Intervention «durchschnittlich betrachtet» wirksam ist. **Tabelle 10-2** führt weitere echte und subjektiv wahrgenommene Nachteile von Leitlinien auf, die aus verschiedens-

Tabelle 10-2 Echte und subjektiv wahrgenommene Nachteile von Leitlinien.

1. Rein verstandesmäßig sind uns Leitlinien mitunter suspekt, denn sie geben eine «Expertenmeinung» wieder, die möglicherweise unvernünftige Vorgehensweisen manifestiert.
2. Die Einschränkung von Unterschieden in der Praxis kann dazu führen, dass anstelle der besten Vorgehensweise eine «Durchschnittsmedizin» zum Standard erhoben wird.
3. Unter Umständen verhindern sie Innovationen und den diskreten und einfühlsamen Umgang mit dem Einzelfall.
4. Auf nationaler und regionaler Ebene entwickelte Leitlinien werden den lokalen Bedürfnissen unter Umständen nicht gerecht, oder die vor Ort praktizierenden Ärzte können sich nicht damit identifizieren.
5. In den für die Sekundärversorgung entwickelten Leitlinien kommen die demografischen, klinischen oder praktischen Unterschiede, die zwischen Sekundär- und Primärversorgungsbereich existieren, möglicherweise nicht zum Ausdruck.
6. Leitlinien können zu einer unerwünschten Verschiebung der Machtverhältnisse zwischen den verschiedenen medizinischen Berufsgruppen führen (z.B. zwischen praktizierenden Ärzten und Medizinwissenschaftlern oder zwischen Kostenträgern und Leistungserbringern). Das kann dazu führen, dass die Erstellung von Leitlinien als politische Maßnahme aufgefasst wird.
7. Veraltete Leitlinien können der Umsetzung neuer wissenschaftlicher Evidenz entgegenstehen.

ten Quellen zusammengetragen wurden (2–6). Aber beim Lesen der obigen Unterscheidung zwischen Leitlinien und Protokollen wird Ihnen wahrscheinlich aufgefallen sein, dass eine gute Leitlinie Sie nicht dazu zwingen würde, Ihren gesunden Menschenverstand oder Ihr Urteilsvermögen über Bord zu werfen – sie würde Ihnen einfach eine empfohlene Vorgehensweise zur Kenntnis bringen, die Sie in Betracht ziehen könnten.

Aber auch eine perfekte Leitlinie kann dem vielbeschäftigten Arzt Arbeit machen. Dazu schickte mir mein Freund Neal Maskrey vor einiger Zeit folgendes Zitat aus einem Beitrag im *Lancet*:

> *Wir untersuchten einen [24-Stunden-] Dienst in der akutmedizinischen Abteilung unseres Krankenhauses. Während einer vergleichsweise ruhigen Schicht wurden 18 Patienten mit insgesamt 44 Diagnosen vorstellig. Die Leitlinien zu diesen Krankheitsbildern, die der diensthabende Arzt gelesen, im Kopf behalten und korrekt angewendet haben sollte, beliefen sich auf*

3679 Seiten. Darin waren nur die von NICE [National Institute for Health and Care Excellence], den verschiedenen Royal Colleges und größeren Fachgesellschaften der letzten drei Jahre enthalten. Wenn das Lesen einer Seite etwa zwei Minuten dauert, dann muss der diensthabende Arzt 122 Stunden mit Lesen verbringen, um mit den Leitlinien Schritt zu halten. (9)

Leitlinienprojekte schießen wie Pilze aus dem Boden. Ihren Erfolg verdanken sie zumindest teilweise einer wachsenden «Nachweiskultur», die nun – so sagen viele – in zahlreichen Ländern gesetzlich verankert werden soll. Im britischen *National Health Service* (NHS) sind sämtliche Ärzte, Pflegekräfte, Apotheker und Angehörige anderer Gesundheitsberufe vertraglich verpflichtet, eine klinische Versorgung auf der Grundlage der besten verfügbaren wissenschaftlichen Evidenz zu leisten. Eine Möglichkeit, diese löbliche Zielsetzung zu fördern und zu steuern, stellen die von offiziellen Stellen – beispielsweise vom *National Institute of Health and Care Excellence* (NICE; www.nice.org.uk) in Großbritannien entwickelten oder anerkannten Leitlinien dar. Während die medizinrechtlichen Auswirkungen von «offiziellen» Leitlinien in Großbritannien nur selten untersucht wurden, haben Gerichte in den USA verfügt, dass Leitlinienersteller für fehlerhafte Leitlinien haftbar gemacht werden können. Beunruhigender ist allerdings ein Prozess, der vor Kurzem in den USA stattgefunden hat und in dem ein Arzt angeklagt wurde, weil er bei einem glücklosen 53-jährigen Patienten ein Prostatakarzinom im Frühstadium übersehen hatte. Das Gericht weigerte sich, das Argument der Verteidigung anzuerkennen, dass der Arzt einer evidenzbasierten Leitlinie gefolgt sei (die Ärzten empfiehlt, Patienten über die dem prostataspezifischen Antigentest (PSA-Test) bei asymptomatischen Männern mittleren Alters anhaftende Unsicherheit aufzuklären und dann gemeinsam zu entscheiden, ob der Test durchgeführt werden sollte) (10).

10.2 Wie können wir sicherstellen, dass evidenzbasierte Leitlinien befolgt werden?

Zwei der führenden internationalen Experten für das heikle Thema der Implementierung von klinischen Leitlinien sind Richard Grol und Jeremy Grimshaw. In einer frühen Untersuchung der Arbeitsgruppe um Grol waren die wichtigsten Faktoren, die mit der erfolgreichen Befolgung einer Leitlinie oder eines Protokolls in Zusammenhang standen, die Wahrnehmung des Arztes, dass die Leitlinie oder das Protokoll unstrittig (68 % Compliance vs. 35 %, wenn sie als strittig wahrgenommen wurde) und evidenzbasiert war (71 % vs. 57 %, wenn nicht), dass sie explizite Empfehlungen enthielt (67 % vs. 36 %, wenn es sich lediglich um vage Empfehlungen handelte) und dass sie nicht mit Änderungen bestehender Routinen verbunden war (67 % vs. 44 %, wenn eine größere Veränderung empfohlen wurde) (7).

Ein weiterer früher Beitrag von Grimshaw und Russell (11), der in **Tabelle 10-3** zusammengefasst ist, ergab, dass die Wahrscheinlichkeit, dass eine Leitlinie tatsächlich befolgt wird, von drei Faktoren abhängt:

1. von der Entwicklungsstrategie (wo und wie die Leitlinie erstellt wurde)
2. von der Disseminierungsstrategie (wie sie Ärzten zur Kenntnis gebracht wurde)
3. von der Implementierungsstrategie (wie der Arzt dazu gebracht und darin unterstützt wurde, sich an die Leitlinie zu halten, auch bei organisatorischen Fragen).

Was die Entwicklungsstrategie betrifft, sind Leitlinien, wie Tab. 10-3 zeigt, am effektivsten, wenn sie auf lokaler Ebene von den Personen erstellt werden, die sie schließlich anwenden sollen, wenn sie als Teil einer speziellen Schulungsintervention eingeführt und im Rahmen einer patientenspezifischen Erinnerungshil-

Tabelle 10-3 Klassifikation klinischer Leitlinien nach ihrer Erfolgswahrscheinlichkeit.

Erfolgswahrscheinlichkeit	Entwicklungsstrategie	Disseminierungsstrategie	Implementierungsstrategie
Hoch	intern	Spezielle Schulungsintervention (z. B. Informationspaket zum problembasierten Lernen)	Patientenspezifische Erinnerungshilfen zum Zeitpunkt der Konsultation
Überdurchschnittlich	intermediär	Fortbildung (z. B. Vorträge)	Patientenspezifisches Feedback
Unterdurchschnittlich	extern, lokal	Anschreiben von Zielgruppen	Allgemeines Feedback
Gering	extern, national	Veröffentlichung in einer Fachzeitschrift	Allgemeine Erinnerungshilfe

Quelle: Grimshaw und Russell (11); Abdruck mit freundlicher Genehmigung von Elsevier.

fe zum Zeitpunkt der Konsultation implementiert werden. Welche Bedeutung der persönlichen Einbindung zukommt (d.h. dem Gefühl, dass diejenigen, die sich an neue Spielregeln gewöhnen sollen, auch an der Aufstellung dieser Regeln beteiligt werden), liegt auf der Hand. Es gibt umfangreiche Literatur über die Managementtheorie, die – was einem auch der gesunde Menschenverstand schon sagt – die Annahme stützt, dass Fachleute sich Veränderungen widersetzen, die sie als Bedrohung ihrer Existenz (d.h. ihres Einkommens), ihrer Selbstachtung und ihres Kompetenz- oder Autonomiegefühls wahrnehmen. Wenn also Ärzte und Angehörige anderer Gesundheitsberufe in die Festlegung der Standards, an denen ihre Leistung gemessen werden soll, eingebunden werden – das leuchtet ein – dann lassen sich in der Regel stärkere Veränderungen in den Patientenoutcomes erzielen, als wenn sie außen vor bleiben.

Zunächst wurden Grimshaws Schlussfolgerungen von verschiedener Seite fälschlicherweise so ausgelegt, als ob auf nationaler Ebene erstellte Leitlinien keinerlei Bedeutung hätten, da lediglich die lokal erstellten Leitlinien Auswirkungen auf die Praxis zeigten. Die lokale Anpassung und Einbindung der Betroffenen sind zwar unzweifelhaft kritische Faktoren für den Erfolg eines Leitlinienprogramms, doch wäre es töricht, wenn die lokalen Leitliniengruppen nicht auf die unter hohem Kostenaufwand erstellten zahllosen nationalen und internationalen evidenzbasierten Empfehlungen zurückgreifen wollten (12).

Bei der Berücksichtigung der Anregungen lokaler Gesundheitsteams geht es nicht darum, das Rad in Bezug auf die Zusammenfassung der Evidenz neu zu erfinden, sondern bei der Operationalisierung der Leitlinie den jeweiligen Gegebenheiten vor Ort Rechnung zu tragen (12). Beispielsweise könnte eine auf nationaler Ebene erstellte Leitlinie zur Epilepsieversorgung für jeden Bezirk eine Fachkrankenschwester für Epilepsie empfehlen. Und vielleicht haben die Gesundheitsversorgungsteams in einem Bezirk eine solche Stelle auch in einer Anzeige ausgeschrieben, diese Stelle aber nicht besetzen können. Bei den «lokalen Anregungen» könnte es also z.B. um die Frage gehen, wie man das, was eine auf Epilepsie spezialisierte Krankenschwester leisten würde, bei Nichtbesetzung einer solchen Stelle trotzdem anbieten kann.

Im Zusammenhang mit der Disseminierung und Implementierung von Leitlinien haben Grimshaw und Mitarbeiter 2005 einen umfassenden systematischen Review über Strategien zur Förderung der Implementierung von Leitlinien durch Ärzte veröffentlicht (13). Ihre Ergebnisse bestätigten die allgemeine Vorstellung, dass Ärzte nicht so leicht beeinflussbar sind, dass die Bemühungen um eine stärkere Inanspruchnahme von Leitlinien bis zu einem gewissen Grad häufig aber Früchte tragen. Insbesondere stellten sie Folgendes fest:

- In 86 % der Vergleiche lief die Verbesserung in die von der Intervention beabsichtigte Richtung – der Effekt war im Allgemeinen aber gering.
- Die Intervention, die sich durchgängig als wirksam erwies, war die einfache Erinnerungshilfe.
- Die Kontaktpflege im Rahmen von Schulungsprogrammen (z. B. das Aufsuchen von Ärzten in den Kliniken) hatte nur einen bescheidenen Einfluss auf den Implementierungserfolg – und war im Vergleich zu den weniger intensiven Vorgehensweisen sehr teuer.
- Das Verteilen von Schulungsmaterialien führte zu geringen, aber möglicherweise wichtigen Effekten (und hat eine ähnliche Effektgröße wie die intensiveren Interventionen).
- Vielschichtige Interventionen waren nicht unbedingt wirksamer als Einzelinterventionen.
- Aus der Mehrzahl der Primärstudien ließen sich keine Schlussfolgerungen über die Kosteneffektivität der Intervention ableiten.

Der Review von Grimshaw et al. (2005) führte zu einem grundlegenden Umdenken in Bezug auf einige herkömmliche Überzeugungen, die wahrscheinlich auf einen Publikationsbias in Studien über Implementierungsstrategien zurückzuführen waren. Im Gegensatz zu meinen Annahmen in der ersten und zweiten Auflage dieses Buches sind z. B. kostspielige komplexe Interventionen, die auf die Förderung der Implementierung von Leitlinien aufseiten der Ärzte abzielen, im Allgemeinen nicht wirksamer als einfache, kostengünstigere und zielgerichtete Interventionen. Nur 27 % der von Grimshaw und Mitarbeitern untersuchten Interventionsstudien basierten demnach (entweder implizit oder explizit) auf einer ausdrücklich dargelegten Veränderungstheorie. Mit anderen Worten: Die Wissenschaftler in diesen Studien hatten es versäumt, das Design ihrer Intervention auf einen genau formulierten Wirkmechanismus («A soll zu B führen und B wiederum zu C») zu gründen.

In einem anderen Artikel sprachen sich Grimshaw und Mitarbeiter ausdrücklich für eine stärker theoriegeleitete Forschung über die Implementierung von Leitlinien aus (14). Diese Empfehlung regte erhebliche Forschungsaktivitäten an, die in einem Übersichtsartikel von Eccles und Mitarbeitern (15) sowie in einem systematischen Review von theoriegeleiteten Leitlinienentwicklungsstrategien von Davies et al. (14) zusammengefasst wurden. Kurz gesagt: Die Anwendung von Verhaltensänderungstheorien scheint die Nutzung von

Leitlinien durch Ärzte zu verbessern, sie stellt aber – aus all den in Kapitel 15 erörterten Gründen – keine Erfolgsgarantie dar (16).

Zu Grimshaws wichtigsten Beiträgen zur EbM gehörte die Einrichtung einer eigenen Untergruppe der *Cochrane Collaboration*, die sich mit der Prüfung und Zusammenfassung von Forschungsarbeiten über die Nutzung von Leitlinien und anderen damit zusammenhängenden Fragen zur Verbesserung der beruflichen Praxis beschäftigt. Näheres zur EPOC-Gruppe *(Effective Practice and Organisation of Care)* finden Sie auf der Homepage der *Cochrane Collaboration* (www.epoc.cochrane.org/). In der EPOC-Datenbank sind mittlerweile tausende von Primärstudien und mehr als 75 systematische Reviews über das allgemeine Thema der Umsetzung von wissenschaftlicher Evidenz in die Praxis gelistet.

10.3 Zehn Fragen an eine klinische Leitlinie

Swinglehurst (1) hat zu Recht darauf aufmerksam gemacht, dass das ganze Aufheben, das um die Bestärkung von Ärzten in der Befolgung von Leitlinien gemacht wird, nur gerechtfertigt ist, wenn die Leitlinie es überhaupt auch wert ist, befolgt zu werden. Leider können das nicht alle Leitlinien für sich beanspruchen. Die Autorin hebt zwei Aspekte einer guten Leitlinie hervor: ihre Inhalte (ob sie sich z.B. auf einen umfassenden und methodisch sauberen systematischen Review der Evidenz stützen) und den Prozess (wie die Leitlinie entstanden ist). Ich würde hier gern einen dritten Aspekt ergänzen, und zwar die Gestaltung der Leitlinie (wie ansprechend sie auf den vielbeschäftigten Arzt wirkt und wie leicht sie zu befolgen ist).

Wie für alle publizierten Artikel gilt auch für Leitlinien, dass sie sich besser evaluieren ließen, wenn sie in einem Standardformat vorlägen; ein solcher internationaler Standard (das sogenannte *Appraisal-of-Guidelines-for-Research-and-Evaluation-* oder AGREE-Instrument) für die Erstellung, Berichterstattung und Gestaltung von Leitlinien wurde vor einiger Zeit herausgegeben (17). **Tabelle 10-4** enthält eine zum Teil auf den Arbeiten der AGREE-Gruppe beruhende praktische Checkliste, wie man die Beurteilung einer klinischen Leitlinie gliedern kann; in **Tabelle 10-5** sind die überarbeiteten AGREE-Kriterien in Gänze wiedergegeben. Da aber gegenwärtig nur wenige Leitlinien einem solchen Format entsprechen, werden Sie wahrscheinlich den gesamten Text nach den Antworten auf die nachfolgenden Fragen durchsuchen müssen. Bei der Erstellung der Fragenliste habe ich auf die zahlreichen in diesem Kapitel zitierten Beiträge sowie auf das vergleichsweise neue AGREE-Instrument zurückgegriffen.

Tabelle 10-4 Vorschlag für die Gliederung der Bewertung einer klinischen Leitlinie (siehe auch Anhang 1).

Ziel: das hauptsächliche Ziel der Leitlinie (u.a. das Gesundheitsproblem, die Patientenzielgruppe, die Leistungserbringer und der Anwendungsbereich)

Optionen: die Möglichkeiten in der klinischen Praxis, die bei der Formulierung der Leitlinie berücksichtigt wurden

Endpunkte: relevante gesundheitliche und ökonomische Zielkriterien, die beim Vergleich alternativer Vorgehensweisen berücksichtigt wurden

Evidenz: Wie und wann wurde die Evidenz erhoben, ausgewählt und zusammengefasst?

Werte: Angaben dazu, welcher Stellenwert den potenziellen Ergebnissen der therapeutischen Optionen zugemessen wurde und wer an diesem Prozess beteiligt war

Vorteile, Nachteile, Kosten: Art und Größe/Höhe der Vorteile, Nachteile und Kosten, die für die Patienten aus der Leitlinienimplementierung zu erwarten sind

Empfehlungen: Zusammenfassung der wichtigsten Empfehlungen

Validierung: Berichte über externe Reviews, Vergleiche mit anderen Leitlinien oder klinische Untersuchungen zur Leitliniennutzung

Sponsoren und Interessengruppen: Nennung der Personen, die an der Erstellung, Finanzierung oder Befürwortung/Unterstützung der Leitlinie beteiligt waren

Tabelle 10-5: Die sechs Domänen des AGREE-II-Instruments [s. (16)].

Domäne 1: Geltungsbereich und Zweck
1. Das/die Gesamtziel(e) der Leitlinie ist/sind eindeutig beschrieben.
2. Die in der Leitlinie behandelte(n) Gesundheitsfrage(n) ist/sind eindeutig beschrieben.
3. Die Zielpopulation der Leitlinie ist eindeutig beschrieben.
Domäne 2: Beteiligung von Interessengruppen
1. Die Entwicklergruppe der Leitlinie schließt Mitglieder aller relevanten Berufsgruppen ein.
2. Die Ansichten und Präferenzen der Zielpopulation wurden ermittelt.
3. Die Anwenderzielgruppe der Leitlinie ist klar definiert.

Domäne 3: Genauigkeit der Leitlinienentwicklung
1. Bei der Suche nach der Evidenz wurden systematische Methoden angewendet.
2. Die Kriterien für die Auswahl der Evidenz sind eindeutig beschrieben.
3. Die Stärken und Schwächen der Evidenz sind eindeutig beschrieben.
4. Das methodische Vorgehen bei der Formulierung der Empfehlungen ist eindeutig beschrieben.
5. Gesundheitlicher Nutzen, Nebenwirkungen und Risiken wurden bei der Formulierung der Empfehlungen berücksichtigt.
6. Die zugrunde liegende Evidenz kann den Empfehlungen eindeutig zugeordnet werden.
7. Die Leitlinie wurde vor ihrer Veröffentlichung von externen Experten begutachtet.
8. Es existiert ein Verfahren zur Aktualisierung der Leitlinie.
Domäne 4: Klarheit der Gestaltung
1. Die Empfehlungen der Leitlinie sind spezifisch und eindeutig.
2. Die verschiedenen Optionen zur Behandlung der Krankheit oder des Gesundheitsproblems sind eindeutig dargestellt.
3. Die wichtigsten Empfehlungen der Leitlinie sind leicht zu finden.
Domäne 5: Anwendbarkeit
1. Es werden Vorschläge gemacht bzw. Instrumente benannt, die die Implementierung der Leitlinie unterstützen.
2. Mögliche förderliche oder hinderliche Faktoren für die Leitlinienanwendung sind beschrieben.
3. Die möglichen finanziellen Auswirkungen der Anwendung der Leitlinienempfehlungen wurden berücksichtigt.
4. Es werden Kriterien für das Monitoring oder die Überprüfung der Leitlinienanwendung genannt.
Domäne 6: Redaktionelle Unabhängigkeit
1. Die finanzierenden Organisation(en) haben keinen Einfluss auf die Inhalte der Leitlinie genommen.
2. Interessenkonflikte der Mitglieder der Entwicklergruppe wurden dokumentiert und bei der Leitlinienerstellung berücksichtigt.

Frage 1: Bestanden bei der Erstellung und Veröffentlichung dieser Leitlinien signifikante Interessenkonflikte?

Ich will diesen Punkt nicht überstrapazieren, aber eine Pharmafirma, die eine Hormonersatztherapie anbietet, oder ein Professor, der sein Leben lang an der Perfektionierung dieser Behandlung geforscht hat, könnten eher als der Durchschnittsarzt versucht sein, eine Erweiterung der Indikation für eine solche Therapie zu empfehlen. Über die «Medikalisierung» des menschlichen Erlebens ist viel geschrieben worden (Sind lebhafte Kinder mit einer kurzen Aufmerksamkeitsspanne «hyperaktiv»? Sollte man Frauen mit einem schwachen Geschlechtstrieb eine «Therapie» anbieten? usw.). Eine Leitlinie kann zwar evidenzbasiert sein, doch das Gesundheitsproblem, das sie ins Visier nimmt, hat sich vielleicht eine Gruppe ausgedacht, die eine ganz bestimmte Sichtweise der Welt vertritt.

Frage 2: Befasst sich die Leitlinie mit einem relevanten Thema und ist ihre Zielgruppe klar definiert?

Schlüsselfragen für die Themenwahl, die aus einem vor einigen Jahren im *BMJ* erschienenen Artikel (18) stammen, sind in **Tabelle 10-6** wiedergegeben.

In dem Zitat von Grimley Evans in Abschnitt 10.1 wird die Frage gestellt: «Auf wen lässt sich diese Leitlinie anwenden?». Wenn die Evidenz sich auf Personen zwischen 18 und 65 Jahren ohne Begleiterkrankungen bezieht (d.h. wenn ihnen nichts weiter fehlt als die betreffende Krankheit, um die es in der Leitlinie geht), dann ist sie auf Ihren Patienten unter Umständen gar nicht anwendbar. Manchmal bedeutet das, dass Sie sie geradewegs vergessen können. Häufiger jedoch ist Ihr Urteilsvermögen gefragt, um einzuschätzen, ob sich die Evidenz auf Ihren Patienten übertragen lässt.

Frage 3: Waren in der Leitliniengruppe (a) ein Experte, (b) ein Spezialist für Sekundärforschungsmethodik (z.B. ein Metaanalytiker, ein Gesundheitsökonom) und (c) ein Patient mit der fraglichen Krankheit vertreten?

Wenn eine Leitlinie vollständig von einem internen Gremium von «Experten» erstellt wurde, sollten Sie das Ergebnis paradoxerweise kritischer betrachten, da Wissenschaftler bei der Bewertung der Evidenz aus ihrem eigenen Spezialgebiet nachweislich weniger objektiv sind als andere Personen. Wenn man als Schiedsrichter und zur methodischen Beratung einen Außenseiter an Bord holt (d.h. anstelle eines Experten für das betreffende klinische Thema einen Experten für Leitlinienerstellung), sollte sich eine größere Objektivität erzielen lassen. Aber wie Gabbay und Mitarbeiter (19) in einer eleganten qualitativen

Tabelle 10-6: Schlüsselfragen für die Themenwahl bei der Erstellung von Leitlinien [s. (17)].

Betrifft das Gesundheitsproblem (Thema) viele Patienten, ist es mit einem hohen Risiko verbunden und verursacht es hohe Kosten?
Sind in der Versorgungspraxis starke oder unerklärliche Schwankungen zu beobachten?
Ist das Thema für die Versorgungsprozesse und ihre Ergebnisse relevant?
Besteht Verbesserungspotenzial?
Zahlen sich die zeitlichen und finanziellen Investitionen aus?
Ist das Thema für die Mitglieder des Teams hinreichend interessant?
Ist ein Konsens wahrscheinlich?
Kommen Veränderungen auch den Patienten zugute?
Können die Veränderungen auch durchgesetzt werden?

Studie gezeigt haben, leistet die nur schwer zu messende Expertise (das, was man als implizites, verkörpertes Wissen oder *Embodied Knowledge* bezeichnen könnte) der an vorderster Front arbeitenden Ärzte (in diesem Fall von Hausärzten) einen wesentlichen Beitrag bei der Erstellung brauchbarer lokaler Leitlinien. Doch jede noch so objektive Expertise der Welt ist kein Ersatz für einen Patienten, der selbst an der fraglichen Krankheit leidet, und immer mehr Evidenz lässt darauf schließen, dass Patienten und Behandler den Prozess der Leitlinienentwicklung um einen unverzichtbaren dritten Blickwinkel bereichern (20).

Frage 4: Wurden die subjektiven Meinungen der Entwicklergruppe kenntlich gemacht, und wurden sie begründet?

Bei der Leitlinienerstellung geht es nicht nur um einen technischen Prozess, in dessen Verlauf die Evidenz identifiziert und bewertet wird, um daraus anschließend Empfehlungen abzuleiten. Empfehlungen setzen auch Urteilsvermögen (im Hinblick auf persönliche oder soziale Wertvorstellungen, ethische Grundsätze usw.) voraus. Wie das *National Institute for Health and Care Excellence* (NICE) in Großbritannien es formuliert hat (siehe www.nice.org.uk), ist es nur recht und billig, wenn Leitlinienentwickler auch den «ethischen Grundsätzen, den Präferenzen, der Kultur und den Ansprüchen Rechnung tragen, die der Art und dem Umfang der vom National Health Service angebotenen Gesundheitsversorgung zugrunde liegen». Swinglehurst (1) schlägt vier weitere Fragen vor, um dieses subjektive Urteilsvermögen näher zu beleuchten:

- An welchen Leitsätzen orientierte sich die Entscheidung im Hinblick auf die Frage, wie wirksam eine Intervention (im Vergleich zu ihren potenziellen Nachteilen) sein muss, bevor eine entsprechende Empfehlung erwogen wird?
- Auf welche Wertvorstellungen stützt sich das Leitliniengremium, wenn es darum geht zu entscheiden, welche Leitlinien prioritär erstellt werden sollen?
- Welchen ethischen Grundsätzen sind die Leitlinienentwickler verpflichtet – vor allem im Hinblick auf Fragen der Verteilungsgerechtigkeit («Rationierung»)?
- Welche Prozesse kamen explizit zur Anwendung, um etwaige Meinungsverschiedenheiten zwischen den Leitlinienentwicklern zu klären?

Frage 5: Wurden alle relevanten Daten kritisch überprüft und methodisch sauber evaluiert?

Die wissenschaftliche Validität von Leitlinien hängt (unter anderem) davon ab, ob sie sich auf hochwertige Studien der Primärforschung stützen können und wie stark die Evidenz aus diesen Studien ist. Wurde die Literatur überhaupt grundsätzlich analysiert, oder handelt es sich bei diesen Leitlinien lediglich um Feststellungen einer Gruppe ausgesuchter Experten zu den von ihnen bevorzugten Vorgehensweisen, d.h. um sog. Konsensusleitlinien? Wurde bei der Bearbeitung der Literatur eine systematische Recherche durchgeführt, und wurden dabei die in Abschnitt 9.2 beschriebenen Methoden angewandt? Wurden alle bei der Suche identifizierten Artikel berücksichtigt, oder wurde ein explizites Bewertungssystem [wie z.B. GRADE (21)] benutzt, um Artikel von geringer methodischer Qualität auszuschließen und hochwertige Artikel besonders zu gewichten?

Natürlich sollte das Rohmaterial für die Leitlinienerstellung aus aktuellen systematischen Reviews bestehen. Aber in vielen Fällen erweist sich die Suche nach methodisch sauberen und relevanten wissenschaftlichen Arbeiten, auf die sich Leitlinien stützen könnten, als fruchtlos, sodass die Autoren unweigerlich auf die «beste verfügbare» Evidenz oder Expertenmeinungen zurückgreifen müssen.

Frage 6: Wurde die Evidenz korrekt zusammengefasst, und sind die Schlussfolgerungen der Leitlinie mit den vorliegenden Daten vereinbar?
Die Validität einer Leitlinie wird unter anderem auch dadurch maßgeblich beeinflusst, wie die verschiedenen Studien, die für die Leitlinienempfehlungen herangezogen wurden, im Kontext der durch die Leitlinie adressierten klinischen und politischen Erfordernisse zusammengefasst (d. h. synthetisiert) worden sind. Diesen Zweck könnten ein systematischer Review und eine Metaanalyse erfüllt haben; und wenn eine Metaanalyse erstellt wurde, dann sollten Fragen der Wahrscheinlichkeit und des Vertrauens (Konfidenz) auch hinreichend beantwortet worden sein (s. Abschnitt 4.5, Frage 4).

Aber nicht alle Eventualitäten, die im Rahmen der klinischen und gesundheitspolitischen Entscheidungsfindung auftreten können, sind durch systematische Reviews abgedeckt (und werden es auch nie sein können). In vielen, vor allem komplexen Bereichen ist die Meinung von Experten noch immer die beste verfügbare «Evidenz», und in solchen Fällen sollten die Leitlinienentwickler strenge Methoden anwenden, um sicherzustellen, dass sich in den Empfehlungen nicht bloß die Stimme desjenigen Experten niederschlägt, der in Sitzungen die längste Redezeit für sich beansprucht. Formale Leitlinienentwicklungsgruppen bedienen sich normalerweise einer expliziten Methodik [s. dazu z. B. eine Veröffentlichung von NICE (22)].

In einer neueren Analyse von drei «evidenzbasierten» Leitlinien über obstruktive Schlafapnoe wurde festgestellt, dass sie voneinander sehr stark abweichende Empfehlungen abgaben, obwohl sie auf nahezu denselben Primärstudien beruhten. Der Hauptgrund für diese Diskrepanzen war, dass die beteiligten Experten den Studien, die in ihrem eigenen Land durchgeführt worden waren, einen höheren Stellenwert zumaßen (23)!

Frage 7: Befasst sich die Leitlinie mit Schwankungen in der Gesundheitsversorgung und anderen strittigen Bereichen (z. B. Fragen der optimalen Versorgung als Reaktion auf tatsächliche oder subjektiv wahrgenommene Unterfinanzierung)?
Es wäre töricht, dogmatische Feststellungen über eine ideale medizinische Praxis zu verbreiten, ohne dabei zu berücksichtigen, was sich im wirklichen Leben abspielt. Es gibt viele Beispiele für Fälle, in denen Ärzte aus der Reihe tanzen (s. Abschnitt 1.2). Eine gute Leitlinie sollte solche Gegebenheiten von vornherein in Betracht ziehen und nicht darauf hoffen, dass diese fehlgeleitete Minderheit ihren Fehler selbst einsieht und wieder ins Glied zurückkehrt.

Ein weiteres heikles Thema, das in Leitlinien aufgegriffen werden sollte, bezieht sich auf die Frage, in welchen Bereichen wichtige Kompromisse eingegangen werden müssen, wenn eine «ideale» Versorgung aufgrund finanzieller Einschränkungen nicht möglich ist. Wenn es beispielsweise am besten wäre, allen Patienten mit schwerer koronarer Herzkrankheit (KHK) eine Bypass-Operation zukommen zu lassen (das ist, während ich dies schreibe, zwar nicht der Fall, das macht aber nichts), das Gesundheitssystem aber nur 20 % der Operationen auch bezahlen kann – wer soll dann ganz vorn in der Warteschlange anstehen dürfen?

Frage 8: Ist die Leitlinie klinisch relevant, umfassend und flexibel?
Anders formuliert: Ist die Leitlinie aus der Perspektive der praktizierenden Ärzte, Pflegenden, Hebammen, Physiotherapeuten usw. geschrieben, und berücksichtigt sie die Vielfalt der Patienten und Versorgungssituationen? Die häufigste Fehlerquelle liegt möglicherweise darin, dass Leitlinien, die für die Sekundärversorgung und Krankenhausambulanz (wo die Patienten gewöhnlich schwerere Erkrankungen aufweisen) erstellt wurden, auf Umgebungen in der Primärversorgung übertragen werden, in denen die Patienten im Allgemeinen weniger krank sind und unter Umständen weniger Untersuchungen und weniger aggressive Therapien benötigen. Diesen Aspekt habe ich auch schon in Abschnitt 8.2 im Zusammenhang mit der Nützlichkeit von diagnostischen und Screeninguntersuchungen in unterschiedlichen Populationen angesprochen.

Leitlinien sollten alle oder wenigstens die meisten klinischen Eventualitäten abdecken. Was tun, wenn der Patient die empfohlenen Medikamente nicht verträgt? Was tun, wenn nicht alle empfohlenen Blutuntersuchungen angefordert werden können? Was tun, wenn der Patient sehr jung oder sehr alt ist oder an einer weiteren Erkrankung leidet? Genau das sind die Patienten, bei denen die meisten von uns nach Leitlinien greifen. Für den «typischen» Patienten ist nämlich in den seltensten Fällen schriftlicher Rat notwendig. In einer neueren Arbeit von Shekelle und Mitarbeitern (2) wurde auf einen weiteren entscheidenden Faktor hingewiesen, der sich als Hindernis für die Befolgung von Leitlinien erweisen kann, nämlich Multimorbidität: Manchmal leidet der Patient an weiteren Krankheiten, die die Verordnung der empfohlenen Standardtherapie unmöglich machen. Daraus folgt, dass Leitlinienentwickler bei der Formulierung ihrer Empfehlungen routinemäßig auch häufige Begleiterkrankungen berücksichtigen sollten. Flexibilität ist ein besonders wichtiger Aspekt, den nationale und regionale Leitlinienersteller berücksichtigen müssen. Es wurde bereits erwähnt, wie wichtig es für die tatsächliche Nutzung der Leitlinien ist, diejenigen in die Erstellung der Leitlinie einzubinden, die sie letztendlich lokal anwenden. Wenn praktizierende Ärzte keinen ausreichenden Spielraum haben, um die Leitlinien den lokalen Gegebenheiten und ihren

Prioritäten anzupassen, findet eine Leitlinie womöglich niemals den Weg aus der Schublade heraus.

Frage 9: Berücksichtigt die Leitlinie, was Patienten akzeptieren, bezahlen und praktisch umsetzen können?

Es gibt eine apokryphe Geschichte über einen Arzt in den 1940er-Jahren (zu einer Zeit, in der es noch keine effektive Behandlung für Bluthochdruck gab), der entdeckt hatte, dass sich der Blutdruck hypertensiver Patienten reduzieren und das Schlaganfallrisiko drastisch verringern ließe, wenn die Patienten nur gekochten, ungesalzenen Reis aßen. Man erzählt sich auch, dass es den Patienten bei dieser Diät so schlecht ging, dass viele von ihnen Selbstmord begingen.

Dies ist zwar ein extremes Beispiel, aber in den vergangenen Jahren habe ich Leitlinien zur Behandlung von Verstopfung bei älteren Menschen in der Hand gehabt, in denen doch tatsächlich nichts anderes empfohlen wurde als der Verzehr großer Mengen Kleie und die zweimal tägliche Einführung von Zäpfchen. Kein Wunder also, dass die Gemeindeschwestern, vor denen ich übrigens großen Respekt habe, wieder auf das gute alte Rizinusöl zurückgegriffen haben.

Lesern, die sich für eine ausführlichere Diskussion darüber interessieren, wie die Bedürfnisse und Prioritäten von Patienten bei der Leitlinienerstellung berücksichtigt werden können, möchte ich einen neueren Übersichtsartikel von Boivin et al. (20) ans Herz legen.

Frage 10: Enthält die Leitlinie Empfehlungen für ihre eigene Verbreitung, Implementierung und regelmäßige Aktualisierung?

Geht man von der gut dokumentierten Lücke zwischen «guter Praxis» und der Realität (s. oben) und von den Barrieren für eine erfolgreiche Leitlinienimplementierung (s. Abschnitt 10.2) aus, dann sollte es im Interesse der Leitlinienersteller liegen, Verfahren vorzuschlagen, mit denen sich die Leitliniennutzung maximieren lässt. Würde dieses Ziel als Standard von «Leitlinien für gute Leitlinien» anerkannt, dann trügen die Empfehlungen der Leitlinienersteller vielleicht weniger oft das Siegel des Elfenbeinturms. Stattdessen hätten wir es mit plausiblen, brauchbaren Leitlinien zu tun, die man auch dem Patienten erklären könnte. Gleichwohl lässt sich seit dem Erscheinen der ersten Auflage dieses Buches eine sehr positive Entwicklung in der EbM beobachten, und zwar der Wandel in den Einstellungen der Leitlinienentwickler: Inzwischen fühlen sie sich häufig auch dafür verantwortlich, dass eine Verbindung zwischen ihren Arbeitsergebnissen und den Ärzten (und Patienten) im wirklichen Leben hergestellt wird und ihre Empfehlungen in regelmäßigen Abständen überprüft und aktualisiert werden.

Literatur

1 Swinglehurst D. Evidence-based guidelines: the theory and the practice. *Evidence-Based Healthcare and Public Health* 2005; **9**(4): 308–314.
2 Shekelle P, Woolf S, Grimshaw JM, et al. Developing clinical practice guidelines: reviewing, reporting, and publishing guidelines; updating guidelines; and the emerging issues of enhancing guideline implementability and accounting for comorbid conditions in guideline development. *Implement Sci* 2012; **7**(1): 62.
3 Gurses AP, Marsteller JA, Ozok AA, et al. Using an interdisciplinary approach to identify factors that affect clinicians' compliance with evidence-based guidelines. *Crit Care Med* 2010; **38**: S. 282–291.
4 Gagliardi AR, Brouwers MC, Palda VA, et al. How can we improve guideline use? A conceptual framework of implementability. *Implement Sci* 2011; **6**(1): 26.
5 Evans-Lacko S, Jarrett M, McCrone P, et al. Facilitators and barriers to implementing clinical care pathways. *BMC Health Services Research* 2010; **10**(1): 182.
6 Michie S, Johnston M. Changing clinical behaviour by making guidelines specific. *BMJ* 2004; **328**(7435): 343.
7 Grol R, Dalhuijsen J, Thomas S, et al. Attributes of clinical guidelines that influence use of guidelines in general practice: observational study. *BMJ* 1998; **317**(7162): 858–861.
8 Evans JG. Evidence-based and evidence-biased medicine. *Age and Ageing* 1995; **24**(6): 461–463.
9 Allen D, Harkins K. Too much guidance? *Lancet* 2005; **365**(9473): 1768.
10 Merenstein D. Winners and losers. *JAMA* 2004; **291**(1): 15–16.
11 Grimshaw JM, Russell IT. Effect of clinical guidelines on medical practice: a systematic review of rigorous evaluations. *Lancet* 1993; **342**(8883): 1317–1322.
12 Harrison MB, Légaré F, Graham ID, et al. Adapting clinical practice guidelines to local context and assessing barriers to their use. *CMAJ* 2010; **182**(2): E78–84.
13 Grimshaw J, Thomas R, MacLennan G, et al. Effectiveness and efficiency of guideline dissemination and implementation strategies. *Int J Technol Assess Health Care* 2005; **21**(01): 149.
14 Eccles M, Grimshaw J, Walker A, et al. Changing the behavior of healthcare professionals: the use of theory in promoting the uptake of research findings. *J Clin Epidemiol* 2005; 58(2): 107–112.
15 Eccles MP, Grimshaw JM, MacLennan G, et al. Explaining clinical behaviors using multiple theoretical models. *Implement Sci* 2012; 7: 99.
16 Davies P, Walker AE, Grimshaw JM. A systematic review of the use of theory in the design of guideline dissemination and implementation strategies and interpretation of the results of rigorous evaluations. *Implement Sci* 2010; 5: 14.
17 Brouwers MC, Kho ME, Browman GP, et al. AGREE II: advancing guideline development, reporting and evaluation in health care. *CMAJ* 2010; **182**(18): E839–842.
18 Thomson R, Lavender M, Madhok R. How to ensure that guidelines are effective. *BMJ* 1995; **311**(6999): 237–242.
19 Gabbay J, May Al. Evidence based guidelines or collectively constructed «mindlines?» Ethnographic study of knowledge management in primary care. *BMJ* 2004; **329**(7473): 1013.
20 Boivin A, Currie K, Fervers B, et al. Patient and public involvement in clinical guidelines: international experiences and future perspectives. *Qual Saf Health Care* 2010; **19**(5): 1–4.
21 Guyatt G, Oxman AD, Akl EA, et al. GRADE guidelines: 1. Introduction – GRADE evidence profiles and summary of findings tables. *J Clin Epidemiol* 2011; **64**(4): 383–394.

22 Hill J, Bullock I, Alderson P. A summary of the methods that the National Clinical Guideline Centre uses to produce clinical guidelines for the National Institute for Health and Clinical Excellence. *Ann Intern Med* 2011; **154**(11): 752–757.
23 Aarts MC, van der Heijden GJ, Rovers MM, et al. Remarkable differences between three evidence-based guidelines on management of obstructive sleep apnea/hypopnea syndrome. *Laryngoscope* 2013; **123**(1): 283–291.

11. Veröffentlichungen, in denen steht, was uns unsere Gesundheit kostet (ökonomische Analysen)

11.1 Was sind ökonomische Analysen?

Eine ökonomische Analyse kann definiert werden als *eine Analyse, die Entscheidungen zur Ressourcenverteilung mit analytischen Verfahren untersucht.* Was ich zu diesem Thema zu sagen habe, stammt größtenteils aus den Hinweisen für Autoren und Reviewer ökonomischer Analysen, die von Professor Michael Drummonds Arbeitskreis entwickelt wurden (1) sowie aus einer ausgezeichneten Zusammenfassung im Taschenbuchformat von Jefferson et al. (2), die beide betonen, wie wichtig es ist, ökonomische Fragen zu einer Veröffentlichung im Kontext der Gesamtqualität und Relevanz einer Studie zu untersuchen (s. Abschnitt 11.3).

Die erste ökonomische Evaluation, an die ich mich erinnere, war eine Fernsehwerbung mit dem Popstar Cliff Richard, der Hausfrauen zu überzeugen versuchte, dass man mit dem teuersten Spülmittel «am Ende billiger wegkommt». Es war angeblich gründlicher bei Flecken, sanfter zu den Händen und produzierte mehr Schaum pro Cent als «ein typisches billiges Mittel». Obwohl ich damals erst neun Jahre alt war, überzeugte mich das nicht. Mit welchem «typischen billigen Mittel» wurde das teure denn verglichen? Wie viel gründlicher war es bei Flecken? Warum sollte die Wirksamkeit eines Spülmittels anhand der Schaummenge beurteilt werden und nicht anhand der Anzahl sauberer Teller?

Pardon, ich weiß, dies ist ein triviales Beispiel, aber ich möchte es gern benutzen, um die vier Arten ökonomischer Analysen darzustellen, denen Sie in der Literatur begegnen können (zu den herkömmlichen Definitionen s. **Tab. 11-1**):

- *Kostenminimierungsanalyse*: Spülgut kostet pro Flasche 47 Cent, Blitzblank dagegen 63 Cent.
- *Kosteneffektivitätsanalyse*: Mit Spülgut können pro Spülgang 15 Teller mehr gespült werden als mit Blitzblank.

- *Kosten-Nutzwert-Analyse*: Ausgedrückt als qualitätsangepasste Hausfrauenarbeitszeit (ein zusammengesetzter Wert, der Zeit und Aufwand des Tellerspülens und die durch das Spülmittel verursachte Sprödheit der Hände berücksichtigt) ergibt Spülgut 29 Einheiten pro ausgegebenem Euro, Blitzblank dagegen nur 23 Einheiten.
- *Kosten-Nutzen-Analyse:* Die Nettogesamtkosten (d.h. die direkten Kosten des Produkts, die indirekten Kosten für den Zeitaufwand und der geschätzte

Tabelle 11-1 Arten von ökonomischen Analysen.

Analysentyp	Zielkriterium	Anwendungsbedingungen	Beispiel
Kostenminimierungsanalyse *(cost-minimisation analysis)*	Keines	Wenn man weiß (oder annehmen kann), dass beide Interventionen den gleichen Effekt haben	Preisvergleich zwischen einem Markenmedikament und seinem Generikum (bei nachgewiesener Bioäquivalenz)
Kosteneffektivitätsanalyse *(cost-effectiveness analysis)*	Natürliche Einheiten (z.B. gewonnene Lebensjahre)	Wenn der Effekt der Intervention durch ein Hauptzielkriterium ausgedrückt werden kann	Vergleich zweier präventiver Therapien bei einer ansonsten tödlichen Erkrankung
Kosten-Nutzwert-Analyse *(cost-utility analysis)*	Vorteilseinheiten (z.B. qualitätsangepasste Lebensjahre)	Wenn der Effekt der Intervention auf den Gesundheitszustand zwei oder mehr wichtige Dimensionen hat (z.B. Nutzen und Nebenwirkungen eines Medikaments)	Vergleich des Nutzens zweier präventiver Varizentherapien in Bezug auf chirurgisches Behandlungsergebnis, kosmetisches Erscheinungsbild und das Risiko eines schwerwiegenden unerwünschten Ereignisses (z.B. Lungenembolie)
Kosten-Nutzen-Analyse *(cost-benefit analysis)*	Geldeinheiten (z.B. geschätzte Kosten durch Produktivitätsverlust)	Wenn eine Intervention für eine Erkrankung A mit einer Intervention für eine Erkrankung B verglichen werden soll	Zur Unterstützung der Entscheidung des Kostenträgers, ob ein Herztransplantationsprogramm oder eine Schlaganfall-Rehabilitationsstation finanziert werden soll

finanzielle Wert eines sauberen Tellers im Vergleich zu einem schmutzigen) ergeben für Spülgut täglich 7,17 Cent, während sie für Blitzblank bei 9,32 Cent liegen.

Sie sollten auf Anhieb erkennen, dass beim Beispiel der Spülmittel eine Kosteneffektivitätsanalyse am sinnvollsten ist. Die Kostenminimierungsanalyse ist ungeeignet, da Spülgut und Blitzblank nicht gleichermaßen wirksam sind (Tab. 11-1). Die Kosten-Nutzwert-Analyse ist unnötig, da wir in diesem Beispiel nur daran interessiert sind, wie viele Teller sich pro Abwasch reinigen lassen, d.h., unser Zielkriterium hat nur eine einzige Dimension. Die Kosten-Nutzen-Analyse wäre in diesem Fall ein absurd komplizierter Weg, um zu erfahren, dass mit Spülgut mehr Teller pro Cent sauber werden.

Es gibt dennoch viele Situationen, in denen Gesundheitsbehörden, und hier besonders diejenigen, die Gesundheitsleistungen bei einem begrenzten Budget einkaufen müssen, für eine Vielzahl verschiedener Erkrankungen zwischen verschiedenen Interventionen entscheiden müssen, deren Ergebnisse nicht direkt vergleichbar sind (z.B. Masernvorbeugung, verbesserte Mobilität nach Hüftgelenkersatz, verringertes Mortalitätsrisiko nach Herzinfarkt oder die Wahrscheinlichkeit einer Lebendgeburt). Es wird nicht nur kontrovers darüber diskutiert, wie diese Vergleiche angestellt werden sollen (s. Abschnitt 10.2), sondern auch darüber, wer sie anstellt und gegenüber wem die Entscheidungsträger einer «Rationierung» der Gesundheitsversorgung rechenschaftspflichtig sind. Diese wichtigen und faszinierenden, aber auch frustrierenden Fragen gehen weit über dieses Buch hinaus. Wenn Sie sich für dieses Thema interessieren, empfehle ich Ihnen die Lektüre eines neueren Buches von Donaldson und Mitton (3).

11.2 Die Kosten und den Nutzen gesundheitsbezogener Interventionen bestimmen

Vor ein paar Jahren musste ich wegen einer Blinddarmoperation ins Krankenhaus. Aus der Sicht des Krankenhauses setzten sich die Kosten für meine Behandlung aus folgenden Faktoren zusammen: Unterbringung und Verpflegung für fünf Tage, ein Anteil an der Arbeitszeit von Ärzten und Pflegepersonal, Medikamente und Wundverbände sowie Untersuchungen (Bluttests und eine Ultraschalluntersuchung). Zu den anderen *direkten Kosten* (**Tab. 11-2**) gehörten die Zeit meines Hausarztes für den nächtlichen Hausbesuch und die durch die Besuche meines Mannes entstandenen Benzinkosten (Blumen und Weintrauben nicht mitgerechnet).

Tabelle 11-2 Beispiele für Kosten und Nutzen von gesundheitsbezogenen Interventionen.

Kosten	**Nutzen**
Direkt	Ökonomisch
• Unterbringung und Verpflegung • Medikamente, Verbandsmaterial usw. • Untersuchungen • Personalkosten	• Prävention einer kostenintensiven Behandlung • Vermeidung einer Krankenhauseinweisung • Rückkehr an den Arbeitsplatz
Indirekt	Klinisch
• Arbeitsfehltage • Wert «unbezahlter» Arbeit	• Verzögerung von Tod oder Behinderung • Linderung von Schmerzen, Übelkeit, Kurzatmigkeit usw. • Verbesserung der Sehkraft, des Hörvermögens, der Muskelkraft usw.
Immateriell	Lebensqualität
• Schmerz und Leid • Soziale Stigmatisierung	• Steigerung von Mobilität und Selbstständigkeit • Erhöhtes Wohlbefinden • Entlassung aus der Krankenrolle

Zusätzlich entstanden *indirekte Kosten* durch meinen Produktivitätsausfall. Ich konnte drei Wochen nicht arbeiten, und meine häuslichen Pflichten wurden von verschiedenen Freunden, Nachbarn und einem netten jungen Mädchen von einer Kindermädchenagentur übernommen. Aus meiner Sicht gab es noch weitere *immaterielle Kosten* wie etwa meine Beschwerden, den Verlust meiner Selbstständigkeit, den allergischen Ausschlag als Reaktion auf die Medikamente und die kosmetisch unansehnliche Narbe, die nun mein Abdomen ziert.

Wie Tab. 11-2 zu entnehmen ist, machen die direkten, indirekten und immateriellen Kosten die eine Seite der Kosten-Nutzen-Gleichung aus. Auf der Nutzenseite hat die Operation meine Chance, am Leben zu bleiben, beträchtlich erhöht. Zusätzlich konnte ich mich von meiner Arbeit erholen, und – ehrlich gesagt – habe ich die Zuwendung und Aufmerksamkeit auch genossen. (Denken Sie daran, dass das «soziale Stigma» bei Appendizitis positiv sein kann. Ich würde hier wohl kaum meine Erfahrungen preisgeben, wenn der Grund für meinen Krankenhausaufenthalt ein epileptischer Anfall oder ein Nervenzusammenbruch gewesen wäre, die eindeutig mit einem negativen sozialen Stigma einhergehen.)

Bei einer Appendizitis wären wahrscheinlich nur wenige Patienten der Meinung, dass sie wirklich eine Wahl zwischen Operation oder Nicht-Operation hätten. Aber die meisten Gesundheitsinterventionen betreffen keine definitiven Eingriffe bei akut lebensbedrohlichen Krankheitsbildern. Für die Mehrzahl von uns gilt, dass wir im Laufe unseres Lebens mindestens eine chronische, behindernde und progrediente Erkrankung entwickeln, sei es nun KHK, Bluthochdruck, Arthritis, chronische Bronchitis, Krebs, Rheuma, Prostatahyperplasie oder Diabetes. Zu irgendeinem Zeitpunkt werden wir alle vor die Frage gestellt, ob es sich «lohnt», eine Routineoperation über uns ergehen zu lassen, ein Medikament zu nehmen oder einen Kompromiss in unserer Lebensführung einzugehen (etwa eine Verringerung unseres Alkoholkonsums oder die Einhaltung einer cholesterinsenkenden Diät).

Für informierte Zeitgenossen ist es gut und schön, wenn sie die Entscheidungen über ihre eigene Versorgung «aus dem Bauch» heraus treffen können («Ich behalte lieber meine Hernie, als dass ich mich aufschneiden lasse» oder «Ich kenne das Thromboserisiko, aber ich will weiter rauchen und auch die Pille nehmen»). Wenn die Entscheidung jedoch andere Menschen betrifft, sollten persönliche Wertvorstellungen und Vorurteile keinerlei Rolle spielen. Die meisten von uns würden sich wünschen, dass Politiker und Planungsbeamte im Gesundheitswesen objektive, begründbare und explizite Kriterien anwenden, wenn sie eine Entscheidung treffen wie z. B. «Frau Braun kann leider keine Niere transplantiert bekommen.»

Eine wichtige Möglichkeit, sich über die Frage nach dem Wert eines bestimmten Gesundheitszustands (wie z. B. einem schlecht eingestellten Diabetes oder Asthma) klar zu werden, besteht darin, einen Betroffenen nach seinem Befinden zu fragen. Zur Bewertung des gesundheitlichen Allgemeinzustands wurden etliche Fragebögen entwickelt, darunter das *Nottingham Health Profile*, der in Großbritannien weit verbreitete *SF-36 General Health*-Fragebogen und der in Nordamerika beliebte *McMaster Health Utilities Index Questionnaire*. Ein entsprechender Überblick findet sich in (4).

Unter gewissen Umständen sind krankheitsspezifische Parameter des Wohlbefindens valider als allgemeine Parameter. Die Antwort «Ja» auf die Frage «Machen Sie sich viele Gedanken über Ihre Ernährung?» kann z. B. bei einem Nichtdiabetiker auf besondere Ängstlichkeit, bei einem Diabetiker dagegen auf normale Eigenverantwortung hinweisen (5). Auch das Interesse an einer *patientenspezifischen* Erfassung der Lebensqualität hat zugenommen. Damit können die Patienten unterschiedlichen Aspekten von Gesundheit und Wohlbefinden verschiedene Werte zuordnen. Denn natürlich ist es vernünftig und menschlich, die Lebensqualität aus der Sicht des Patienten zu untersuchen.

Dennoch tendieren Gesundheitsökonomen dazu, Entscheidungen über Patientengruppen oder Populationen zu treffen, bei denen die fallspezifischen und krankheitsspezifischen Parameter der Lebensqualität nur von begrenzter Relevanz sind. Wenn Sie sich bezüglich der aktuellen Diskussion um die Erfassung der gesundheitsbezogenen Lebensqualitätsparameter auf den neuesten Stand bringen wollen, sollten Sie sich die Zeit nehmen, in einigen der am Ende dieses Kapitels angegebenen Literaturstellen nachzulesen (4, 6–8).

Die Autoren von Standardinstrumenten zur Messung der Lebensqualität (wie des SF-36) haben oft Jahre damit verbracht sicherzustellen, dass diese Instrumente valide (d.h. sie messen auch das, was sie messen sollen) und zuverlässig sind (sie tun das jedes Mal wieder) und auf Veränderungen ansprechen (d.h. wenn sich der Gesundheitszustand des Patienten aufgrund einer Intervention verbessert oder verschlechtert, spiegelt sich das in der Skala wider). Daher ist Skepsis angebracht, wenn ein Autor anstelle dieser standardisierten Instrumente seine eigene mehr schlechte als rechte Bewertungsskala anwendet («Die Leistungsfähigkeit wurde nach dem Gesamteindruck des Arztes als gut, mäßig oder schlecht eingestuft» oder «Die Patienten wurden gebeten, ihre Schmerzen und ihr Allgemeinbefinden auf einer Skala von 1 bis 10 zu bewerten; anschließend wurden die Ergebnisse addiert»). Bedenken Sie, dass selbst dem Anschein nach ausreichend validierte Instrumente einer strengen Evaluation ihrer pyschometrischen Validität oftmals nicht standhalten (8).

Die Frage nach dem Wert bestimmter Gesundheitszustände kann aber auch noch anhand gesundheitsbezogener Präferenzwerte (*health state preference values)* untersucht werden. Darunter sind Werte zu verstehen, die ein Gesunder in einer hypothetischen Situation einer bestimmten Verschlechterung seines Gesundheitszustands beimessen würde oder ein Kranker der Wiedererlangung seiner Gesundheit (9). Es gibt drei Methoden, solche Wertvorstellungen zu messen:

- *Bewertungsskalen (Rating-Skalen):* Der Befragte soll auf einer Skala, die von «vollkommene Gesundheit» bis zu «Tod» reicht, markieren, wo er den fraglichen Zustand (z.B. Rollstuhlpflichtigkeit infolge von Hüftgelenkarthritis) einordnet.
- *Time-Trade-Off-Verfahren*: Der Befragte soll für einen bestimmten Zustand (etwa Unfruchtbarkeit) angeben, wie viele Jahre in voller Gesundheit er für eine «Genesung» opfern würde.
- *Standardlotterie (Standard-Gamble-Verfahren)*: Der Befragte wird hypothetisch vor die Wahl gestellt, den Rest seines Lebens mit einer bestimmten

Erkrankung zu verbringen oder (wie bei einem Lotteriespiel) bei einer gewissen Erfolgswahrscheinlichkeit (Chance, *Odds*) etwas zu riskieren, z.B. eine Operation, die seine Gesundheit bei erfolgreicher Intervention wiederherstellen, ihn bei Misserfolg aber auch das Leben kosten könnte. Die Wahrscheinlichkeiten *(Odds)* werden dabei variiert, um zu sehen, an welchem Punkt der Befragte nicht länger bereit ist, ein solches Risiko einzugehen.

Das qualitätsangepasste Lebensjahr oder QALY (**Q**uality **A**djusted **L**ife **Y**ear) errechnet sich aus der Multiplikation des Präferenzwertes für diesen Gesundheitszustand und der darin wahrscheinlich zu verbringenden Zeit. Die Ergebnisse von Kosten-Nutzen-Analysen werden zumeist in «Kosten pro QALY» angegeben. Beispiele finden sich in **Tabelle 11-3** (10–15).

Tabelle 11-3 Kosten pro QALY [s. (10–15)].

Hinweis: Die Beispiele gründen auf den Preisen des Jahres 2013, sodass die absoluten Werte nicht mehr gültig sind; trotzdem geben sie für die Beispielkrankheiten nützliche relative Werte ab.

Statintherapie bei chronischen Nierenkrankheiten (mit einem hohen kardiovaskulären Ausgangsrisiko)	1370 Euro
Statintherapie bei chronischen Nierenkrankheiten (mit einem niedrigen kardiovaskulären Ausgangsrisiko)	125 000 Euro
Frühzeitige Überweisung in ein auf akute Hirnverletzungen spezialisiertes Neurologiezentrum	14 000 Euro
Unterstützung im Rahmen von Lebensstiländerungen bei Typ-2-Diabetes	8560 Euro
Behandlung einer Hepatitis C bei intravenös Drogenabhängigen	8680 Euro
Brustverkleinerungsoperation bei Frauen mit großen schweren Brüsten	1345 Euro
Nikotinersatztherapie im Rahmen der Raucherentwöhnung	1240–3725 Euro
Beratung zur Raucherentwöhnung	560–1680 Euro
Telemedizin bei älteren multimorbiden Patienten	112 300 Euro

Bei der Entscheidungsfindung sind die absoluten Kosten pro QALY gelegentlich weniger wichtig als der Umstand, um wie viel sich die Kosten pro QALY einer alten, kostengünstigen Therapie von denen einer neuen, kostenintensiven Therapie unterscheiden. Möglicherweise ist das neue Medikament nur unwesentlich wirksamer, aber um ein Vielfaches teurer! Die Maßzahl, die benutzt wird, um zu vergleichen, ob der erzielte Nutzen «es wert ist», nennt man die *inkrementelle Kosteneffektivitätsrelation* (Incremental Cost-Effectiveness Ratio oder kurz ICER). Ein gutes Beispiel dafür ist die kürzliche Einführung von Dabigatran (ein teures Antikoagulans, das dem Patienten aber weniger Umstände macht als Marcumar, da es weniger Blutuntersuchungen erfordert), dessen ICER im Vergleich zu Marcumar auf rund 18 000 Euro geschätzt wurde (16).

Bis vor ein paar Jahren saß ich im Zuge meiner vielen «Ausschusstätigkeiten» auch in einem Bewertungsausschuss des britischen *National Institute for Health and Care Excellence* (NICE), das das britische Gesundheitministerium in Fragen der Kosteneffektivität von Medikamenten berät. Es kommt nur sehr selten vor, dass die Mitglieder eines multidisziplinären Ausschusses die Diskussion darum, ob die Kostenerstattung für ein umstrittenes Medikament empfohlen werden soll oder nicht, ohne größere Meinungsverschiedenheiten und hochkochende Emotionen überstehen, aber im Allgemeinen sorgen hochwertige QALY-Daten in solchen Debatten eher für Aufklärung als für Unmut. Andererseits sind alle Parameter gesundheitsbezogener Präferenzwerte Ausdruck der Vorlieben und Vorurteile derjenigen, die einen Beitrag zur Entwicklung solcher Maßzahlen geleistet haben. So können in der Tat ganz unterschiedliche Maßzahlen für QALYs herauskommen – je nachdem, wie die jeweiligen Fragen, aus denen gesundheitsbezogene Präferenzwerte abgeleitet werden, gestellt wurden (17).

Wie der Medizinethiker John Harris festgestellt hat, sind QALYs – wie die Gesellschaft, die sie hervorgebracht hat – inhärent altenfeindlich, sexistisch, rassistisch und voller Vorbehalte gegen Menschen mit einer chronischen Behinderung (denn selbst die komplette Remission einer anderen, nicht mit der Behinderung in Zusammenhang stehenden Krankheit würde bei ihnen ja nicht zu «perfekter Gesundheit» führen). Außerdem werden unsere ethischen Instinkte durch QALYs abgestumpft, weil sie den Schwerpunkt auf Lebensjahre und nicht auf das Leben der Menschen legen. Einem behinderten Frühgeborenen, das einen Brutkasten auf der Intensivstation benötigt, werden dabei – so Harris – im Vergleich zu einer 50-jährigen Krebspatientin ungleich mehr Ressourcen zugewiesen, da das Kind, wenn es überlebt, viel mehr Lebensjahre vor sich hat, die sich QALYfizieren ließen (18).

Mittlerweile gibt es zunehmend verwirrende QALY-Alternativen (4, 6, 19, 20). Als dieses Buch in Druck ging, waren folgende Begriffe in Mode:

- HYE (= **H**ealthy **Y**ears **E**quivalent, behinderungsfreie Lebenserwartung): ein QALY-ähnliches Maß, das die wahrscheinliche Besserung oder Verschlechterung des Gesundheitszustands eines Patienten in der Zukunft berücksichtigt.
- WTP (= **W**illingness **T**o **P**ay, Zuzahlungsbereitschaft) oder WTA (= **W**illingness **T**o **A**ccept, Zuzahlungsakzeptanz): Maßzahlen dafür, wie viel Patienten für die Erzielung eines bestimmten gesundheitlichen Nutzens oder die Vermeidung bestimmter Probleme zu zahlen bereit wären.
- DALY (= **D**isability **A**djusted **L**ife **Y**ear, behinderungsangepasste Lebensjahre): dient in den Industrieländern hauptsächlich dazu, um Belastungen und Verluste aufgrund von chronischen Erkrankungen und Beeinträchtigungen zu bewerten – ein zunehmend gebräuchliches Maß, das nicht ohne Kritik geblieben ist, und vielleicht auch das bizarrste.
- TwiST (= **T**ime spent **wi**thout **S**ymptoms of Disease and **T**oxicity of Treatment) und Q-TwiST (= **Q**ualitätskorrigierte **TwiST**): berücksichtigt bei einer Krankheit die symptomfreie und ohne toxische Nebenwirkungen verbrachte Zeit.

Mein persönlicher Rat: Schauen Sie sich bei all diesen Maßzahlen genau an, was in die Berechnung dieser Zahlen eingeflossen ist, die angeblich ein «objektiver» Indikator für den Gesundheitszustand eines Individuums (oder einer Population) sind, und wie sich die verschiedenen Maßzahlen je nach verschiedenen Krankheitszuständen voneinander unterscheiden. Meiner Ansicht nach lassen sich potenziell alle anwenden, keine von ihnen ist jedoch ein absolutes oder unstrittiges Maß für Gesundheit oder Krankheit! (Wohlgemerkt, ich behaupte von mir nicht, eine Expertin für diese Maßzahlen oder ihre Berechnung zu sein. Deshalb habe ich am Ende dieses Kapitels auch eine umfangreiche Liste zusätzlicher Literaturangaben angefügt.)

Es gibt jedoch noch eine weitere Art von Analyse, bei der der Schwarze Peter nicht bei den armen Gesundheitsökonomen hängen bleibt. Allerdings ist es auch bei dieser Analyse, die als *Kosten-Folgen-Analyse* (Cost Consequences Analysis, CCA) bezeichnet wird, nötig, Leben und Gliedmaßen mit numerischen Werten zu versehen. Dabei werden Kosten und Auswirkungen analysiert und getrennt dargestellt. Anders formuliert: Sie drückt verschiedene Zielkriterien als unterschiedliche natürliche Einheiten aus (d.h. reale Werte wie Überlebensmonate, Anzahl der amputierten Beine oder Anzahl der Säuglinge, die mit nach Hause dürfen). Auf diese Weise können einzelne Personen den verschiedenen Gesundheitszuständen ihre eigenen Werte zuweisen, bevor zwei recht verschiedene Interventionen miteinander verglichen werden (z. B. Infertilitätsbehandlung versus Cholesterinsenkung, wie in dem in Kapitel 1 erwähnten Beispiel). Die Kosten-Folgen-Analyse ermöglicht es sowohl dem Einzelnen als auch der Gesellschaft, die individuelle Bewertung des Gesundheitszustands im Zeitverlauf zu modifizieren. Dieser Ansatz ist vor allem dann nützlich, wenn die Präferenzwerte umstritten sind oder sich wahrscheinlich ändern werden. Ferner ist er auf andere Gruppen oder Gesellschaften übertragbar, auch wenn diese sich von den Gruppen oder Gesellschaften unterscheiden, in denen die Analyse ursprünglich durchgeführt wurde.

11.3 Zehn Fragen an eine ökonomische Analyse

Die einfache nachstehend aufgeführte Checkliste beruht hauptsächlich auf den im ersten Abschnitt dieses Kapitels erwähnten Quellen. Wenn Sie an einer ausführlicheren Liste interessiert sind, empfehle ich Ihnen dringend, diese Quellen, insbesondere die offiziellen Empfehlungen der *BMJ*-Arbeitsgruppe (1), nachzulesen.

Frage 1: Basiert die Analyse auf einer Studie, die eine klar definierte klinische Frage zu einem ökonomisch wichtigen Thema beantwortet?

Bevor Sie zu verstehen versuchen, was in einem Artikel zu Kosten, Lebensqualitätsskalen oder Nutzwerten steht, sollten Sie sich vergewissern, dass die zu untersuchende Studie wissenschaftlich relevant ist und eindeutige und unverzerrte Antworten auf die in der Einleitung gestellte klinische Frage geben kann (s. Kapitel 4). Wenn dann zwischen den untersuchten Interventionen hinsichtlich ihres Nutzens oder ihrer Kosten eindeutig kein großer Unterschied besteht, ist eine detaillierte ökonomische Analyse wahrscheinlich sinnlos.

Frage 2: Aus wessen Sicht werden Kosten und Nutzen betrachtet?

In der Regel möchte der Patient schnellstmöglich wieder gesund werden. Aus der Sicht des Finanzministers ist die kosteneffektivste medizinische Intervention diejenige, die aus allen Bürgern umgehend wieder Steuerzahler macht und, wenn das nicht möglich ist, den sofortigen Tod verursacht. Aus Sicht eines Pharmaunternehmens ist eine Kosten-Nutzen-Gleichung, die keines ihrer Produkte umfasst, nur schwer vorstellbar, und vom Standpunkt des Physiotherapeuten aus betrachtet wäre die Streichung einer physiotherapeutischen Leistung niemals kosteneffektiv. So etwas wie eine ökonomische Analyse, die nicht irgendjemandes Standpunkt vertritt, gibt es nicht. In den meisten Analysen wird jedoch die Perspektive des Gesundheitssystems vertreten, wobei einige auch die versteckten Kosten für den Patienten und die Gesellschaft berücksichtigen (z. B. die Arbeitsfehltage). In einer ökonomischen Evaluation gibt es nicht «*die* richtige» Perspektive; in der Untersuchung sollte aber deutlich ausgeführt werden, wessen Kosten und wessen Nutzen berücksichtigt bzw. außer Acht gelassen wurden.

Frage 3: Konnte gezeigt werden, dass die verglichenen Interventionen klinisch wirksam sind?

Keiner will eine billige Behandlung, die nicht wirkt. Bei dem Artikel, den Sie lesen, kann es sich einfach um eine ökonomische Analyse handeln, die sich auf eine bereits veröffentlichte klinische Studie bezieht. Er kann aber auch die ökonomische Analyse zu einer neuen Studie beinhalten, deren klinische Ergebnisse im selben Artikel berichtet werden. Wie auch immer, Sie müssen sicherstellen, dass die Intervention, bei der Sie «billiger wegkommen», im klinischen Sinne nicht erheblich unwirksamer oder riskanter ist als diejenige, die aus Kostengründen abgelehnt wird. (In einem Gesundheitssystem, das mit beschränkten Ressourcen auskommen muss, kann es allerdings durchaus vernünftig sein, Therapien anzuwenden, die nur geringfügig weniger wirksam, dafür aber deutlich kostengünstiger sind als die besten verfügbaren Therapien!)

Frage 4: Sind die Interventionen sinnvoll und in den Bereichen, in denen sie wahrscheinlich zum Einsatz kommen, auch durchführbar?

Eine wissenschaftliche Studie, die eine zweifelhafte und unbezahlbare Intervention mit einer anderen ebenso zweifelhaften und unbezahlbaren Intervention vergleicht, wird kaum Einfluss auf die medizinische Praxis haben. Also sollte die Intervention in der Studie unbedingt mit dem üblichen Vorgehen (das auch Nichtbehandlung einschließen kann) verglichen werden. Viel zu viele Studien untersuchen ganze Interventionspakete, die sich außerhalb der Studienumgebung gar nicht anwenden lassen (sie gehen beispielsweise davon aus, dass Hausärzte immer über den neuesten Computer verfügen und sich darauf einlassen, immer nach einem bestimmten Protokoll vorzugehen, dass die Arzthelferinnen über unbegrenzte Zeit zur Blutabnahme verfügen oder dass die Patienten ihre Therapieentscheidungen ausschließlich an der primären Zielgröße der Studie orientieren).

Frage 5: Welche Analysemethode wurde verwendet, und war sie angemessen?

Die Antwort auf diese Frage lässt sich wie folgt zusammenfassen (s. Abschnitt 10.2):

- Wenn die Interventionen zu identischen Behandlungsergebnissen geführt haben ⇒ Kostenminimierungsanalyse
- Wenn der wichtigste Endpunkt eindimensional ist ⇒ Kosteneffektivitätsanalyse
- Wenn der wichtigste Endpunkt mehrdimensional ist ⇒ Kosten-Nutzwert-Analyse
- Wenn sich die Endpunkte sinnvoll in monetären Einheiten ausdrücken lassen (d.h. wenn es möglich ist, die Kosten-Nutzen-Gleichung einer Erkrankung gegen die Kosten-Nutzen-Gleichung einer anderen Erkrankung abzuwägen) ⇒ Kosten-Nutzen-Analyse
- Wenn eigentlich eine Kosten-Nutzen-Analyse angemessen wäre, aber die den verschiedenen Gesundheitszuständen zugewiesenen Präferenzwerte umstritten sind oder sich wahrscheinlich ändern werden ⇒ Kosten-Folgen-Analyse.

Frage 6: Wie wurden Kosten und Nutzen bemessen?

Schauen Sie sich noch einmal Abschnitt 11.2 an, wo ich einige der mit meiner Blinddarmoperation zusammenhängenden Kosten aufgeführt habe. Stellen Sie sich jetzt ein komplizierteres Beispiel vor, etwa die häusliche Anschlussheilbehandlung von Schlaganfallpatienten in Zusammenarbeit mit einer Tagesklinik im Vergleich zur Standardalternative (Versorgung in einer Rehaklinik). Die ökonomische Analyse muss in diesem Fall nicht nur die Arbeitszeit des medizinischen Fachpersonals berücksichtigen, sondern auch die Kosten, die für Sekretärinnen und Verwaltungsangestellte, Verpflegung und Medikamente der Schlaganfallpatienten sowie einen Teil der Baukosten für die Tagesklinik und für den Unterhalt eines medizinischen Transportdienstes anfallen.

Es gibt keine verbindlichen Regeln dafür, welche Kosten man mit einbeziehen sollte. Wenn Sie die «Kosten pro Fall» grundsätzlich berechnen wollen, denken Sie auch an Heizung, Strom, Personalkosten, ja auch die Steuerberaterhonorare für die jeweilige Einrichtung. Diese «versteckten» Kosten, die man allgemein als Overhead-Kosten bezeichnet, werden mit etwa 30 bis 60 % veranschlagt. Die Berechnung von Operationen oder Ambulanzterminen ist in

Großbritannien inzwischen etwas einfacher geworden, da diese Leistungen innerhalb des NHS zu einem Preis angeboten und eingekauft werden, der sämtliche Overhead-Kosten berücksichtigt (bzw. berücksichtigen sollte). Doch Achtung: Die Kosten pro Einheit für eine gesundheitsbezogene Intervention, die für ein Land errechnet werden, stehen häufig in keinerlei Beziehung zu den Kosten derselben Intervention in einem anderen Land. Das gilt auch dann, wenn diese Kosten als Anteil am Bruttosozialprodukt ausgedrückt werden.

Auf den ersten Blick ließe sich der Nutzen wie beispielsweise eine frühere Rückkehr an den Arbeitsplatz bezogen auf die Kosten ermitteln, die bei der Beschäftigung dieser Person täglich anfallen. Dieser Ansatz hat die unglückliche und politisch nicht akzeptable Konsequenz, dass die Gesundheit von Führungskräften höher bewertet wird als die von Handwerkern, Hausfrauen/-männern oder Arbeitslosen oder auch von ethnischen Minderheiten, die zumeist schlechter bezahlt werden als die Mehrheit der weißen Bevölkerung. Vielleicht sollte man die Kosten für Krankheitstage daher besser auf das nationale Durchschnittseinkommen beziehen.

In einer Kosteneffektivitätsanalyse werden Veränderungen des Gesundheitszustands in natürlichen Einheiten ausgedrückt (s. Abschnitt 11.2). Aber nur weil es sich um natürliche Einheiten handelt, sind sie darum nicht automatisch auch angemessen. Beispielsweise kann die ökonomische Analyse einer vergleichenden Behandlung von Magengeschwüren durch zwei Medikamente als «Anteil der nach sechs Wochen abgeheilten Geschwüre» erfasst werden. Die Behandlungen könnten anhand der Kosten für jedes geheilte Geschwür verglichen werden. Wenn es jedoch nach Einnahme der zwei Medikamente zu unterschiedlichen Rückfallraten käme, könnte Medikament A fälschlicherweise als «kosteneffektiver» beurteilt werden als Medikament B. Besser geeignet wären in diesem Fall die «nach einem Jahr abgeheilten Geschwüre».

In Kosten-Nutzen-Analysen, in denen der Gesundheitszustand in Nutzwerteinheiten wie den QALYs ausgedrückt wird, sollten Sie, wenn Sie bei der Bewertung des Artikels wirklich strenge Maßstäbe anlegen, prüfen, woraus sich die verschiedenen Nutzwerte in der Analyse ableiten (s. Abschnitt 11.2). Insbesondere werden Sie wissen wollen, wessen Präferenzwerte berücksichtigt wurden: die der Patienten, der Ärzte, der Gesundheitsökonomen oder der Regierung.

Frage 7: Wurden anstelle der absoluten Kosten die inkrementellen Kosten berücksichtigt?

Diese Frage lässt sich am besten an einem einfachen Beispiel illustrieren. Nehmen wir an, Medikament X kostet pro Behandlung 100 Euro und heilt 10 von 20 Patienten. Ein neues Konkurrenzmittel Y kostet 120 Euro und heilt 11 von

20 Patienten. Für Medikament X betragen die Kosten pro geheiltem Fall demnach 200 Euro, denn Sie haben 2000 Euro ausgegeben, um 10 Patienten zu heilen. Bei Medikament Y kostet ein geheilter Fall 218 Euro, denn die Heilung von 11 Patienten hat 2400 Euro gekostet.

Die *inkrementellen* Kosten für Medikament Y – das sind die Zusatzkosten für die Heilung eines zusätzlichen Patienten – belaufen sich aber NICHT auf 18, sondern auf 400 Euro, denn dies sind die Gesamtzusatzkosten, die Sie zahlen mussten, um ein besseres Ergebnis zu erzielen als mit dem preiswerteren Medikament. Dieses beeindruckende Beispiel sollten Sie im Kopf behalten, wenn Ihnen ein Pharmavertreter das nächste Mal erzählt, dass ein neues Mittel «viel wirksamer und nur unwesentlich teurer ist».

Frage 8: Wurde dem «Hier und Jetzt» gegenüber der fernen Zukunft Vorrang eingeräumt?

Ein Spatz in der Hand ist besser als die Taube auf dem Dach. In Bezug auf Gesundheit wie auch Finanzen schätzen wir den heutigen Zustand höher ein als das Versprechen auf denselben Nutzen in fünf Jahren. Wenn Kosten oder Nutzen einer Intervention (oder Nicht-Intervention) erst in der Zukunft eintreten, sollte ihr Wert, um diesem Umstand Rechnung zu tragen, *diskontiert* werden. Um welchen Betrag der Wert eines zukünftigen Nutzens im Vergleich zu einem unmittelbaren gesundheitlichen Nutzen aber gemindert werden sollte, wird recht willkürlich gehandhabt. In den meisten Analysen beträgt er etwa 5 % pro Jahr.

Frage 9: Wurde eine Sensitivitätsanalyse durchgeführt?

Nehmen wir an, eine Kosten-Nutzen-Analyse kommt zu dem Ergebnis, dass eine ambulante, laparoskopisch durchgeführte Hernien-Operation 1900 Euro pro QALY kostet, während man bei der traditionellen offenen Bruchoperation mit stationärem Aufenthalt auf 2670 Euro pro QALY kommt. Wenn Sie sich jedoch die Art der Berechnung genauer anschauen, werden Sie überrascht feststellen, welch niedriger Preis für die laparoskopischen Instrumente veranschlagt wurde. Ist die ambulante Hernien-Operation auch dann noch so viel preisgünstiger, wenn Sie den Preis für die Instrumente um 25 % anheben? Vielleicht. Vielleicht aber auch nicht.

Sensitivitätsanalysen oder die Untersuchung des «Was wäre wenn?» wurden in Abschnitt 8.2 im Zusammenhang mit Metaanalysen beschrieben. Genau die gleichen Prinzipien lassen sich auch hier anwenden: Wenn eine Angleichung der Zahlen an alle möglichen Einflussfaktoren zu einer ganz anderen Antwort führt, sollten Sie der Analyse kein allzu großes Vertrauen schenken. Ein gutes

Beispiel für eine Sensitivitätsanalyse bei einem wissenschaftlich wie auch politisch wichtigen Thema findet sich in einem Artikel von Jha und Modi (11) zur Kosteneffektivität einer Statintherapie bei Patienten mit unterschiedlich hohen Ausgangsrisiken für Herz-Kreislauf-Erkrankungen .

Frage 10: Wurden aggregierte Ausgangswerte insgesamt überstrapaziert?

In Abschnitt 11.2 habe ich den Begriff der Kosten-Folgen-Analyse eingeführt, in der der Leser verschiedenen Gesundheitsparametern seine eigenen Werte zuweisen kann. In der Praxis ist diese Art der ökonomischen Analyse sehr unüblich. Häufiger wird der Leser eine Kosten-Nutzwert- oder eine Kosten-Nutzen-Analyse finden, in der aggregierte Punktwerte in unbekannten Einheiten auftauchen, aus denen kaum zu erkennen ist, welche Vor- oder Nachteile der Patient genau zu erwarten hat. Die Situation ähnelt der des Vaters, dem gesagt wird: «Ihr Kind hat einen Intelligenzquotienten von 115», der sich aber weitaus besser informiert fühlen würde, wenn die Leistungen seines Sohnes einzeln aufgeführt würden: «Mäxchen kann für sein Alter ziemlich gut lesen, schreiben, rechnen und zeichnen».

11.4 Zusammenfassung

Ich hoffe, dieses Kapitel hat Ihnen gezeigt, dass die kritische Bewertung einer ökonomischen Analyse entscheidend davon abhängt, dass man Fragen stellt wie «Woher stammen diese Zahlen?» oder «Wurden irgendwelche Zahlen weggelassen?» und prüft, ob die Berechnungen selbst korrekt sind. Auch wenn nur wenige Artikel alle der in Abschnitt 11.3 und Anhang 1 genannten Kriterien erfüllen, sollten Sie nach der Lektüre dieses Kapitels in der Lage sein, eine ökonomische Analyse von mittlerer oder guter methodischer Qualität von einer ökonomischen Analyse zu unterscheiden, bei der sich so hanebüchene Kostenrechnungen in den Ergebnis- oder Diskussionsteil eingeschlichen haben wie etwa: «Medikament X kostet weniger als Medikament Y und ist daher kosteneffektiver».

Literatur

1 Drummond M, Jefferson T. Guidelines for authors and peer reviewers of economic submissions to the BMJ. The BMJ Economic Evaluation Working Party. *BMJ* 1996; **313**(7052): 275.

2 Jefferson T, Demicheli V, Mugford M. *Elementary Economic Evaluation in Health Care.* London: BMJ Books, 2000.

3 2Donaldson C, Mitton C. *Priority Setting Toolkit: Guide to the Use of Economics in Healthcare Decision Making.* Oxford, John Wiley & Sons, 2009.
4 McDowell I, Newell C, McDowell I. *Measuring Health: a Guide to Rating Scales and Questionnaires.* New York: Oxford University Press, 2006.
5 Bradley C, Speight J. Patient perceptions of diabetes and diabetes therapy: assessing quality of life. *Diabetes/Metabolism Research and Reviews* 2002; **18**(S3): S. 64–69.
6 Bache I. Measuring quality of life for public policy: an idea whose time has come? Agenda-setting dynamics in the European Union. *J Eur Publ Pol* 2013; **20**(1): 21–38.
7 Fairclough DL. *Design and Analysis of Quality of Life Studies in Clinical Trials.* Boca Raton: CRC Press, 2010.
8 Phillips D. *Quality of Life: Concept, Policy and Practice.* Oxon: Routledge, 2012.
9 Young T, Yang Y, Brazier JE, et al. The first stage of developing preference-based measures: constructing a health-state classification using Rasch analysis. *Quality of Life Research* 2009; **18**(2): 253–265.
10 Henderson C, Knapp M, Fernández J-L, et al. Cost effectiveness of telehealth for patients with long term conditions (Whole Systems Demonstrator telehealth questionnaire study): nested economic evaluation in a pragmatic, cluster randomised controlled trial. *BMJ* 2013; **346**: f1035.
11 Jha V, Modi GK. Cardiovascular disease: the price of a QALY – cost-effectiveness of statins in CKD. *Nature Reviews Nephrology* 2013; **9**: 377–379.
12 Herman WH, Edelstein SL, Ratner RE, et al. The 10-year cost-effectiveness of lifestyle intervention or metformin for diabetes prevention: an intent-to-treat analysis of the DPP/DPPOS. *Diabetes Care* 2012; **35**(4): 723–730.
13 Martin NK, Vickerman P, Miners A, et al. Cost-effectiveness of hepatitis C virus antiviral treatment for injection drug user populations. *Hepatology* 2012; **55**(1): 49–57.
14 Saariniemi KM, Kuokkanen HO, Räsänen P, et al. The cost utility of reduction mammaplasty at medium-term follow-up: a prospective study. *J Plast Reconstr Aesthet Surg* 2012; **65**(1): 17–21.
15 Shahab L: *Cost-Effectiveness of Pharmacotherapy for Smoking Cessation.* London: National Centre for Smoking Cessation and Training (NCSCT), 2012. Online zugänglich: www.ncsct.co.uk/usr/pub/B7_Cost-effectiveness_pharmacotherapy.pdf; (letzter Zugriff: 19.9.14).
16 Coyle D, Coyle K, Cameron C, et al. Cost-effectiveness of new oral anticoagulants compared with warfarin in preventing stroke and other cardiovascular events in patients with atrial fibrillation. *Value in Health* 2013; 16: 498–506.
17 Frederix GW, Severens JL, Hövels AM, et al. Reviewing the cost-effectiveness of endocrine early breast cancer therapies: influence of differences in modelling methods on outcomes. *Value in Health* 2012; **15**(1): 94–105.
18 Harris J. QALYfying the value of life. *J Med Ethics* 1987; **13**(3): 117–123.
19 Whitehead SJ, Ali S. Health outcomes in economic evaluation: the QALY and utilities. *Br Med Bull* 2010; **96**(1): 5–21.
20 Gold MR, Stevenson D, Fryback DG. HALYS and QALYS and DALYS, Oh My: similarities and differences in summary measures of population health. *Ann Rev Public Health* 2002; **23**(1): 115–134.

12. Artikel, die über Zahlen hinausgehen (qualitative Forschung)

12.1 Was ist qualitative Forschung?

Als ich vor 25 Jahren meinen ersten Job in der Forschung antrat, gab mir ein von der Arbeit frustrierter Kollege den Rat: «Such dir was zum Messen und miss so lange, bis du einen Haufen Daten zusammen hast. Dann hör mit dem Messen auf, und schreib's zusammen.»

Ich fragte ihn: «Was soll ich denn messen?»

«Das», antwortete er zynisch, «ist eigentlich ganz egal.»

Dieses wahre Beispiel macht die Grenzen eines ausschließlich quantitativ (an Zählen und Messen) ausgerichteten Forschungsansatzes deutlich. Der Epidemiologe Nick Black behauptet, dass ein Befund oder Ergebnis viel eher als Tatsache akzeptiert wird, wenn es quantifizierbar ist, d.h., wenn man es in Zahlen ausdrücken kann (1). So gibt es beispielsweise keine oder kaum wissenschaftliche Belege, die die bekannten «Tatsachen» unterstützen, wonach eines von zehn Paaren unfruchtbar und einer von zehn Männern homosexuell ist. Dennoch, so Black, akzeptieren die meisten von uns bereitwillig und unkritisch solche vereinfachenden, reduktionistischen und offensichtlich falschen Behauptungen, solange sie nur eine Zahl enthalten.

Qualitative Forscher suchen nach einer tieferen Wahrheit. Sie wollen «die Dinge in ihrer natürlichen Umgebung untersuchen und Phänomene in ihrer Bedeutung im Kontext der Bedeutungen interpretieren, die ihnen von Menschen zugewiesen werden» (2). Sie nehmen dabei eine «holistische Perspektive ein, die der Komplexität des menschlichen Verhaltens gerecht wird» (2).

Interpretative oder qualitative Forschung war über Jahre das Gebiet der Sozialwissenschaftler. Mittlerweile wird zunehmend anerkannt, dass diese Forschung nicht nur eine Ergänzung, sondern in vielen Fällen eine Vorbedingung für die quantitative Forschung ist, mit der die meisten Wissenschaftler in den biomedizinischen Fächern auch weitaus vertrauter sind. Die Ansicht, dass sich die beiden Ansätze gegenseitig ausschließen, gilt inzwischen selbst als «unwissenschaftlich», und es ist gegenwärtig, vor allem in den Bereichen Primärversorgung und Gesundheitsversorgungsforschung, sogar Mode geworden, sich mit qualitativer Forschung zu beschäftigen. Seit Erscheinen der ersten Ausgabe dieses Buches ist die qualitative Forschung innerhalb der EbM sogar zu einer Hauptströmung geworden (3, 4), und es sind, wie in Kapitel 7 beschrieben wurde, wichtige Fortschritte im Bereich der Integration von qualitativer und quantitativer Evidenz im Rahmen der Entwicklung und Evaluation komplexer Interventionen gemacht worden.

Die inzwischen verstorbene Anthropologin und Ärztin Dr. Cecil Helman erzählte mir die folgende Geschichte, um den Unterschied zwischen qualitativer und quantitativer Forschung zu veranschaulichen:

Ein kleines Kind kommt aus dem Garten ins Haus gerannt und ruft der Mutter aufgeregt zu: «Mama, die Blätter fallen von den Bäumen». «Was kannst du mir noch darüber erzählen?», fragt die Mutter. «Also, in der ersten Stunde sind fünf Blätter gefallen, in der zweiten Stunde zehn ...»

Dieses Kind wird ein quantitativer Forscher.

Ein anderes Kind wird auf die Aufforderung «Erzähl mir mehr» vielleicht antworten: «Also, die Blätter sind groß und breit, und die meisten sind gelb oder rot. Und sie fallen auch nur von manchen, nicht von allen Bäumen. Und, Mama, warum sind eigentlich letzten Monat keine Blätter heruntergefallen?»

Dieses Kind wird ein qualitativer Forscher.

Fragen wie: «Wie viele Eltern würden den Hausarzt aufsuchen, wenn ihr Kind leichtes Fieber hat?» oder «Wie groß ist der Anteil der Raucher, die versucht haben, das Rauchen aufzugeben?» erfordern eindeutig quantitative Methoden. Wenn es jedoch um Fragen geht wie: «Warum machen sich manche Eltern so viel Sorgen um die Temperatur ihres Kindes?» und «Was hält die Leute davon ab, mit dem Rauchen aufzuhören?», dann können und sollten diese Fragen nicht dadurch beantwortet werden, dass wir losstürmen und den erstbesten Aspekt, der uns (als Außenstehenden) zu diesem Thema einfällt, messen und quantifizieren. Vielmehr sollten wir zuhören, was die Menschen zu sagen haben, und die Gedanken und Sorgen erforschen, die Betroffene selbst äußern. Mit der Zeit fällt uns möglicherweise ein bestimmtes Muster dabei auf, das uns vielleicht zu einer Änderung unseres Beobachtungsverhaltens veranlasst. Wir können zunächst mit einer der Methoden aus **Tabelle 12-1** beginnen und danach verschiedene andere Methoden ausprobieren.

Tabelle 12-2, die ich mit freundlicher Genehmigung des Verlages aus dem Einführungsbuch *Qualitative Research in Health Care* von Nick Mays und

Tabelle 12-1: Beispiele für qualitative Forschungsmethoden.

Ethnografie (passive Beobachtung)	Systematische Beobachtung von Verhaltensweisen und Gesprächen in einer natürlichen Umgebung
Ethnografie (teilnehmende oder Feldbeobachtung)	Beobachtung, bei der der Forscher in dieser Umgebung außer der Rolle des Beobachters auch noch eine weitere Rolle einnimmt
Halbstrukturiertes Interview	Persönliches (oder telefonisches) Gespräch, das den Zweck verfolgt, ein Problem oder Thema im Detail zu erforschen. Verwendet eine breitgefächerte Liste von Fragen oder Themen (als Themenleitfaden bezeichnet)
Narratives Interview	Interview, das auf weniger strukturierte Art und Weise geführt wird; es soll den Interviewten dazu bewegen, eine lange Geschichte zu erzählen (üblicherweise seine Lebensgeschichte oder die Schilderung, wie sich eine Erkrankung im Laufe der Zeit entwickelt hat). Abgesehen von der Aufforderung, noch mehr zu erzählen, hält sich der Interviewer mit Fragen zurück.
Fokusgruppen	Methode des Gruppeninterviews, die sich zur Generierung von Daten explizit der Gruppeninteraktion bedient
Diskursanalyse	Detaillierte Untersuchung der in bestimmten sozialen Kontexten benutzten Wörter, Phrasen und Formate (beinhaltet auch die Untersuchung von natürlichen Gesprächen sowie schriftlichen Materialien wie politischen Texten oder Sitzungsprotokollen)

Tabelle 12-2: Qualitative versus quantitative Forschung – eine überbewertete Dichotomie [s. (7)].

	Qualitativ	Quantitativ
Sozialtheorie	Handlung	Struktur
Methoden	Beobachtung, Interview	Experiment, Umfrage
Fragestellung	Was ist X? (Klassifizierung)	Wie viele X? (Quantifizierung)
Argumentation	induktiv	deduktiv
Erhebungsmethode	theoretisch	statistisch
Stärke	Validität	Reliabilität

Catherine Pope (5) übernommen habe, fasst (im Grunde in übertriebener Form) die Unterschiede zwischen quantitativen und qualitativen Forschungsmethoden zusammen. In Wirklichkeit gibt es sogar eine ganze Reihe von Gemeinsamkeiten, deren Bedeutung zunehmend auch erkannt wird (6).

Ausgangspunkt der quantitativen Forschung ist, wie in Abschnitt 3.2 erläutert, eine Idee (die normalerweise als Hypothese formuliert wird). Mithilfe von Messungen generiert der Forscher dann eine Datenmenge, die es ihm erlaubt, durch *Deduktion* zu einer Schlussfolgerung zu gelangen. Am Anfang der qualitativen Forschung steht dagegen die Absicht, ein bestimmtes Thema genauer zu untersuchen. Es werden «Daten» – Beobachtungen, Interviews, Dokumente, und selbst E-Mails können zu den qualitativen Daten gezählt werden – erhoben und auf der Basis dieser Daten durch *induktive Argumentation* Ideen und Hypothesen generiert (2). Die Stärke des quantitativen Ansatzes liegt in seiner *Reliabilität* (Reproduzierbarkeit, Wiederholbarkeit), d.h., die gleichen Messungen sollten jedes Mal zu den gleichen Ergebnissen führen, während die Stärke des qualitativen Ansatzes in der *Validität* (der Nähe zur Wahrheit) liegt. Das heißt, gute qualitative Forschung, die bestimmte Methoden der Datenerhebung verwendet, sollte den Kern des Problems treffen und nicht nur an der Oberfläche kratzen. Die Validität qualitativer Forschungsmethoden konnte erheblich verbessert werden, weil die verschiedenen Methoden mittlerweile kombiniert (s. Tab. 12-1) angewandt werden (dieses Vorgehen wird als *Triangulation* bezeichnet), weil die Forscher gründlich darüber nachdenken, was passiert und inwieweit ihre eigene Sichtweise die Daten beeinflusst haben könnte (ein als *Reflexivität* bezeichneter Ansatz) (7), und – so wird zum Teil behauptet – weil mehrere Forscher unabhängig voneinander dieselben Daten analysieren (um den Nachweis der *Interrater-Reliabilität* zu erbringen).

Seit dem ersten Erscheinen dieses Buches hat die Interrater-Reliabilität als Qualitätsmaß in der qualitativen Forschung an Glaubwürdigkeit verloren. Die Gutachter qualitativer Forschungsartikel bewerten heutzutage vermehrt die Kompetenz und Reflexivität des einzelnen Forschers, als dass sie zu bestätigen suchen, dass die Ergebnisse «von einem Dritten geprüft wurden». Dieser Wandel verdankt sich zwei wichtigen Erkenntnissen: Erstens kennt in der qualitativen Forschung keiner die Daten besser als der einzelne Forscher (die Vorstellung, dass vier Augen mehr sehen als zwei, trifft hier also eindeutig nicht zu), und der Wissenschaftler, der lediglich ins Spiel kommt, um die «Themen oder Motive» zu verifizieren, verlässt sich unter Umständen sehr viel stärker auf vorbestehende persönliche Meinungen und Vermutungen als der eigentliche Feldforscher. Und zweitens kommt es angesichts des Trends, dass immer mehr Wissenschaftler mit biomedizinischem Hintergrund qualitative Forschung betreiben, auch gar nicht so selten vor, dass zwei unbedarfte und ungeschulte Forscher (oder sogar ein ganzes Team) Fokusgruppen einrichten oder über die Freitextantworten in Fragebögen herfallen. Eine «Übereinstimmung» zwischen diesen Personen sagt also nicht nur nichts über Qualität aus, diese Teams mit einem ähnlichen Hintergrund bringen wahrscheinlich sogar auch ähnliche Vorurteile (Bias) mit, sodass hohe Scores bei der Interrater-Reliabilität von durchaus zweifelhaftem Wert sein können.

Wer sich mit qualitativer Forschung nicht auskennt, glaubt häufig, dass nicht viel mehr dahinter steckt, als das Fallen der Blätter zu beobachten. Es ginge aber zu weit, Ihnen auch nur die wichtigste Literatur dazu vorzustellen, etwa wie man bei Beobachtungen, Interviews oder der Leitung von Fokusgruppen vorgeht (oder gerade nicht vorgehen sollte). Für all diese Verfahrensweisen existiert eine ausgeklügelte Methodik. Wenn Sie sich dafür interessieren, empfehle ich Ihnen die ausgezeichnete *BMJ*-Reihe von Scott Reeves und Mitarbeitern aus Kanada (8–12).

Zur vollen Geltung kommen qualitative Methoden vor allem auf noch unerschlossenem Territorium, wo die wichtigsten Variablen nur wenig verstanden, schlecht definiert und kaum kontrollierbar sind. Denn unter solchen Umständen kann die definitive Hypothese oft erst aufgestellt werden, wenn die Studie schon einige Zeit läuft. Aber in genau dieser Situation muss der qualitative Forscher sicherstellen, dass er bereits einen bestimmten Schwerpunkt skizziert und verschiedene spezielle Fragen identifiziert hat, auf die er eine Antwort sucht (s. Abschnitt 12.2, Frage 1). Die qualitative Forschungsmethodik gestattet es nicht nur, sie ermutigt sogar dazu, die Forschungsfrage im Lichte der Ergebnisse, die sich im Laufe der Zeit ansammeln, zu modifizieren – eine Technik, die als *Progressive Focusing* bezeichnet wird (5). (Im Gegensatz dazu ist, wie Abschnitt 5.2, Frage 4 gezeigt hat, ein verstohlener Blick auf die Zwischenergebnisse bei quantitativen Studien aus Sicht der Statistik geradezu unzulässig!)

Der von qualitativen Forschern verwendete *iterative* Ansatz (d.h. die wiederholte Änderung von Methoden und Hypothesen im Laufe einer Untersuchung) zeugt von einer lobenswerten Sensibilität für die Vielfalt und Variabilität der Materie. Von Kritikern, die die Legitimität eines solchen Vorgehens nicht einzusehen vermochten, mussten sich qualitative Forscher in der Vergangenheit daher oft den Vorwurf gefallen lassen, dass sie ihre Spielregeln ständig ändern würden. Diese Art der Kritik ist zwar in der Regel unangebracht, es besteht allerdings durchaus die Gefahr, dass der «*iterative*“ Ansatz in ein großes Durcheinander abgleitet, wenn qualitative Forschung blauäugig und ohne saubere Methodik unternommen wird. Das ist einer der Gründe, weshalb qualitative Wissenschaftler bestimmte Auszeiten von der Feldforschung nehmen sollten, um sich der Reflexion, Planung und Besprechung mit Kollegen widmen zu können.

12.2 Beurteilung von Veröffentlichungen, die qualitative Forschung beschreiben

Ihrem Wesen nach ist die qualitative Forschung nicht standardisiert und genau definiert, sondern von der subjektiven Erfahrung des Untersuchers wie auch der Untersuchten abhängig. Sie erforscht, was nötig ist, und schneidet sich ihren Stoff entsprechend zu. Wie im vorangegangenen Abschnitt bereits angedeutet, ist qualitative Forschung eine in die Tiefe gehende, interpretative Aufgabe, kein technischer Vorgang. Sie ist ganz entscheidend von einem kompetenten und erfahrenen Forscher abhängig, der die Art von Fertigkeiten und Urteilsvermögen mitbringt, die sich – wenn überhaupt – objektiv nur sehr schwer messen lassen. Deshalb kann man darüber streiten, ob es überhaupt möglich ist, analog zu den *Users' Guides to the Medical Literature* für quantitative Forschungsarbeiten eine allumfassende Checkliste zu entwickeln, auch wenn einige mutige Versuche in dieser Richtung unternommen wurden (3, 4, 10, 13). Verschiedentlich ist eingewendet worden, dass Checklisten für die kritische Bewertung die Forschungsqualität in der qualitativen Forschung sogar beeinträchtigen könnten, weil sie ein mechanistisches und protokollorientiertes Vorgehen begünstigen (14).

Meine Meinung und die einiger Kollegen, die an dieser Aufgabe arbeiten oder es versucht haben, ist, dass eine solche Checkliste sicher nicht so ausführlich und umfassend anwendbar ist wie die verschiedenen Leitfäden zur Bewertung quantitativer Forschungsarbeiten, dass man aber durchaus einige grundsätzliche Regeln aufstellen kann. Der zweifellos beste Versuch in dieser Richtung (und auch die beste Darstellung des Unsicheren und Unbegreiflichen) stammt von Dixon-Woods und Kollegen (15). Die folgende Liste wurde einerseits aus den an anderen Stellen in diesem Kapitel zitierten Arbeiten zusammengestellt; andererseits geht sie auf Diskussionen mit Dr. Rod Taylor zurück, von dem einer der frühesten Leitfäden zur kritischen Bewertung von Veröffentlichungen zur qualitativen Forschung stammt.

Frage 1: Beschreibt die Veröffentlichung ein wichtiges klinisches Problem, das durch eine klar formulierte Frage beantwortet werden soll?

In Abschnitt 3.2 habe ich erläutert, dass man bei jedem wissenschaftlichen Artikel zu allererst danach fragen sollte, warum die Studie unternommen und welche spezifische Frage untersucht wurde. Qualitative Artikel machen da keine Ausnahme: Interviews und Beobachtungen, die nur um ihrer selbst willen durchgeführt werden, haben keinerlei wissenschaftlichen Wert. Artikel, in denen die Autoren ihr Forschungsthema nicht enger eingrenzen können als «Wir beschlossen, 20 Patienten mit Epilepsie zu befragen», wecken wenig Vertrauen: Haben die Forscher wirklich gewusst, was sie zu welchem Zweck untersucht haben?

Wahrscheinlich würden Sie den Artikel eher lesen, wenn darin etwas stünde wie: «Epilepsie ist eine häufige und potenziell zu Behinderung führende Erkrankung, und ein nicht unbeträchtlicher Anteil der Patienten bleibt trotz Medikation nicht anfallsfrei. Bei Antiepileptika sind unangenehme Nebenwirkungen bekannt, und verschiedene Studien haben gezeigt, dass ein hoher Anteil der Patienten seine Tabletten nicht regelmäßig einnimmt. Deshalb haben wir uns entschieden, die Einschätzung der Epilepsie durch Patienten und ihre Gründe für die Nichteinnahme der Medikamente genauer zu untersuchen.» Wie ich in Abschnitt 12.1 bereits erklärt habe, bringt es die iterative Natur qualitativer Forschung mit sich, dass die definitive Fragestellung zu Beginn der Studie noch nicht völlig klar ist. In jedem Fall sollte sie jedoch «stehen», wenn mit der Niederschrift des Studienberichts begonnen wird.

Frage 2: Ist ein qualitativer Ansatz überhaupt angemessen?

Wenn es das Ziel des Forschungsprojekts war, eine bestimmte klinische Fragestellung zu untersuchen, zu interpretieren oder ein tieferes Verständnis dafür zu entwickeln, dann sind qualitative Methoden hierfür mit Sicherheit am besten geeignet. Wenn jedoch die Forschung ein anderes Ziel hat (etwa die Inzidenz einer Erkrankung oder die Häufigkeit einer unerwünschten Arzneimittelreaktion zu bestimmen, eine Ursache-Wirkungs-Hypothese zu testen oder zu zeigen, dass ein Medikament ein besseres Nutzen-Risiko-Verhältnis aufweist als ein anderes), sind qualitative Methoden auf keinen Fall angebracht!

Wenn Sie meinen, für die in der Untersuchung angesprochene Frage wäre anstelle des qualitativen Ansatzes eine Fall-Kontroll-, Kohorten- oder randomisierte Studie angemessener gewesen, dann sollten Sie diese Frage vielleicht mit den Beispielen in Abschnitt 3.3 vergleichen, um Ihrem Verdacht nachzugehen.

Frage 3: Wie wurden (a) Studienumgebung und (b) Teilnehmer ausgewählt?

Schauen Sie sich noch einmal Tab. 12-2 (S. 219) an, in der die *statistischen* Erhebungsmethoden der quantitativen Forschung den *theoretischen* der qualitativen Forschung gegenübergestellt sind. Lassen Sie mich das erklären. In den vorangegangenen Kapiteln, vor allem in Abschnitt 4.2, habe ich betont, wie wichtig es bei quantitativer Forschung ist, eine wirklich zufällige Stichprobe von Teilnehmern zu rekrutieren. Denn eine Zufallsstichprobe gewährleistet, dass die Ergebnisse den Zustand der Population, aus der die Stichprobe gezogen wurde, im Durchschnitt widerspiegeln.

In der qualitativen Forschung sind wir jedoch nicht an einem Blick «auf den Durchschnitt» einer Patientenpopulation interessiert. Vielmehr wollen wir ein tieferes Verständnis von den Erfahrungen bestimmter Individuen oder Gruppen gewinnen, und daher sollten wir unbedingt nach Individuen oder Gruppen suchen, die in unser Bild passen. Wenn wir z.B. untersuchen wollen, welche Erfahrungen in Großbritannien lebende, nicht englischsprachige Frauen aus dem indischen Punjab bei einer Krankenhausentbindung gemacht haben (um die Dolmetscher- und Beratungsdienste mehr an den Bedürfnissen dieser Patientengruppe orientieren zu können), ist es durchaus berechtigt, nach Frauen mit unterschiedlichen Geburtserfahrungen (also etwa Notfall-Kaiserschnitt, Entbindung durch einen Medizinstudenten, späte Fehlgeburt usw.) Ausschau zu halten.

Ferner würden wir auch nach Frauen suchen, bei denen die Schwangerschaftsvorsorge gemeinsam von Gynäkologen und Hausärzten durchgeführt wurde, und nach Frauen, die während der ganzen Schwangerschaft von einer Gemeindehebamme betreut wurden. In diesem Beispiel könnte es auch von besonderem Interesse sein, Frauen zu finden, bei denen die Versorgung durch einen Arzt anstelle einer Ärztin übernommen wurde, auch wenn das sehr unwahrscheinlich wäre. Letztendlich würden wir eventuell auch noch Frauen untersuchen, die in einem großen, modernen «Hightech»-Krankenhaus entbunden haben, und solche, die in einem kleinen städtischen Haus zur Entbindung waren. Natürlich erhalten wir auf diese Weise «verzerrte» Stichproben, aber genau das ist es ja, was wir in diesem Fall wollen.

Seien Sie skeptisch gegenüber qualitativen Forschungsarbeiten, in denen die Teilnehmer (anscheinend) nach Gutdünken ausgewählt wurden. Im obigen Beispiel wäre es natürlich am einfachsten, die zwölf erstbesten Frauen aus dem Punjab zu befragen, die in einem Krankenhaus in Ihrer Nähe auftauchen. Die Informationen wären für Ihre Zwecke jedoch nur halb so nützlich.

Frage 4: Welche Perspektive nahm der Forscher ein, und wurde das entsprechend berücksichtigt?

Da sich qualitative Forschung zwangsläufig auch auf die Lebenserfahrung des Wissenschaftlers gründet, sollte ein solcher Artikel nicht allein deshalb verworfen werden, weil in Bezug auf den Untersuchungsgegenstand eine bestimmte kulturelle Perspektive oder ein persönlicher Zugang des Forscher erkennbar wird. Ganz im Gegenteil: Wir sollten die Autoren dazu beglückwünschen. Wichtig zu wissen ist, dass sich Beobachterbias in der qualitativen Forschung nie ganz vermeiden oder kontrollieren lässt. Am offensichtlichsten wird dies bei der teilnehmenden Beobachtung (s. Tab. 12-1, S. 219); das Gleiche gilt jedoch auch für die anderen Formen der Datenerhebung und Datenanalyse.

Nehmen wir an, die Forschung betrifft beispielsweise die Erfahrungen von asthmakranken Erwachsenen, die in feuchten und beengten Quartieren wohnen. Wenn die Wirkung dieser Umgebung auf die Gesundheit genauer untersucht werden soll, ist es wahrscheinlich, dass bei Verwendung von semistrukturierten Interviews und Fokusgruppen die Datenerhebung erheblich davon beeinflusst wird, was der Forscher zu diesem Thema denkt und ob er für eine Lungenklinik, das Sozialamt oder eine Umweltgruppe tätig ist. Da es jedoch unmöglich ist, die Interviews von jemandem durchführen zu lassen, der gar keine Ansichten bzw. kulturellen oder weltanschaulichen Standpunkte vertritt, kann von einem Forscher zumindest verlangt werden, dass er seinen Hintergrund detailliert beschreibt, sodass die Ergebnisse entsprechend interpretiert werden können.

Das ist übrigens auch der Grund, warum qualitative Forscher es im Allgemeinen vorziehen, ihre Arbeiten in der ersten Person niederzuschreiben («Ich habe die Teilnehmer interviewt» anstelle von «die Teilnehmer wurden interviewt»), weil dies die Rolle und die Einflussnahme des Forschers am besten zum Ausdruck bringt.

Frage 5: Welche Methoden hat der Forscher zur Datenerhebung verwendet, und sind sie detailliert genug beschrieben?

Ich habe zwei Jahre in der quantitativen Laborforschung zugebracht. In dieser Zeit entfielen 15 Wochenstunden auf das Befüllen und Entleeren von Reagenzgläsern. Alle Reagenzgläser wurden nach Standardverfahren befüllt, zentrifugiert und sogar gespült. Als ich schließlich meine Forschungsergebnisse publizierte, wurden ca. 900 Stunden Plackerei in einem einzigen Satz zusammengefasst: «Die Rhabarberkonzentration im Serum der Patienten wurde nach der von Blubb und Blubb entwickelten Methode bestimmt (Literaturangabe zu Blubb und Blubbs Artikel zur Serum-Rhabarber-Messung»).

Jetzt verbringe ich den Großteil meiner Zeit mit qualitativer Forschung, und ich versichere Ihnen, das macht sehr viel mehr Spaß. In den letzten 15 Jahren habe ich mit meinem Arbeitskreis bestimmte Methoden entwickelt, mit denen sich die Meinungen, Hoffnungen, Ängste und Einstellungen von Diabetikern ermitteln lassen, die im Londoner *East End* lebenden Minderheitengruppen angehören (angefangen haben wir mit aus Bangladesch stammenden Mitbürgern und unsere Arbeit dann auf andere südasiatische, später auch noch weitere ethnische Gruppen ausgeweitet). Wir mussten beispielsweise eine valide Methode erarbeiten, um die Interviews, die in Sylheti, einem komplizierten bengalischen Dialekt ohne Schriftform, geführt wurden, simultan übersetzen und transkribieren zu können. Wir haben herausgefunden, dass die Einstellungen der Patienten entscheidend von der Anwesenheit naher Verwandter abhängig waren, sodass wir die Interviews sowohl in Anwesenheit als auch Abwesenheit naher Angehöriger durchgeführt haben.

Ich könnte die für dieses Forschungsvorhaben entwickelten Methoden noch ausführlicher beschreiben, aber wahrscheinlich ist schon klar geworden, worauf ich hinauswill: Der Methodenabschnitt eines qualitativen Artikels kann nicht kurz gehalten werden oder sich mit Verweisen auf die Forschungstechniken Dritter begnügen. Er muss eine ausführliche und diskursive Beschreibung enthalten, da die Geschichte, ohne die man die Ergebnisse nicht interpretieren kann, einmalig ist. Wie bei der Erhebung der Daten und der Zusammenstellung der Gruppen gibt es auch hier keine allgemeingültigen Regeln für die Inhalte eines Methodenabschnitts. Sie sollten sich einfach fragen: «Habe ich genügend Informationen zu den verwendeten Methoden gegeben?», und wenn dem so ist, gebrauchen Sie Ihren gesunden Menschenverstand, um zu beurteilen, ob diese Methoden zweckmäßig sind und sich für die Bearbeitung der Fragestellung eignen.

Frage 6: Welche Methoden hat der Forscher zur Analyse der Daten eingesetzt, und welche Qualitätskontrollen wurden implementiert?

Die beste Gelegenheit für den Forscher, um den Unterschied zwischen Sinn und Unsinn zu demonstrieren, ist der Abschnitt, der die Datenanalyse einer qualitativen Forschungsarbeit enthält. Wenn sich dicke Stapel abgeschlossener Interviews oder Notizen von Feldstudien angehäuft haben, hat die eigentliche Arbeit für den qualitativen Forscher gerade erst begonnen. Es reicht nicht, die Texte durchzublättern und nach «interessanten Zitaten» Ausschau zu halten, die womöglich eine bestimmte Theorie stützen. Der Forscher muss seine Daten *systematisch* analysieren und Fallbeispiele suchen, die den gängigen Theorien zu widersprechen oder sie zumindest infrage zu stellen scheinen. Einer der besten Kurzartikel über qualitative Datenanalyse stammt von Cathy Pope und Sue Ziebland und wurde vor ein paar Jahren im *British Medical Journal* (BMJ) veröffentlicht – den sollten Sie sich ansehen, wenn Sie noch unerfahren auf diesem Gebiet sind und wissen wollen, womit Sie anfangen sollten (16). Wenn Sie auf der Suche nach dem ultimativen Lehrbuch zur qualitativen Forschung sind, in dem mehrere verschiedene Vorgehensweisen bei der Datenauswertung beschrieben werden, sollten Sie es einmal mit dem herrlichen, von Denzin und Lincoln herausgegebenen Wälzer versuchen (2).

Die gebräuchlichste Art der Analyse von qualitativen Daten, die zumeist in der biomedizinischen Forschung erhoben werden, ist die *thematische Analyse.* Dabei sichten die Forscher die Ausdrucke der freien Texte, erstellen eine Liste grober Themen und weisen ihnen Codierungskategorien zu. Ein «Thema» könnte z.B. das Wissen der Patienten über ihre Krankheit sein, und innerhalb dieses Themas wären Codes wie «übertragbare Ursachen», «übernatürliche Ursachen», «verhaltensbedingte Ursachen» usw. denkbar. Diese Codes entsprechen aber nicht der herkömmlichen biomedizinischen Taxonomie («genetisch», «infektiös», «metabolisch» usw.), weil es bei dieser Art von Untersuchungen darum geht, die Taxonomie der interviewten Personen zu erforschen, ob der Forscher ihr nun zustimmt oder nicht. Die thematische Analyse wird oft mithilfe einer Matrix oder einer Art Tabelle bewerkstelligt, mit einer neuen Spalte für jedes Thema und einer neuen Zeile für jeden «Fall» (z .B. ein Interviewtranskript), wobei relevante Textsegmente nach dem «Cut-and-paste»-Verfahren in die einzelnen Zellen hineinkopiert werden (13). Eine andere Art der thematischen Analyse ist die *Methode des konstanten Vergleichens*, bei der jede neue Dateneinheit mit der entstehenden Zusammenfassung aller früheren Items verglichen wird und eine sich dabei entwickelnde Theorie auf diese Weise schrittweise verfeinert werden kann (17).

Immer häufiger werden dieser Tage qualitative Datenanalysen mithilfe eines Computerprogramms wie z.B. ATLAS-TI oder NVIVO durchgeführt, die den Umgang mit großen Datenmengen deutlich erleichtern. So können die Aussagen aller interviewten Personen zu einem bestimmten Thema miteinander verglichen werden. Auch ausgeklügeltere Vergleiche sind möglich wie: «Tendierten diejenigen, von denen Aussage A stammte, auch zu Aussage B?». Doch sollten Sie daran denken, dass ein Computerprogramm für die Analyse qualitativer Daten genauso wenig auf Autopilot abläuft, wie ein Programm wie SPSS zur Auswertung quantitativer Daten dem Forscher sagen kann, welchen statistischen Test er im Einzelfall anwenden muss! Der Satz «Die Daten wurden mithilfe von NVIVO analysiert» mag zwar Eindruck schinden, doch oftmals greift auch hier die GIGO-Regel *(garbage in, garbage out):* Unsinn rein, Unsinn raus. Zu einer ausgezeichneten qualitativen Datenanalyse kann die VLDRT-Methode *(very large dining room table;* Methode «großer Esstisch») führen, bei der man die Ausdrucke von (z.B.) Interviews mit Filzstiften markiert und bearbeitet und (z.B.) die Methode des konstanten Vergleichens manuell statt elektronisch durchführt.

Beim Zusammenschreiben der Ergebnisse qualitativer Forschung ist es oftmals schwierig nachzuweisen, wie die Qualitätskontrolle sichergestellt wurde. Die Tatsache, dass die Daten von mehr als einem Forscher analysiert worden sind, ist, wie im vorangegangenen Abschnitt schon erwähnt, nicht unbedingt eine Garantie für eine saubere Methodik. Tatsächlich denken Forscher, die sich hinsichtlich ihrer subjektiven Urteile niemals uneinig sind (Ist ein bestimmter Absatz im Bericht eines Patienten wirklich ein Anzeichen für «Angst» oder für «Entmachtung» oder für «Vertrauen»?) wahrscheinlich nicht gründlich genug über ihre eigenen Interpretationen nach. Die Qualität hat in solchen Situationen mehr mit dem Niveau des kritischen Dialogs zwischen den Forschern zu tun und auf welche Weise Meinungsverschiedenheiten aufgedeckt und geklärt wurden. Bei der Auswertung meiner frühen Forschungsdaten zum Gesundheitsverständnis britischer Bangladeshi mit Diabetes z.B. haben wir zu dritt jedes maschinengeschriebene Interviewtranskript der Reihe nach untersucht und die einzelnen Aussagen entsprechend codiert (18). Anschließend wurden die Entscheidungen miteinander verglichen; über strittige Fälle wurde (häufig sehr hitzig) diskutiert. Bei der Analyse konnten Unterschiede in der Interpretation bestimmter Aussagen aufgedeckt werden, die wir nicht vollständig klären konnten. Beispielsweise sind wir uns nie einig darüber geworden, welche Bedeutung der Begriff «Bewegung» in dieser ethnischen Gruppe hatte. Das heißt nicht, dass einer von uns «Unrecht» hatte, sondern dass die Daten inhärent mehrdeutig waren. Vielleicht war dieser Stichprobe von Interviewpartnern auch selbst nicht ganz klar, was der Begriff «Bewegung» bedeutet und welche Vorteile körperliche Bewegung für Diabetiker hat.

Frage 7: Sind die Ergebnisse glaubwürdig, und wenn ja, sind sie klinisch relevant?

Es liegt auf der Hand, dass sich weder die Glaubwürdigkeit qualitativer Ergebnisse durch die Präzision und Genauigkeit der Messmethoden beurteilen noch ihre Relevanz durch Konfidenzintervalle und Number-Needed-to-Treat-Werte abschätzen lässt. Das wichtigste Werkzeug, um zu entscheiden, ob die Resultate einer qualitativen Studie vernünftig, glaubwürdig und praxisrelevant sind, ist der gesunde Menschenverstand.

Ein wichtiger Aspekt, den man im Ergebnisabschnitt prüfen sollte, ist, ob die Autoren aktuelle Daten zitieren. Behauptungen wie «Hausärzte konnten den Wert des Audits in der Regel nicht erkennen» wären sehr viel glaubwürdiger, wenn es ein oder zwei Zitate aus den Interviews gäbe, die das illustrierten. Die Ergebnisse sollten unabhängig und objektiv zu verifizieren sein (z.B. durch Angabe längerer Textsegmente im Anhang oder in einer Online-Quelle), und alle Zitate und Beispiele sollten indexiert werden, damit der Leser sie zu der jeweils interviewten Person bzw. Datenquelle zurückverfolgen kann.

Frage 8: Welche Schlussfolgerungen wurden gezogen, und sind sie durch die Ergebnisse gerechtfertigt?

In einem quantitativen Forschungsartikel, der im EMED-Standardformat (s. Abschnitt 3.1) erstellt wurde, sollte klar zwischen den Studienergebnissen (normalerweise eine Menge von Zahlen) und der Interpretation der Ergebnisse unterschieden werden. Der Leser sollte leicht unterscheiden können zwischen dem, was der Forscher *herausgefunden* hat, und was diese Ergebnisse seiner Meinung nach *bedeuten*. In der qualitativen Forschung indes ist eine solche Unterscheidung nur selten möglich, da definitionsgemäß die Interpretation der Daten das Ergebnis ausmacht. Deshalb muss bei der Beurteilung der Validität qualitativer Forschung die Frage gestellt werden, ob die Daten mit gesundem Menschenverstand interpretiert wurden und von persönlichen, beruflichen und kulturellen Vorurteilen vergleichsweise unbeeinträchtigt sind, damit der Leser einschätzen kann, welche «Brille der Forscher bei seiner Feldarbeit, der Analyse und Interpretation aufgehabt hat». Das kann schwierig sein, da die Sprache, die wir zur Beschreibung verwenden, Meinungen und Beweggründe unterstellt, die von den Beteiligten mitunter gar nicht geteilt werden. Vergleichen Sie etwa die beiden Äußerungen: «Drei Frauen gingen zum Brunnen, um Wasser zu holen» und «Drei Frauen trafen sich am Brunnen, und jede trug einen Krug».

Es wird zunehmend zum Klischee, dass die Schlussfolgerungen qualitativer Studien wie bei allen wissenschaftlichen Arbeiten «auf Evidenz gründen» sollen, d. h., sie sollen sich aus dem ergeben, was die Forscher in ihren Feldstudien herausgefunden haben. Mays und Pope (5) haben drei Fragen vorgeschlagen, die dem Leser dabei helfen sollen herauszufinden, ob die Schlussfolgerungen einer qualitativen Studie valide sind:

- Wie gut erklärt die Analyse, warum sich Leute so verhalten, wie sie es tun?
- Wie verständlich wäre diese Erklärung für einen Studienteilnehmer?
- Wie gut stimmt die Erklärung mit dem überein, was wir bereits wissen?

Frage 9: Lassen sich die Ergebnisse der Studie auf andere Situationen übertragen?

Einer der häufigsten Kritikpunkte an qualitativen Studien ist, dass sich ihre Daten nur auf genau die Situation beziehen, in der sie erhoben wurden. Generell trifft dies auf die qualitative Forschung nicht unbedingt mehr zu als auf die quantitative. Schauen Sie sich nochmals das Beispiel mit den Geburtserfahrungen der Frauen aus Frage 3 an. Eine Gelegenheitsstichprobe der ersten zwölf Gebärenden würde nur wenig mehr als die von diesen zwölf Frauen erhobenen Erfahrungen hergeben. Bei einer *bewusst ausgewählten Stichprobe*, wie in Frage 3 beschrieben, ließen sich die Ergebnisse auf Frauen mit einem breiten Spektrum an Geburtserfahrungen übertragen. Aber dadurch, dass die Auswahlgrundlage im Laufe der Studie wiederholt angepasst wird, können die Forscher eine *theoretisch* begründete Stichprobe aufstellen und neu aufkommende Theorien daran testen. Beispielsweise könnten die Forscher (Achtung: Dieses Beispiel habe ich mir ausgedacht!) feststellen, dass psychotraumatische Erfahrungen häufiger bei Frauen mit einem höheren Bildungsgrad auftreten als bei weniger gebildeten Frauen. Dies könnte zu einer neuen Hypothese über die Erwartungen von Frauen führen (je höher der Bildungsgrad der Frau, desto eher erwartet sie eine «perfekte Geburtserfahrung»), die wiederum eine Veränderung in der bewussten Auswahlstrategie (jetzt wollen wir Extreme in Bezug auf den mütterlichen Bildungsgrad finden) bewirken könnte usw. Je stärker sich die Forschung an dieser Art von *Progressive Focusing* und iterativer Datenanalyse orientiert, desto eher werden ihre Ergebnisse auf Populationen außerhalb der Stichprobe übertragbar sein.

12.3 Zusammenfassung

Traditionell legen Ärzte großen Wert auf zahlenbasierte Informationen, was für die wirklichen Probleme aber durchaus irreführend, reduktionistisch oder irrelevant sein kann. Die wachsende Popularität qualitativer Untersuchungen in den biomedizinischen Wissenschaften beruht weitgehend darauf, dass quantitative Methoden entweder keine oder die falschen Antworten auf relevante klinische Fragen sowie Versorgungsfragen gegeben haben. Wenn Sie immer noch der Meinung sind, dass qualitative Forschung zweitrangige, weil «weiche» Wissenschaft ist, sind Sie nicht mehr auf dem neuesten Stand der Erkenntnis.

Catherine Pope und Nicky Britten hielten 1993 auf einer Konferenz einen Vortrag mit dem Titel «Barriers to qualitative methods in the medical mindset», in dem sie eine Sammlung von Ablehnungsschreiben präsentierten, die sie von biomedizinischen Fachzeitschriften erhalten hatten (19). Diese Schreiben offenbarten eine unglaubliche Ignoranz der Gutachter gegenüber den Methoden der qualitativen Forschung. Mit anderen Worten: Die Leute, die die Artikel ablehnten, schienen gute qualitative Forschung nicht von schlechter unterscheiden zu können.

Seit Popes und Brittens Entlarvung der «medizinischen Geisteshaltung» scheinen einige medizinische Zeitschriften eine redaktionspolitische Kehrtwende vollzogen zu haben. Und es entbehrt nicht einer gewissen Ironie, dass diese Zeitschriften mittlerweile regelmäßig relativ schwache Arbeiten über qualitative Forschung veröffentlichen! Ich hoffe deshalb, dass die oben angeführten Fragen und die angegebene Literatur Gutachtern auf beiden Seiten helfen werden: denen, die immer noch qualitative Artikel aus den falschen Gründen ablehnen, und denen, die auf den neuen Zug aufgesprungen sind und jetzt qualitative Artikel aus den falschen Gründen *akzeptieren*! Denken Sie aber daran, dass die kritische Bewertung qualitativer Forschung immer noch eine ziemlich unterentwickelte Wissenschaft ist und dass an der Ausarbeitung der in diesem Kapitel gestellten Fragen noch gearbeitet wird.

Literatur

1 Black N. Why we need qualitative research. *J Epidemiol Community Health* 1994; **48**(5): 425–426.
2 Denzin NK, Lincoln YS. *The SAGE Handbook of Qualitative Research*. Sage, London, 2011.
3 Giacomini MK, Cook DJ. Users' guides to the medical literature XXIII. Qualitative research in health care A. Are the results of the study valid?. *JAMA* 2000; **284**(3): 357–362.
4 Giacomini MK, Cook D. Users' guides to the medical literature: XXIII. Qualitative research in health care B. What are the results and how do they help me care for my patients?. JAMA 2000; **284**: 478–482.
5 Mays N, Pope C. Qualitative research in health care: assessing quality in qualitative research. *BMJ* 2000; **320**(7226): 50.
6 Dixon-Woods M, Agarwal S, Young B, et al. *Integrative Approaches to Qualitative and Quantitative Evidence*. London, Health Development Agency, 2004.
7 Gilgun JF Reflexivity and qualitative research. *Current Issues in Qualitative Research* 2010; **1**(2): 1–8.
8 Reeves S, Albert M, Kuper A, et al. Qualitative research: why use theories in qualitative research? *BMJ* 2008; **337**(7670): 631–634.
9 Lingard L, Albert M, Levinson W. Grounded theory, mixed methods, and action research. *BMJ* 2008; **337**(aug07_3): a567–a67.
10 Kuper A, Lingard L, Levinson W. Critically appraising qualitative research. *BMJ* 2008; **337**: a1035.
11 Kuper A, Reeves S, Levinson W. Qualitative research: an introduction to reading and appraising qualitative research. *BMJ* 2008; **337**(7666): 404–407.
12 Reeves S, Kuper A, Hodges BD. Qualitative research methodologies: ethnography. *BMJ* 2008; **337**: a1020.
13 Spencer L, Britain G. *Quality in Qualitative Evaluation: A Framework for Assessing Research Evidence*. Government Chief Social Researcher's Office, Cabinet Office, London, 2003.
14 Barbour RS. Checklists for improving rigour in qualitative research a case of the tail wagging the dog? *BMJ* 2001; **322**(7294): 1115.

15 Dixon-Woods M, Shaw RL, Agarwal S, et al. The problem of appraising qualitative research. *Qual Saf Health Care* 2004; **13**(3): 223–225.
16 Pope C, Ziebland S, Mays N. Qualitative research in health care: analysing qualitative data. *BMJ* 2000; **320**(7227): 114.
17 Glaser BG. The constant comparative method of qualitative analysis. *Social Problems* 1965; **12**(4): 436–445.
18 Greenhalgh T, Helman C, Chowdhury AM. Health beliefs and folk models of diabetes in British Bangladeshis: a qualitative study. *BMJ* 1998; **316**(7136): 978–983.
19 Pope C, Britten N. The quality of rejection: barriers to qualitative methods in the medical mindset. Paper presented at BSA Medical Sociology Group annual conference, 1993.

13. Veröffentlichungen über Fragebogenforschung

13.1 Der unaufhaltsame Aufstieg der Fragebogenforschung

Wann und wo haben Sie das letzte Mal einen Fragebogen ausgefüllt? Fragebogen flattern uns ins Haus, und sie tauchen am Arbeitsplatz in unseren Postfächern aus. Wir bekommen sie als E-Mail-Anhänge und finden sie im Wartezimmer beim Zahnarzt. Die Kinder bringen sie von der Schule mit nach Hause, und nicht selten liegt auch der Restaurantrechnung ein Fragebogen bei. Vor Kurzem habe ich auf einer Party jemanden getroffen, der sich selbst als «Fragebogenbandit» beschrieb – sein Job war es, Leute auf der Straße anzuhalten und ihre Antworten zu Fragen zu ihrem Einkommen, ihrem Geschmack, ihren Einkaufsvorlieben und Gott weiß, was sonst noch alles, zu notieren.

Dieses Kapitel basiert auf einer Artikelserie, die ich für das *British Medical Journal* herausgegeben habe und die von einem Team unter der Leitung meiner Kollegin Petra Boynton verfasst wurden (1–3). Petra Boynton hat mir vieles über diese verbreitete Forschungsmethode beigebracht, darunter auch die Tatsache, dass es in der Literatur wahrscheinlich mehr schlechte Fragebogenforschung gibt als bei jedem anderen Studiendesign. Um schlechte experimentelle Forschung zu betreiben, braucht man immerhin ein Labor, und für schlechte pharmazeutische Forschung muss man sich mit entsprechenden Medikamenten versorgen. Für schlechte Fragebogenforschung dagegen braucht man lediglich eine Liste mit Fragen aufzuschreiben, sie zu fotokopieren und ein paar Leute zu bitten, diese Fragebogen auszufüllen. Deshalb mutet es etwas merkwürdig an, dass sich in den ansonsten sehr ausführlichen *Users' Guides to the Medical Literature*, die im *Journal of the American Medical Association* (JAMA) veröffentlicht werden, (meines Wissens) keine Artikel zu Fragebogenstudien finden lassen.

Fragebogen werden häufig als «objektives» Mittel zur Erhebung von Informationen über Wissen, Überzeugungen, Einstellungen und Verhaltensweisen von Menschen angesehen (4, 5). Sind die Patienten mit unseren Sprechzeiten zufrieden? Was denken Jugendliche über eine örtliche Antidrogenkampagne – und haben sich ihre Ansichten geändert? Was wissen Pflegekräfte über die Behandlung von Asthma? Welcher Anteil der Bevölkerung sieht sich selbst als homosexuell oder bisexuell an? Warum schöpfen Ärzte das Potenzial ihrer Computer nicht voll aus? An diesen Beispielen können Sie wahrscheinlich schon erkennen, dass man mit Fragebogen sowohl quantitative Daten (x Prozent der Befragten sind mit unseren Leistungen zufrieden) als auch qualitative Daten (die Leute, die unsere Leistungen in Anspruch nehmen, haben xyz Erfahrungen damit gemacht) erheben kann. Mit anderen Worten: Bei einem Fragebogen handelt es sich nicht um eine «quantitative Methode» oder um eine «qualitative Methode», sondern um ein Werkzeug zur Erhebung einer ganzen Reihe von unterschiedlichen Datentypen; das hängt von der in den einzelnen Fragebogen-Items gestellten Frage und dem Format ab, in dem die Befragten antworten sollen.

In Kapitel 12 habe ich bereits den Ausdruck GIGO (Unsinn rein, Unsinn raus) eingeführt, um zu veranschaulichen, dass schlecht strukturierte Instrumente minderwertige Daten, irreführende Schlussfolgerungen und schwammige Empfehlungen hervorbringen. Nirgends trifft das mehr zu als in der Fragebogenforschung. Während inzwischen überall klar formulierte Leitfäden zum Design und zur Berichterstattung von randomisierten kontrollierten Studien (RCTs) und systematischen Reviews verfügbar sind (s. die Diskussion über die CONSORT-Checkliste in Kapitel 6 sowie über die QUORUM-und PRISMA-Checklisten in Kapitel 9), gibt es für die Fragebogenforschung nichts Vergleichbares; allerdings – so hat man mir versichert – wird gerade ein entsprechender Leitfaden entwickelt. Vielleicht ist dies der Grund, warum trotz einer Fülle von detaillierten Leitfäden in der Fachliteratur (4, 5) in der von Ärzten und anderen im Gesundheitswesen Tätigen unternommenen Fragebogenforschung so häufig elementare methodische Fehler vorkommen (1–3).

Bevor wir uns der kritischen Bewertung zuwenden, lassen Sie mich noch ein, zwei Sätze zur Terminologie sagen. Ein Fragebogen ist eine Art psychometrisches Instrument – d.h., es soll einen bestimmten Aspekt der Humanpsychologie formal erfassen. Manchmal bezeichnen wir Fragebogen als «Instrumente» und die Fragen in einem Fragebogen als «Items». Ein Item ist die kleinste, einzeln gewertete Einheit eines Fragebogens. Es kann aus einem Stamm («Suchen Sie aus den folgenden Antwortmöglichkeiten diejenige aus, die Ihre Auffassung am ehesten wiedergibt») und fünf Antwortmöglichkeiten bestehen. Oder es besteht aus einer einfachen «Ja-/Nein»- oder «Wahr-/Falsch»-Antwort.

13.2 Zehn Fragen an eine Veröffentlichung, die eine Fragebogenstudie beschreibt

Frage 1: Wie lautete die Forschungsfrage, und ist ein Fragebogen geeignet, um sie zu beantworten?

Sehen Sie sich noch einmal Abschnitt 3.1 an, in dem ich als Einführung in die Bewertung wissenschaftlicher Artikel drei orientierende Fragen beschrieben habe. Die erste Frage hieß: »Wie lautete die Forschungsfrage – und warum war es nötig, die Studie überhaupt durchzuführen?». Dies ist auch eine besonders gute Einstiegsfrage für Fragebogenstudien, weil (wie ich im vorangegangenen Abschnitt erläutert habe) unerfahrene Forscher häufig in die Fragebogenforschung einsteigen, ohne zu klären, warum sie das tun oder was sie herausfinden wollen. Zudem entscheiden sie sich oft für die Verwendung eines Fragebogens für Studien, die eigentlich eine völlig andere Methode verlangen. Gelegentlich ist auch ein Fragebogen geeignet, aber nur dann, wenn er innerhalb einer Studie mit Methoden-Mix zum Einsatz kommt (z. B. um die Ergebnisse einer exploratorischen Anfangsphase zu erweitern und zu quantifizieren). **Tabelle 13-1** enthält einige echte Beispiele, die ich zusammen mit Petra Boynton aus der veröffentlichten Literatur zusammengetragen und unseren Seminarteilnehmern vorgelegt haben.

Es hat viele Vorteile, wenn Forscher einen schon validierten und veröffentlichen Fragebogen benutzen:

- Das Forschungsteam spart Zeit und Ressourcen.
- Die Forscher können ihre eigenen Ergebnisse mit denen anderer Studien vergleichen.
- Sie brauchen die Einzelheiten des Instruments bei der Niederschrift ihrer Arbeiten nur kurz zu skizzieren.
- Sie können sich einen gründlichen Validierungsprozess für das Instrument sparen.

Leider vergessen unerfahrene Forscher (zumeist Studierende, die ihre Dissertation schreiben) recht oft, sich in der Literatur gründlich nach einem geeigneten Instrument «von der Stange» umzusehen, und häufig wissen sie auch nichts über formale Validierungsverfahren (s. nachfolgenden Text). Auch wenn Zeitschriftenredakteure die Mehrzahl dieser Studien ablehnen, findet doch ein beunruhigend großer Anteil seinen Weg in die veröffentlichte Literatur.

Tabelle 13-1 Beispiele für Forschungsfragen, für die ein Fragebogen nicht unbedingt das am besten geeignete Design darstellt.

Forschungsbereich	Beispiel für Forschungsfragen	Warum ist ein Fragebogen NICHT die am besten geeignete Methode?	Welche Methode(n) sollte(n) stattdessen gewählt werden?
Krankheitslast	Wie hoch ist die Asthmaprävalenz bei Schulkindern?	Ein Kind kann Asthma haben, ohne dass die Eltern dies wissen; oder die Eltern können fälschlicherweise davon ausgehen, dass ihr Kind Asthma hat, oder sie halten Informationen zurück, die sie als stigmatisierend empfinden.	Eine Querschnittsuntersuchung anhand von standardisierten diagnostischen Kriterien und/oder eine systematische Auswertung von Krankenakten
Ärztliche Verhaltensweisen	Wie behandeln Hausärzte Kreuzschmerzen?	Das, was Ärzte sagen, entspricht nicht unbedingt dem, was sie tatsächlich tun, besonders wenn sie der Meinung sind, ihre Praxis würde von anderen bewertet.	Direkte Beobachtung oder Videoaufzeichnung von Konsultationen; Einsatz von Simulationspatienten; systematische Auswertung von Krankenakten
Gesundheitsbezogene Lebensführung	Wie groß ist der Anteil der Teilnehmer, die Raucherentwöhnungsstudien erfolgreich abschließen?	Der Anteil derjenigen, die das Rauchen tatsächlich aufgegeben haben, ist niedriger als der Anteil derjenigen, die nur sagen, dass sie mit dem Rauchen aufgehört haben. Ein ähnliches Muster findet sich in Studien über Ernährungsweisen, körperliche Bewegung und andere Faktoren der Lebensführung.	Verwendung des diagnostischen Goldstandards (in diesem Fall der Bestimmung der Cotinin-Konzentration im Urin oder Speichel)
Bedarfsanalyse in Gruppen mit «besonderem Förderungsbedarf»	Worin bestehen die unerfüllten Bedürfnisse von Flüchtlingen und Asylsuchenden im Hinblick auf die Angebote im Gesundheits- und Sozialwesen?	Ein Fragebogen spiegelt wahrscheinlich die vorgefassten Meinungen der Forscher wider (z. B. könnten sie von den bestehenden Angeboten und/oder den Bedürfnissen von stärker «sichtbaren» Gruppen ausgehen), sodass es damit nicht gelingt, wichtige Bedürfnisbereiche zu erschließen	Eine Palette von exploratorischen qualitativen Methoden, die dafür ausgelegt sind, das Problem von allen Seiten zu beleuchten – z. B. halbstrukturierte Interviews von Nutzern, Ärzten und anderen im Gesundheitswesen tätigen und ehrenamtlich tätigen Personen; Fokusgruppen und detaillierte Untersuchungen kritischer Ereignisse

Zunehmend bedient sich die Gesundheitsversorgungsforschung solcher Fragebogen «von der Stange», da sie explizit für die Generierung von Daten entwickelt wurden, die sich studienübergreifend vergleichen lassen. Beispielsweise enthalten klinische Studien routinemäßig Standardinstrumente, mit denen das Wissen der Patienten über eine Krankheit (6), ihre Zufriedenheit mit den angebotenen Leistungen (7) oder die gesundheitsbezogene Lebensqualität (QoL) erhoben werden können (8, 9). Die Validität (s. nachfolgenden Text) dieses Vorgehens hängt entscheidend davon ab, ob Typ und Bandbreite der geschlossenen Antworten (d.h. die Liste der Antwortmöglichkeiten, aus denen die Befragten wählen können) auch das gesamte Spektrum der Wahrnehmungen und Gefühle widerspiegeln, die die Menschen in all den potenziell unterschiedlichen Stichprobenrahmen (Auswahlgesamtheit) tatsächlich haben bzw. empfinden.

Frage 2: War der in der Studie eingesetzte Fragebogen valide und reliabel?

Ein *valider* Fragebogen erhebt genau das, was er erheben soll. In der Praxis ist das bei Weitem nicht immer der Fall. So ist ein selbst auszufüllender Fragebogen, in dem die Nahrungsaufnahme erhoben werden soll, unter Umständen nicht valide, weil er in Wahrheit das erfasst, was die Befragten *angeblich* und nicht das, was sie *tatsächlich* gegessen haben (10). Ähnliches wurde für Fragebogen nachgewiesen, in denen Hausärzte gefragt werden, wie sie bestimmte Krankheiten behandeln: Ihre Angaben unterscheiden sich erheblich von der tatsächlichen klinischen Praxis (11). Ferner ist zu bedenken, dass ein zu einem anderen Zeitpunkt, in einem anderen Land oder in einem anderen kulturellen Kontext entwickelter Fragebogen für die von Ihnen untersuchte Gruppe möglicherweise kein valides Messinstrument darstellt. Ein skurriles Beispiel will ich Ihnen nicht vorenthalten: Das Item «I often attend gay parties» [«Ich gehe oft auf ausgelassene Partys»] galt in Großbritannien in den 1950er-Jahren als valides Maß für die Geselligkeit einer Person; heutzutage hat dieser Wortlaut dagegen eine ganz andere Konnotation [nämlich: «Ich gehe oft auf Schwulenpartys»] (1)! Wenn Sie sich für die Erfassung der Lebensqualität mithilfe von Fragebogen interessieren, sollten Sie vielleicht einen Blick auf die Kontroverse über die Validität solcher Instrumente werfen, wenn sie in einem Kontext eingesetzt werden, für den sie nicht entwickelt wurden (12).

Reliable (zuverlässige) Fragebogen liefern, wenn sie wiederholt in Stichproben und im Laufe der Zeit von unterschiedlichen Forschern angewendet werden, einheitliche Ergebnisse (4, 5). Unterschiede in den Ergebnissen, die mithilfe eines reliablen Fragebogens gewonnen werden, sind auf Unterschiede zwischen den Befragten zurückzuführen und nicht darauf, dass die Items uneinheitlich verstanden werden oder wie verschiedene Beobachter die Antworten interpretieren. Als standardisiert gilt ein auf verbindlich festgelegte Art und Weise erstellter und angewendeter Fragebogen, der es ermöglicht, dass allen Teilnehmern exakt dieselben Fragen in einem identischen Format gestellt und ihre Antworten einheitlich erfasst werden. Die Standardisierung eines Messinstruments erhöht seine Reliabilität. Wenn Sie 2011 an der britischen Volkszählung (Allgemeine Haushaltserhebung) teilgenommen haben, erinnern Sie sich vielleicht noch daran, dass Ihnen eine ganze Reihe von recht schematisch wirkenden Fragen gestellt wurde. Das lag daran, dass die Interviewer darin geschult worden waren, das Instrument in einer hochstandardisierten Form anzuwenden, um seine Reliabilität zu erhöhen. Anhand eines veröffentlichten Artikels festzustellen, wie sehr sich die Forscher um Standardisierung bemüht haben, fällt oftmals schwer; aber vielleicht haben die Autoren ja Angaben zur Interrater-Reliabilität (Übereinstimmung der Einschätzung bei verschiedenen Beobachtern/Bewertern) gemacht.

Frage 3: Wie sah der Fragebogen aus, und war das für die Zielpopulation angemessen?

Wenn ich nach dem Aussehen des Fragebogens frage, spreche ich über zwei Dinge: Form und Inhalt. Die Form betrifft Fragen wie: Wie viele Seiten umfasst der Fragebogen? Ist der Fragebogen optisch ansprechend (oder abschreckend)? Wie lange braucht man, um ihn auszufüllen? Welche Terminologie wurde benutzt usw.? Das sind keine Nebensächlichkeiten! Ein Fragebogen, der 30 Seiten umfasst, jede Menge Fachjargon und Fragen enthält, die der Befragte als beleidigend empfindet, wird nicht richtig ausgefüllt – und damit sind auch die Ergebnisse einer solchen Umfrage bedeutungslos (2).

Beim Inhalt geht es um die tatsächlichen Items. Sind die Fragen sinnvoll, und können die Teilnehmer der betreffenden Stichprobe sie verstehen? Waren irgendwelche Fragen mehrdeutig oder zu kompliziert? Wurden schwammige Ausdrücke wie «häufig», «regelmäßig», «üblicherweise», «gewöhnlich», «viele», «manche» und «kaum jemals» vermieden? Handelte es sich um «offene» (die Befragten können aufschreiben, was sie wollen) oder «geschlossene» Fragen (die Befragten müssen aus einer Liste von Antwortmöglichkeiten auswählen) – und decken, wenn es sich um geschlossene Fragen handelt, die vorgegebenen Optionen die denkbaren Möglichkeiten ab? Bei geschlossenen Fragebogendesigns können die Forscher die erhobenen Daten schnell aggregieren, doch wird die Bandbreite der möglichen Antworten durch die Forscher und nicht durch die Befragten festgelegt, weshalb die Antwortfülle deutlich geringer ausfällt (13). Manche Befragten (als Ja-Sager bezeichnet) neigen eher dazu, allen möglichen Aussagen zuzustimmen als sie abzulehnen. Aus diesem Grund sollten Forscher ihre Items nicht so formulieren, dass «stimme voll zu» immer auch mit (positiver) Zustimmung verbunden ist. Wenn z. B. ein Item auf einer Patientenzufriedenheitsskala lautet «Mein Hausarzt versucht meist, mir zu helfen», sollte ein anderes Item negativ formuliert werden, z. B. «Die Sprechstundenhilfe am Empfang ist meist unfreundlich».

Frage 4: Waren die Anweisungen klar formuliert?

Wenn Sie schon einmal einen Fragebogen ausfüllen sollten und irgendwo mittendrin nicht mehr weiter wussten (oder festgestellt haben, dass Sie gar nicht wussten, an wen Sie den ausgefüllten Fragebogen schicken sollten), dann werden Sie wissen, dass die Anweisungen in einem Fragebogen entscheidend zu seiner Validität beitragen. Diese Anweisungen beinhalten:

- eine Erklärung, worum es in der Studie geht und welchen Zweck die Untersuchung insgesamt verfolgt
- eine Anonymitäts- und Vertraulichkeitsversicherung sowie eine Bestätigung, dass die befragte Person das Ausfüllen des Fragebogens jederzeit ohne Angabe von Gründen beenden kann
- klare und genaue Angaben, wen man wegen näherer Informationen kontaktieren kann
- Anweisungen, was zurückgesendet werden muss und, bei postalischen Fragebogen, ein frankierter und adressierter Rückumschlag
- ausreichende Anweisungen, wie man jedes Item ausfüllen soll, wenn nötig mit Beispielen
- etwaige Beilagen (z. B. Broschüre), Geschenk (z. B. Büchergutschein) oder Honorar, wenn sie Teil des Studienprotokolls sind.

Diese Aspekte der Studie werden kaum in der Veröffentlichung aufgeführt sein, können aber in einem Anhang präsentiert werden; falls nicht, sollten Sie die Informationen von den Autoren beschaffen können.

Frage 5: Wurde mit dem Fragebogen ein geeigneter Pilottest durchgeführt?

Oftmals scheitert ein Fragebogen, weil die Teilnehmer ihn nicht verstehen oder ihn nicht ausfüllen können, oder weil er sie langweilt oder verärgert oder weil seine Aufmachung sie abschreckt. Auch wenn Freunde und Kollegen bei Rechtschreibung, Grammatik und Gestaltung helfen können, sind sie kaum in der Lage, die emotionalen Reaktionen oder Verständnisschwierigkeiten anderer Personengruppen verlässlich vorherzusagen. Deshalb sollten alle Fragebogen – egal, ob neu entwickelt oder «von der Stange» – einem Pilottest bei Teilnehmern unterzogen werden, die für die endgültige Studienstichprobe repräsentativ sind, um festzustellen, wie viel Zeit die Leute zum Ausfüllen brauchen, ob irgendwelche Items missverständlich sind oder ob mittendrin Langeweile oder Verwirrung aufkommen. In diesem Zusammenhang sollte man drei spezifische Fragen stellen:

1. Was waren die Charakteristika der Teilnehmer, an denen das Instrument vorab getestet wurde?
2. Wie wurde der Pilottest durchgeführt – welche Angaben wurden dazu gemacht?
3. Inwieweit wurde der endgültige Fragebogen infolge der Ergebnisse des Pilottests modifiziert?

Frage 6: Aus welchen Personen bestand die Stichprobe?

Wenn Sie die vorangegangenen Kapitel gelesen haben, werden Sie wissen, dass eine schiefe oder nichtrepräsentative Stichprobe irreführende Ergebnisse und unsichere Schlussfolgerungen nach sich zieht. Wenn Sie eine Fragebogenstudie bewerten, sollten Sie unbedingt nach dem Stichprobenrahmen (zweckmäßige, Zufalls- und Schneeballauswahl) der endgültigen Studie fragen und ob die Stichprobe auseichend groß und repräsentativ war. Die wichtigsten Stichprobearten für eine Fragebogenstudie sind (s. auch **Tab. 13-2**):

Zufallsauswahl: Dabei wird eine Zielgruppe identifiziert und eine zufällige Auswahl von Personen aus dieser Gruppe zur Teilnahme an der Umfrage eingeladen (z. B. könnte man einen Computer benutzen, um aus einem Diabetesregister nach dem Zufallsprinzip jeden Vierten auszuwählen).

Geschichtete Zufallsauswahl: Wie bei der Zufallsauswahl, aber hier wird die Zielgruppe zunächst nach einem oder mehreren bestimmten Kriterien aufgegliedert (geschichtet) – z. B. Diabetiker, die mit Insulin, Tabletten und diätetisch behandelt werden. Die Ziehung der Zufallsstichprobe erfolgt für die verschiedenen Unter- oder Subgruppen getrennt.

Schneeballauswahl: Eine kleine Gruppe von Teilnehmern wird identifiziert und dann gebeten, «einen Freund einzuladen», den Fragebogen auszufüllen. Diese Gruppe benennt wiederum andere Leute usw.

Tabelle 13-2 Arten der Stichprobenziehung für die Fragebogenforschung.

Stichprobenart	Wie das Verfahren funktioniert	Wann man es benutzt
Gelegenheits-/willkürliche Auswahl	Die Teilnehmer werden aus einer zum Zeitpunkt der Studie verfügbaren Gruppe ausgewählt (z. B. Patienten, die an einem bestimmten Morgen eine Hausarztpraxis aufsuchen).	Sollte möglichst vermieden werden
Zufallsauswahl	Eine Zielgruppe wird identifiziert, und eine zufällige Auswahl von Personen aus dieser Gruppe wird zur Teilnahme an der Umfrage eingeladen (z. B. könnte man einen Computer benutzen, um aus einem Diabetesregister nach dem Zufallsprinzip jeden Vierten auszuwählen).	Kann in Studien angewendet werden, in denen man die Durchschnittseinstellung einer Population wiedergeben möchte
Geschichtete Zufallsauswahl	Wie bei der Zufallsauswahl, aber hier wird die Zielgruppe zunächst nach einem oder mehreren bestimmten Kriterien aufgegliedert (geschichtet) – z. B. Diabetiker, die mit Insulin, Tabletten und diätetisch behandelt werden. Die Ziehung der Zufallsstichprobe erfolgt für die verschiedenen Unter- oder Subgruppen getrennt.	Kann eingesetzt werden, wenn die Zielgruppe in ihren Subgruppen wahrscheinlich systematische Unterschiede aufweist
Quotenauswahl	Es werden Teilnehmer ermittelt, die einer breiteren Population (Grundgesamtheit) entsprechen (z. B. in den Gruppen soziale Schicht, Geschlecht, Alter etc.). Den Forschern wird eine in jeder Gruppe festgelegte Anzahl von Personen zugeteilt, die sie interviewen können (z. B. soundso viele junge Frauen aus der Mittelschicht).	Eignet sich für Studien, in denen die Ergebnisse für die Grundgesamtheit möglichst repräsentativ sein sollen. Kommt häufig in politischen Meinungsumfragen usw. zur Anwendung
Schneeballauswahl	Es werden Teilnehmer rekrutiert und gebeten, andere ähnliche Personen zu benennen, um sie ebenfalls für die Studie zu gewinnen.	Vorteilhaft, wenn man mit schwer zugänglichen Gruppen arbeitet (z. B. lesbischen Müttern)

Gelegenheitsauswahl: Aus pragmatischen Gründen werden meist die ersten Personen, die auftauchen und die Kriterien erfüllen, gebeten, den Fragebogen auszufüllen. Das könnte z. B. in einer gut besuchten Hausarztpraxis passieren, in der alle Patienten, die die Praxis an einem bestimmten Tag aufsuchen, gebeten werden, an der Umfrage über die Zweckmäßigkeit der Sprechzeiten teilzunehmen. Eine solche Stichprobe ist aber natürlich verzerrt, weil diejenigen, für die die Sprechzeiten ungünstig sind, zu dieser Zeit eigentlich gar nicht anzutreffen sind! Dieses Beispiel soll Ihnen nur in Erinnerung rufen, dass eine Gelegenheitsstichprobe (manchmal auch als Bequemlichkeitsstichprobe bezeichnet), wenn überhaupt, wissenschaftlich nur selten gerechtfertigt ist.

Systematisch oder bewusst schiefe Auswahl: Sagen wir, Sie möchten bewerten, wie zufrieden die Patienten mit ihrem Hausarzt sind, und wissen aufgrund Ihrer Pilotstudie bereits, dass der Fragebogen von 80 % der Patienten aus den wohlhabenderen Bezirken, aber nur von 60 % aus den ärmeren Gegenden ausgefüllt wird. Sie könnten deshalb mehr Personen aus der zweiten Gruppe rekrutieren, um sicherzugehen, dass Ihre Datenmenge die sozioökonomische Zusammensetzung Ihrer Praxispopulation widerspiegelt. (Im Idealfall müssten Sie dann aber auch nachweisen, dass die Personen, die das Ausfüllen des Fragebogens verweigert haben, sich in den Schlüsselcharakteristika nicht von denjenigen unterscheiden, die ihn ausgefüllt haben.).

Ferner sollte man sich fragen, ob das Instrument für alle Teilnehmer und potenziellen Teilnehmer geeignet war. Wurde insbesondere in der Stichprobe der wahrscheinlichen Bandbreite an körperlichen und intellektuellen Fähigkeiten, an Lese- und Schreibkompetenz, dem Verständnis von Zahlen bzw. Skalierungen und der subjektiv wahrgenommenen Bedrohung durch die Fragen bzw. den Interviewer Rechnung getragen?

Frage 7: Wie wurde der Fragebogen eingesetzt – und wurde eine ausreichend hohe Rücklaufquote erzielt?

Der Methodenabschnitt einer wissenschaftlichen Veröffentlichung über eine Fragebogenstudie sollte die drei folgenden Fragen zur Anwendung des Fragebogens beantworten:

1. Wie wurde der Fragebogen verteilt (z. B. per Post, persönlich oder elektronisch)?
2. Wie wurde der Fragebogen ausgefüllt (z. B. von den Befragten selbst oder mit Unterstützung des Forschers)?

3. Wurden die Rücklaufquoten vollständig, d.h. mit Angaben zu den Teilnehmern, die für die Forschungsfrage nicht geeignet waren oder die ihre Teilnahme verweigert haben, angegeben? Wurden etwaige Antwortfehler oder -verzerrungen diskutiert?

Das *British Medical Journal* veröffentlicht normalerweise keine Beiträge über Fragebogenstudien, wenn der Fragebogen von weniger als 70% der Befragten korrekt ausgefüllt wurde. Es gibt eine Reihe von Forschungsarbeiten zu der Frage, wie man die Rücklaufquote in einer Fragebogenstudie steigern kann. Alles in allem haben sich folgende Maßnahmen zur Erhöhung der Rücklaufquote bewährt (3):

- Der Fragebogen ist gut gestaltet und hat ein einfaches Layout.
- Den Teilnehmern werden für das Ausfüllen des Fragebogens irgendwelche Vergünstigungen oder Gewinne angeboten.
- Der Fragebogen wurde einem sorgfältigen Pilottest unterzogen und geprüft.
- Die Teilnehmer werden mit einer persönlichen Einladung vorab über die Studie informiert.
- Das Ziel der Studie und die Möglichkeiten beim Ausfüllen des Fragebogens werden ausdrücklich erklärt.
- Ein Forscher steht zur Beantwortung von Fragen und zum Einsammeln der ausgefüllten Fragebogen bereit.
- Bei postalischen Fragebogen wird ein frankierter und adressierter Rückumschlag mitgeliefert.
- Die Teilnehmer haben das Gefühl, dass sie an der Studie beteiligt sind.
- Die Fragen sind so formuliert, dass sie die Aufmerksamkeit der Teilnehmer beanspruchen.
- Der Fragebogen hat einen klaren Fokus und Zweck und ist kurz und knapp gehalten.
- Der Fragebogen sieht ansprechend aus.

Des Weiteren sollte man in der Veröffentlichung im Zusammenhang mit Rücklaufquoten nach einer Tabelle Ausschau halten, in denen die Charakteristika der Personen, die den Fragebogen ausgefüllt haben (sogenannte Responder), mit den Charakteristika derjenigen verglichen werden, die angesprochen wurden, das Ausfüllen des Fragebogens aber abgelehnt haben (sogenannte Non-Responder). Wenn zwischen diesen Gruppen systematische (und nicht nur zufallsbedingte) Unterschiede bestanden haben, lassen sich die Ergebnisse der Umfrage nicht auf die Population übertragen, aus der die Stichprobe von Teilnehmern gezogen wurde. Die Teilnehmer von Umfragen, die auf der Straße durchgeführt werden, sind z. B. häufig älter als der Durchschnitt (vielleicht weil ältere Mitmenschen es weniger eilig haben!) und entstammen seltener ethnischen Minderheitengruppen (vielleicht weil Letztere die Sprache des Forschers nicht fließend sprechen können). Wenn die Autoren der Studie dagegen nachgewiesen haben, dass die Non-Responder den Respondern recht ähnlich waren, sollten Sie sich über die Übertragbarkeit (Generalisierbarkeit) weniger Gedanken machen, auch wenn die Rücklaufquoten niedriger waren, als Ihnen lieb gewesen wäre.

Frage 8: Wie wurden die Daten analysiert?

Die Auswertung von Fragebogendaten ist eine ausgeklügelte Wissenschaft. Wenn Sie sich für die formalen Verfahren interessieren, sollten Sie die im Literaturverzeichnis aufgeführten ausgezeichneten Lehrbücher über die Methoden der Sozialforschung in die Hand nehmen (4, 5). Wenn Sie dagegen nur eine Checkliste über eine veröffentlichte Fragebogenstudie ausfüllen möchten, sollten Sie sich folgende Aspekte der Studie genauer ansehen. 1.) Ganz allgemein: Welche Art von Analyse wurde durchgeführt, und war dieses Vorgehen angemessen? Insbesondere aber: Wurden die richtigen statistischen Tests für quantitative Antworten eingesetzt, und/oder wurde für offene Fragen erkennbar eine Methode zur qualitativen Analyse benutzt (s. Abschnitt 11.2)? Dabei ist die Feststellung, dass einer der Autoren Statistiker ist, zwar beruhigend, aber nicht unbedingt auch eine Garantie für eine fehlerfreie Analyse. Wenn die Autoren statistische Tests benutzt haben, von denen Sie noch nie gehört haben, sollten Sie, wie ich in Kapitel 5 bereits erwähnt habe, vermutlich in Habachtstellung gehen. Denn die überwiegende Mehrheit von Fragebogendaten lässt sich sehr wohl mithilfe der üblichen statistischen Tests wie dem Chi-Quadrat-Test oder den Korrelationskoeffizienten nach Spearman und Pearson usw. auswerten. Der häufigste Fehler in der Fragebogenforschung ist, ganz auf statistische Tests zu verzichten, und man braucht keinen Doktor in Statistik zu haben, um einen solchen Trick zu erkennen!

Sie sollten sich auch vergewissern, dass es keine Hinweise auf sogenanntes «Datenfischen (Data Dredging)» gibt. Mit anderen Worten: Haben die Autoren ihre Daten einfach in einen Computer eingegeben und Hunderte von Tests darüber laufen lassen und sich dann eine plausible Hypothese zusammengereimt, die zu etwas passt, dass sich dann als «signifikant» herausstellt? Im Fachjargon heißt das: Sämtliche Analysen sollten hypothesengeleitet sein – d.h., dass als erstes die Hypothese aufgestellt und dann die Analyse durchgeführt werden sollte und nicht umgekehrt.

Frage 9: Was waren die wichtigsten Ergebnisse?

Sehen Sie sich zuerst die Gesamtergebnisse an und ob über alle relevanten Daten berichtet wurde. Sind die quantitativen Ergebnisse maßgeblich (d.h. statistisch signifikant), und haben die Autoren auch relevante nicht-signifikante Ergebnisse angegeben? Die Feststellung, dass z.B. das von den Hausärzten selbst berichtete Vertrauen in ihre Diabetesbehandlung nicht mit ihrem Wissen über die Erkrankung korreliert, könnte nämlich genauso wichtig sein wie die Entdeckung, dass eine solche Korrelation existiert! Aus diesem Grund sind Fragebogenstudien, die allein die «positiven» statistischen Assoziationen berichten, intern verzerrt.

Eine weitere wichtige Frage ist, ob die qualitativen Ergebnisse richtig interpretiert wurden (z.B. durch Zugrundelegung eines explizit gemachten theoretischen Rahmenkonzepts) und ob die ausgewählten Zitate begründet und in den richtigen Zusammenhang gestellt wurden (anstatt nur die Rosinen herauszupicken, um die Arbeit aufzupeppen)? Blättern Sie noch einmal zu Kapitel 6 zurück («Veröffentlichungen zu Studien über medikamentöse Therapie und andere einfache Interventionen»), um sich noch einmal die Tricks in Erinnerung zu rufen, mit denen gewissenlose Marketingleute ihre Ergebnisse zu verkaufen versuchen. Besonders sorgfältig sollten Sie die grafischen Darstellungen (vor allem die Schnittstellen mit den Achsen) und die Datentabellen prüfen.

Frage 10: Wie lauten die wichtigsten Schlussfolgerungen?

Dies ist eine Frage des gesunden Menschenverstands. Was bedeuten die Ergebnisse wirklich, und haben die Forscher einen nachvollziehbaren Zusammenhang zwischen den Daten und ihren Schlussfolgerungen hergestellt? Haben sie ihre Ergebnisse in den Kontext des größeren Wissensgefüges ihrer Disziplin gestellt (insbesondere zu Umfragen, die sich desselben Instruments bedient haben und zu ähnlichen oder gegensätzlichen Ergebnissen gekommen sind)? Sind sich die Autoren der Grenzen ihrer Studie bewusst, und haben sie die Diskussion ihrer Ergebnisse entsprechend angelegt (haben sie z.B., wenn die Stichprobe zu klein oder die Rücklaufquote zu niedrig war, empfohlen, weitere Studien durchzuführen, um die vorläufigen Ergebnisse zu bestätigen)? Und sind schließlich etwaige Empfehlungen vor dem Hintergrund der Ergebnisse voll und ganz gerechtfertigt? Wenn sie beispielsweise eine kleine Gemeindestudie durchgeführt haben, sollten Sie keine Veränderungen auf nationaler Ebene anregen! Wenn Sie noch keine Erfahrungen mit der kritischen Bewertung gesammelt haben, werden Sie das vielleicht nur schwer einschätzen können; die beste Möglichkeit, seine Fertigkeiten auf diesem Gebiet zu verbessern, ist die Teilnahme an Diskussionen in einem Journal Club (entweder persönlich oder online), in dessen Rahmen Sie sich mit Kollegen über Ihre auf gesundem Menschenverstand gründenden Reaktionen auf eine für diese Diskussionsrunde ausgewählte Veröffentlichung austauschen können.

Abschließend bleibt festzuhalten: Jeder kann eine Liste von Fragen aufschreiben und fotokopieren – doch das bedeutet noch nicht, dass es sich bei der Sammlung von Antworten auf diese Fragen auch um Forschung handelt! Die Entwicklung, Umsetzung, Auswertung und Berichterstattung von Fragebogenstudien ist mindestens genauso anspruchsvoll wie die anderen in den übrigen Kapiteln dieses Buches beschriebenen Forschungsansätze. Fragebogenforscher sind ein sehr heterogenes Trüppchen, das sich noch nicht auf ein strukturiertes Berichtsformat wie CONSORT (für RCTs), QUORUM oder PRISMA (für systematische Reviews) und AGREE (für Leitlinien) hat einigen können. Inzwischen liegt zwar eine ganze Reihe von Vorschlägen für strukturierte Tools (die alle etwas unterschiedliche Zwecke verfolgen) auf dem Tisch (14–16), doch sind die Autoren eines Reviews (17) derartiger Tools auf nur wenig Konsens und viele unbeantwortete Fragen gestoßen. Wenn solche Leitfäden erst einmal standardisiert sind und eine breitere Anwendung erfahren, dann werden Veröffentlichungen über Fragebogenforschung – so denke ich mal – auch eine einheitlichere Form annehmen und leichter zu bewerten sein.

Literatur

1 Boynton PM, Wood GW, Greenhalgh T. A hands on guide to questionnaire research part three: reaching beyond the white middle classes. *BMJ* 2004; **328**(7453): 1433–1436.

2 Boynton PM, Greenhalgh T. A hands on guide to questionnaire research part one: selecting, designing, and developing your questionnaire. *BMJ* 2004; **328**(7451): 1312–1315.

3 Boynton PM. A hands on guide to questionnaire research part two: administering, analysing, and reporting your questionnaire. *BMJ* 2004; **328**(7452): 1372–1375.

4 Robson C. *Real World Research: a Resource for Users of social research methods in Applied Settings.* Wiley: Chichester, 2011.

5 Bryman A. *Social Research Methods.* Oxford University Press, Oxford, 2012.

6 Dunn SM, Bryson JM, Hoskins PL, et al. Development of the diabetes knowledge (DKN) scales: forms DKNA, DKNB, and DKNC. *Diabetes Care* 1984; **7**(1): 36–41.

7 Rahmqvist M, Bara A-C. Patient characteristics and quality dimensions related to patient satisfaction. *Int J Qual Health Care* 2010; **22**(2): 86–92.

8 Phillips D. *Quality of Life: Concept, Policy and Practice.* Routledge, London, 2012.

9 Bradley C, Speight J. Patient perceptions of diabetes and diabetes therapy: assessing quality of life. *Diabetes Metab Res Rev* 2002; **18**(S3): S. 64–69.

10 Drewnowski A. Diet image: a new perspective on the food-frequency questionnaire. *Nutr Rev* 2001; **59**(11): 370–372.

11 Adams AS, Soumerai SB, Lomas J, et al. Evidence of self-report bias in assessing adherence to guidelines. *Int J Qual Health Care* 1999; 11(3): 187–192.

12 Gilbody S, House A, Sheldon T. Routine administration of Health Related Quality of Life (HRQoL) and needs assessment instruments to improve psychological outcome-a systematic review. *Psychol Med* 2002; **32**(8): 1345–1356.

13 Houtkoop-Steenstra H. *Interaction and the Standardized Survey Interview: the Living Questionnaire.* Cambridge University Press, Cambridge, 2000.

14 Eysenbach G. Improving the quality of Web surveys: the Checklist for Reporting Results of Internet E-Surveys (CHERRIES). *J Med Internet Res* 2004; **6**(3): e34.

15 Draugalis JR, Coons SJ, Plaza CM. Best practices for survey research reports: a synopsis for authors and reviewers. *Am J Pharm Educ* 2008; **72**(1): 11.

16 Kelley K, Clark B, Brown V, et al. Good practice in the conduct and reporting of survey research. *Int J Qual Health Care* 2003; 15(3): 261–266.

17 Bennett C, Khangura S, Brehaut JC, et al. Reporting guidelines for survey research: an analysis of published guidance and reporting practices. *PLoS Medicine* 2011; **8**(8): e1001069.

14. Veröffentlichungen über Fallstudien zur Qualitätsverbesserung

14.1 Was sind Qualitätsverbesserungsstudien – und wie können wir sie einschätzen?

Das *British Medical Journal* (www.bmj.com) publiziert in erster Linie Forschungsartikel. Eine weitere führende Fachzeitschrift, das *BMJ Quality and Safety* (qualitysafety.bmj.com) veröffentlicht hauptsächlich Artikel, in denen die Bestrebungen zur Verbesserung von Sicherheit und Qualität im Gesundheitswesen beschrieben werden, die sich oftmals auf reale Umgebungen wie Krankenhausstationen oder allgemeinärztliche Praxen beziehen (1). Wenn Sie sich auf eine Bachelor-Prüfung vorbereiten, sollten Sie Ihre Tutoren fragen, ob Qualitätsverbesserungsstudien in Ihren Examina überhaupt thematisiert werden, denn die Themen, um die es in diesem Kapitel geht, sind eher im Master-Studiengang angesiedelt und, wie Sie vielleicht feststellen werden, gar nicht Teil Ihres Lehrplans. Wenn das der Fall ist, sollten Sie sich dieses Kapitel für die Zeit nach Ihrem Examen aufsparen – Sie werden es sicher brauchen, wenn Sie dann im richtigen Leben in Vollzeit arbeiten!

Eine hervorragende Möglichkeit zur Verbesserung von Qualität besteht darin, Forschungsergebnisse umzusetzen und die Gesundheitsversorgung stärker an der vorhandenen Evidenz zu orientieren. Dieser Aspekt ist Thema des folgenden Kapitels. Eine hochwertige und sichere Gesundheitsversorgung erfordert aber mehr als nur evidenzbasierte Praxis. Vielleicht erinnern Sie sich noch daran, als Sie oder einer Ihrer Angehörigen das letzte Mal im Krankenhaus waren. Da werden Sie mit Sicherheit nach den präzisesten diagnostischen Untersuchungen (Kapitel 8), den wirksamsten Medikamenten (Kapitel 6) bzw. nicht-medikamentösen Interventionen (Kapitel 7) verlangt und gewollt haben, dass die Ärzte sich an evidenzbasierte Behandlungspläne und Leitlinien (Kapitel 10) halten, die auf der Grundlage von systematischen Reviews (Kapitel 9) erstellt wurden. Und wenn die Krankenhausverwaltung Sie darüber hinaus auch noch gebeten hätte, sie bei der Evaluierung der Dienstleistungen zu unterstützen, dann hätten Sie sicher auch gewollt, dass dazu ein valider und verlässlicher Fragebogen eingesetzt wird (Kapitel 13).

Aber waren Ihnen daneben vielleicht auch noch andere Dinge wichtig, wie etwa die Wartezeiten für einen Termin in der Ambulanz und/oder Ihre Operation, die Einstellungen des Personals, die Klarheit und Vollständigkeit der Informationen, die Sie erhalten haben, das Risiko, sich eine Infektion einzufangen (z.B. wenn das Personal sich nicht konsequent die Hände gewaschen hat), und die allgemeine Leistungsfähigkeit des Hauses? Wurde, wenn ein Mitglied des Personals einen Fehler gemacht hat, offen mit Ihnen darüber gesprochen und Ihnen vorbehaltlos eine Entschuldigung angeboten? Und hatte die Verwaltung in einem solchen Fall Maßnahmen implementiert, um aus den begangenen Fehlern lernen zu können und sicherzustellen, dass sich dieser Vorfall nicht bei einem anderen Patienten wiederholen kann? All diese Dinge und noch viel mehr umfasst eine «qualitativ hochwertige» Versorgungserfahrung. Die Wissenschaft der Qualitätsverbesserung bezieht ihre Evidenz aus vielen verschiedenen Fachgebieten, unter anderem auch aus der Forschung zur Fertigungs- und Flugverkehrskontrolle sowie der evidenzbasierten Medizin (2–4).

Die Verbesserung von Qualität und Sicherheit in einem bestimmten Bereich der Gesundheitsversorgung stellt üblicherweise ein komplexes Unterfangen dar, das mindestens ein paar Monate dauert und in das die Beiträge des betroffenen Personals (und zunehmend auch von Patienten und Patientenvertretern) einfließen (5). Die Projektleiter helfen allen Beteiligten dabei, ein Ziel zu definieren und auf dieses Ziel hinzuarbeiten. Der Erfolg eines solchen Projekts ist meist durchwachsen – einiges klappt gut, anderes läuft weniger gut, und am Ende wird die Initiative (wenn überhaupt) meist in narrativer Form dokumentiert.

Seit einigen Jahren sind *BMJ* und *BMJ Quality & Safety* dazu übergegangen, zwischen Forschungsartikeln (die nach dem EMED-Format – Einführung, Methodik, Ergebnisse und Diskussion – aufgebaut sind) von Qualitätsverbesserungsberichten zu unterscheiden (die in die Abschnitte Kontext, Problemdarstellung, Maßnahmen, Prozess, Analyse, Änderungsstrategie, Änderungseffekte und Nächste Schritte[1] gegliedert sind). Aufgrund dieser Unterscheidung kann Forschung definiert werden als *systematische und fokussierte Untersuchung, die nach Wahrheiten sucht, welche sich auch auf andere Bereiche als die Studienumgebung übertragen lassen.* Qualitätsverbesserung dagegen ließe sich demnach als eine *Echtzeitaufgabe in der realen Welt* auffassen, *ausgeführt von Teams, die verschiedene Leistungen anbieten.*

Ihnen wird vielleicht schon aufgefallen sein, dass es zwischen diesen beiden Aktivitäten eine breite Grauzone gibt. Einen Teil dieser Grauzone besetzt die Qualitätsverbesserungsforschung – d.h. angewandte Forschung mit dem Ziel,

1 Englisches Akronym: COMPASEN (Context, Outline of problem, Measures, Process, Analysis, Strategy for change, Effects of change, and Next steps)

eine Evidenzbasis für das Vorgehen bei Qualitätsverbesserungsstudien aufzubauen. Qualitätsverbesserungsforschung umfasst eine breite Palette an Methoden, zu denen auch die in den anderen Kapiteln beschriebenen gehören. Dabei umfasst vor allem die *mixed-method case study*, eine *Fallstudie* also, die sich zur Datenerhebung einer *Mischung verschiedener Methoden* bedient, sowohl quantitative Daten (z. B. Kennzahlen der Prävalenz eines bestimmten Krankheitsbildes oder Problems) als auch qualitative Daten (z. B. eine sorgfältige Analyse der Themen, die in Beschwerdebriefen aufgegriffen werden, oder die teilnehmende Beobachtung von Mitarbeitern während der Arbeit); das alles wird aufgeschrieben im Rahmen einer übergeordneten Geschichte über das, was, warum, wann, von wem getan wurde und welche Konsequenzen sich daraus ergaben. Wenn es sich um echte Qualitätsverbesserungs*forschung* handelt, sollte die Veröffentlichung auch eine Schlussfolgerung enthalten, aus der sich lehrreiche Erkenntnisse für andere Teams in anderen Umgebungen ableiten lassen (6, 7).

Während eine solche Geschichte («Anekdote») übrigens zu Recht als ein schwaches Studiendesign angesehen wird, wenn es beispielsweise darum geht, die Wirksamkeit eines Medikaments zu bewerten, hat das narrative Format («organisationsbezogene Fallstudie») ganz eigene Vorteile, wenn die Aufgabe darin besteht, eine große Menge an komplexen Daten zusammenzufassen und sie zu verstehen, was genau dann der Fall ist, wenn eine Organisation oder ein Unternehmen sich vorgenommen hat, seine Leistung zu verbessern (8).

Wie Sie sich wahrscheinlich vorstellen können, stellt die kritische Bewertung von Qualitätsverbesserungsforschung eine besondere Herausforderung dar. Anders als bei randomisierten Studien gibt es keine verbindlichen Regeln dafür, wie die «beste» Herangehensweise an eine Qualitätsverbesserungsinitiative aussehen sollte, und möglicherweise braucht es im Hinblick auf die angewandten Methoden und die Bedeutsamkeit der Ergebnisse jede Menge subjektives Urteilsvermögen. Doch auch hier gilt dasselbe für jede andere kritische Bewertung: Je mehr Veröffentlichungen Sie lesen und bewerten, desto besser werden Sie darin.

Bei der Erstellung der Liste von Fragen im nächsten Abschnitt habe ich mich hauptsächlich auf die SQUIRE[2]-Leitlinien gestützt, die im Bereich der Qualitätsverbesserungsstudien das Gegenstück zu CONSORT[3], PRISMA[4] usw. darstellen (9), an deren Erstellung ich am Rande selbst beteiligt war. Deshalb kann ich bestätigen, dass mehrere Runden durchlaufen und diverse Kämpfe ausge-

2 Akronym für: Standards for QUality Improvement Reporting Excellence
3 Akronym für: Consolidated Standards of Reporting Trials
4 Akronym für: Preferred Reporting Items for Systematic Reviews and Meta-Analyses

fochten werden mussten, bevor diese Leitlinien in Druck gehen konnten. Das liegt an den Herausforderungen, die der Erstellung strukturierter Checklisten für die Bewertung komplexer, vielschichtiger Studien innewohnen. Ein Zitat aus der Veröffentlichung der SQUIRE-Entwicklergruppe möge dies illustrieren (S. 670):

> *Im Gegensatz zu konzeptuell sauberen und verfahrenstechnisch gesehen unzweideutigen Interventionen wie Medikamenten, Tests/Untersuchungen und Eingriffen, die direkt in die Biologie der Krankheit eingreifen und den Untersuchungsgegenstand eines Großteils der klinischen Forschung ausmachen, ist Verbesserung im Wesentlichen ein sozialer Prozess. Verbesserung ist mehr eine angewandte Wissenschaft als eine eigene wissenschaftliche Disziplin; ihr unmittelbarer Zweck ist die Veränderung menschlicher Leistung und nicht die Generierung neuen, verallgemeinerbaren Wissens, und sie ist in erster Linie von Erfahrungslernen bestimmt. Wie andere soziale Prozesse ist Verbesserung inhärent kontextabhängig. […] Obwohl herkömmliche experimentelle und quasi-experimentelle Methoden für die Erkenntnis, ob Verbesserungsinterventionen das Verhalten ändern, wichtig sind, sind sie weder geeignet noch effektiv, wenn es um die Beantwortung der ausschlaggebenden pragmatischen Fragen geht… [wie z. B.] Was genau wirkt da an dem Mechanismus einer bestimmten Intervention, bei wem wirkt sie und unter welchen Umständen?*

Lassen Sie uns diese Aspekte im Hinterkopf behalten und sehen, inwieweit uns eine Checkliste mit Fragen dabei hilft, Qualitätsverbesserungsstudien zu verstehen.

14.2 Zehn Fragen an eine Veröffentlichung über eine Qualitätsverbesserungsinitiative

Nachdem ich die folgenden Fragen zusammengestellt hatte, habe ich sie auf zwei vor ein paar Jahren veröffentlichten Qualitätsverbesserungsstudien angewendet, die meiner Ansicht nach beide positive Merkmale aufwiesen, die aber vielleicht noch besser hätten abschneiden können, wenn die SQUIRE-Leitlinien damals schon verfügbar gewesen wären. Vielleicht werfen Sie einen Blick in die beiden Artikel, um die Beispiele im Kontext noch einmal nachzuverfolgen. Es handelt sich zum einen um eine Untersuchung von Verdú et al. (10) aus Spanien, in der die Autoren die Behandlung der tiefen Venenthrombose (TVT) bei Krankenhauspatienten verbessern wollten, und zum anderen um eine Studie von May et al. (11) aus den USA, die eine wissenschaftliche Beratungsintervention, das sogenannte *Academic Detailing* (das Wikipedia definiert als «nicht kommerziell orientierte aufsuchende Beratung», s. Abschnitt 6.1), einzusetzen versuchten, um die evidenzbasierte Behandlung chronischer Krankheiten im Primärversorgungssektor zu verbessern.

Frage 1: Wie sah der Kontext aus?

Der «Kontext» gibt den Ort im wirklichen Leben an, an dem die Studie durchgeführt wurde. Ganz offensichtlich fand eine unserer Beispielstudien in Spanien statt, die andere in den USA, die eine in der Sekundärversorgung, die andere im Primärversorgungsbereich. Ohne gewisse Hintergrundkenntnisse über das Land, sein Gesundheitssystem und (auf einer eher lokalen Ebene) über die historischen, kulturellen, ökonomischen und mikropolitischen Besonderheiten unseres «Falls» werden wir nicht verstehen können, wie sich diese unterschiedlichen Initiativen entwickelt haben.

Für das Verständnis ist beispielsweise nicht nur gut zu wissen, dass die von May et al. durchgeführte Studie zum *Academic Detailing* auf hausärztliche Privatpraxen in den USA ausgerichtet war, sondern es hilft auch, ihre kurze Beschreibung der speziellen Metropolregion in Kentucky nachzulesen, in der diese Ärzte praktizierten: «Diese Region hat eine regionalstädtische Demografie, in der sich zu einem beträchtlichen Anteil die amerikanische Mittelschicht widerspiegelt (... 260 512 Einwohner; mittleres Haushaltseinkommen US $ 39 813; 19 % Nicht-Weiße, 13 % unterhalb der Armutsgrenze; eine Stadt, fünf ländliche Gemeinden und fünf – historisch betrachtet – schwarze ländliche Ortschaften)» (11). Das heißt, es handelte sich um eine Region, die insgesamt also weder besonders wohlhabend noch besonders verarmt war, die sowohl städtische als auch ländliche Gebiete mit (allerdings in Maßen) ethnisch gemischter Bevölkerung umfasste.

Frage 2: Welches Ziel verfolgte die Studie?

Es versteht sich von selbst, dass eine Qualitätsverbesserungsstudie die Verbesserung von Qualität zum Ziel hat! Am besten sollte man diese Frage daher anders formulieren, und zwar: «Worin bestand das Problem, dessen Lösung in einer Qualitätsverbesserungsinitiative gesehen wurde?»

In dem TVT-Beispiel von Verdú et al. (10) geben die Autoren geradeheraus zu, dass es bei ihrer Qualitätsverbesserungsinitiative um Kostenersparnis ging! Genauer gesagt wollten sie die Zeit, die Patienten im Krankenhaus verbringen («Verweildauer») verkürzen. In der Studie zum *Academic Detailing* suchte ein Pharmareferent («Pharmavertreter») die Ärzte auf, um ihnen eine Schulung mit unverzerrten Informationen anzubieten und um ihnen vor allem evidenzbasierte Leitlinien für die Behandlung von Diabetes (erster Besuch) und chronischen Schmerzen (zweiter Besuch) zur Verfügung zu stellen. Dabei sollte herausgefunden werden, ob diese Form der Beratungsintervention (Academic Detailing), die sich bereits 1983 in Forschungsstudien bei der Verbesserung von Praxisabläufen bewährt hatte (11), auch in einer Umgebung wie der chaotischeren und weniger vorhersagbaren Welt des echten Mittelschicht-Amerikas funktionieren würde.

Frage 3: Mithilfe welches Mechanismus wollten die Autoren die Qualität verbessern?

Diese Frage nach dem Wie ist überaus wichtig. Blättern Sie noch einmal zu Abschnitt 7.2 (Frage 4) zurück, wo ich im Zusammenhang mit komplexen Interventionen die Frage nach dem theoretischen Wirkmechanismus der Intervention gestellt habe. Hier haben wir es im Grunde mit derselben Frage zu tun, auch wenn Qualitätsverbesserungsinitiativen üblicherweise unscharfe Grenzen haben und Sie nicht unbedingt erwarten können, dass sich für die jeweilige Intervention eine eindeutige «Hauptkomponente» identifizieren lässt.

In dem Beispiel des TVT-Versorgungspfades wurde die Initiative damit begründet, dass ein integrierter Versorgungspfad vom Personal auch eingehalten würde, wenn er alle relevanten evidenzbasierten Untersuchungen und Behandlungen in der richtigen Reihenfolge umfasste, festlegte, wer jeweils für die einzelnen Schritte verantwortlich war und alles ausschloss, was nachweislich nutzlos war. In der Folge würde der Patient weniger Zeit im Krankenhaus verbringen und weniger unnötige Maßnahmen über sich ergehen lassen müssen. Zudem würde, so hoffte man, eine Verbesserung des Versorgungspfades auch die Anzahl unerwünschter Ereignisse (wie z. B. Blutungen) verringern.

In dem Beispiel zum *Academic Detailing* bestand der «Mechanismus» für die Veränderung des ärztlichen Verschreibungsverhaltens in den Prinzipien der interpersonellen Beeinflussung und der Überzeugungskraft, auf die die pharmazeutische Industrie ihre Marketingstrategien aufbaut (und vor denen ich Sie in Kapitel 6 eindringlich gewarnt habe). Die Aushändigung und Besprechung der Leitlinien im persönlichen Gespräch sollten – das war die Hoffnung – die Chancen erhöhen, dass sie auch befolgt würden.

Frage 4: War die beabsichtigte Qualitätsverbesserungsinitiative evidenzbasiert?

Manche Maßnahmen zur Qualitätsverbesserung scheinen theoretisch eine gute Idee zu sein, doch in der Praxis funktionieren sie dann nicht. Das vielleicht beste Beispiel dafür sind Fusionen, d.h. die Zusammenführung zweier kleiner Gesundheitseinrichtungen (z.B. Krankenhäuser) mit dem Ziel, Einsparungen durch Effizienzsteigerung, Größeneffekte usw. zu erzielen. Fulops Team (12) konnte nicht nur zeigen, dass sich solche Einsparungen nur selten umsetzen lassen, sondern auch, dass die fusionierten Einrichtungen häufig mit neuen, nicht vorhergesehenen Problemen konfrontiert werden. In diesem Beispiel wurde nicht nur der Beweis erbracht, dass die Qualitätsverbesserungsinitiative keinen Nutzen erbrachte, sondern es gab sogar Belege dafür, dass sie Schaden anrichten könnte!

In unserem TVT-Beispiel gab es einen systematischen Review, der gezeigt hatte, dass die Entwicklung und Implementierung von integrierten Versorgungspfaden (auch als interdisziplinäre oder *Critical Pathways* bezeichnet) im Forschungssetting insgesamt sowohl die Kosten als auch die Krankenhausverweildauer senken können (13). In ähnlicher Weise haben auch systematische Reviews die Wirksamkeit von Beratungsinterventionen (Academic Detailing) in Forschungsstudien bestätigt (14). In beiden Beispielen war die Frage «Kann das funktionieren?» also beantwortet worden; die Autoren stellten sogar noch eine spezifischere und stärker auf den Kontext bezogene Frage, und zwar: «Funktioniert die Maßnahme hier, bei diesen Personen und unter diesen besonderen Bedingungen und Umständen?» (15).

Frage 5: Wie haben die Autoren den Erfolg gemessen, und war dieses Vorgehen sinnvoll?

Vor einiger Zeit besuchte ich bei einer Konferenz die Poster-Ausstellung, bei der verschiedene Gruppen von EbM-Fans ihre Versuche zur Verbesserung der Qualität von gesundheitlichen Leistungen präsentierten. Von einigen war ich ziemlich beeindruckt, aber doch auch wieder enttäuscht, als ich in nicht wenigen Fällen feststellen musste, dass die Autoren den Erfolg ihrer Initiative überhaupt nicht formal gemessen oder auch noch nicht einmal definiert hatten, wie ein solcher «Erfolg» aussehen würde!

Da hatten sich die Autoren unserer beiden Fallbeispiele schon besser geschlagen. Verdú et al. hatten ihre TVT-Studie anhand von sechs Zielkriterien bewertet: Krankenhausverweildauer, Kosten der stationären Behandlung und sogenannte Versorgungsindikatoren (der Anteil der Patienten, deren Behandlung sich tatsächlich am Versorgungspfad orientierte; der Anteil derjenigen, deren Verweildauer im Einklang mit den Empfehlungen des Versorgungspfades tatsächlich verkürzt worden war; die Rate der unerwünschten Ereignisse und das Ausmaß der Patientenzufriedenheit). Zusammen genommen gaben diese Kriterien ziemlich gut Aufschluss darüber, ob die Qualitätsverbesserungsinitiative erfolgreich war. Allerdings war das Vorgehen noch nicht perfekt; so hätte beispielsweise der Fragebogen zur Patientenzufriedenheit – gemessen an den Kriterien, die einen guten Fragebogen ausmachen (s. Kapitel 13) – nicht besonders gut abgeschnitten.

Ein gutes Erfolgsmaß der Qualitätsverbesserungsinitiative im Beispiel zum *Academic Detailing* wäre sicherlich das Ausmaß gewesen, in dem die Ärzte die Leitlinien befolgten, oder (was noch besser gewesen wäre) die Auswirkungen auf Gesundheit und Wohlbefinden der Patienten. Aber solche nachgeschalteten, patientenrelevanten Ergebnisparameter wurden nicht verwendet. Stattdessen hatten die Autoren eine deutlich bescheidenere Definition von «Erfolg» zugrunde gelegt: Sie hatten einfach gewollt, dass ihre evidenzbasiert arbeitenden Pharmareferenten einen Fuß in die Tür der hausärztlichen Privatpraxen bekämen. Deshalb beinhalteten ihre Zielkriterien den Anteil der Ärzte in besagter Region, die sich überhaupt erst einmal auf den Besuch des Pharmareferenten eingelassen hatten; die Dauer des Besuchs (schon nach 45 Sekunden wieder vor die Tür gesetzt zu werden hätte demnach als «Fehlschlag» gegolten); ob der Arzt sich zu einem zweiten oder Folgetermin bereiterklärte und, falls ja, ob er die beim ersten Besuch ausgehändigten Leitlinien dann auch rasch bei der Hand hätte.

Man könnte hier einwenden, dass diese Erfolgsmaße nichts anderes sind als die «Surrogatendpunkte», über die ich in Abschnitt 6.3 gesprochen habe. Aber angesichts des realen Kontextes (eine Zielgruppe von geografisch und beruflich isolierten, von der Werbung der Pharmaindustrie durchdrungenen Privatärzten, die eine evidenzbasierte Praxis traditionell nicht zu ihren Kernkompetenzen zählen), ist ein «Fuß in der Tür» besser als gar nichts. Bei der Bewertung der Veröffentlichung sollten wir die zurückhaltende Erfolgsdefinition aber im Hinterkopf behalten und die Schlussfolgerungen entsprechend interpretieren.

Frage 6: Wie detailliert waren die Angaben zum Veränderungsprozess, und welche Erkenntnisse lassen sich daraus ableiten?

Der Teufel steckt oft im Detail. Das gilt auch für Veränderungsbestrebungen. Im Beispiel über den TVT-Versorgungspfad war der Methodenteil recht kurz gehalten und ließ diverse Fragen offen. Obwohl mir die Veröffentlichung in vielen Punkten gefiel, war ich von dieser doch sehr kurzen Beschreibung über das tatsächliche Zustandekommen des Versorgungspfades doch etwas irritiert: «Im Anschluss an die Entwicklung des Versorgungspfades begannen wir mit der Studie … » Doch wer hat den Versorgungspfad entwickelt, und wie ist das geschehen? Waren es Experten in evidenzbasierter Praxis – oder die Mitarbeiter an vorderster Front? Im Idealfall wären beide Gruppen daran beteiligt gewesen, aber das wissen wir nicht. Waren nur Ärzte an diesem Prozess beteiligt – oder auch Pflegepersonal, Apotheker, Patienten und andere (beispielsweise der Verwaltungsdirektor des Krankenhauses)? Gab es Meinungsverschiedenheiten über die Evidenz – oder waren sich darüber, was nötig war, alle einig? Je mehr Informationen wir über den Prozess in der Veröffentlichung finden können, desto besser können wir sowohl die positiven als auch negativen Ergebnisse interpretieren.

Im Beispiel zum *Academic Detailing* war der Methodenteil sehr lang und enthielt Angaben darüber, wie die Beratungsintervention entwickelt wurde, wie die Pharmareferenten ausgewählt und geschult wurden, wie die Stichprobe von Ärzten gezogen wurde, auf welche Weise die Pharmareferenten Kontakt zu den Ärzten aufnahmen, welche Materialien zur Unterstützung herangezogen wurden, wie die Beratungsbesuche strukturiert und auf die jeweiligen Bedürfnisse und Lernstile der verschiedenen Ärzte abgestimmt wurden. Ganz gleich, ob wir den Erfolgsmaßen der Autoren nun zustimmen oder nicht, so können wir die Ergebnisse doch vor dem Hintergrund dieser detaillierten Informationen über das Vorgehen der Studienautoren interpretieren.

Der vergleichsweise kurze Methodenteil im Beispiel über den TVT-Versorgungspfad könnte natürlich ein Opfer der Umfangsrestriktionen der betreffenden Fachzeitschrift sein. Autoren fassen ihre Methoden der Kürze wegen zusammen und lassen dabei alle qualitativen Angaben weg, die es dem Leser ermöglichen würden, den Qualitätsverbesserungsprozess zu evaluieren – d.h., sich ein genaues Bild darüber zu machen, was die Autoren tatsächlich unternommen haben. Eingedenk dieses verkehrten Anreizes haben die Autoren der SQUIRE-Leitlinien an die Zeitschriftenherausgeber appelliert, «längere Beiträge» zuzulassen (9). Eine gut geschriebene Qualitätsverbesserungsstudie kann gut und gern auf ein Dutzend Seiten oder mehr hinauslaufen, und ihre Lektüre kostet den Leser in der Regel auch mehr Zeit als, sagen wir, ein straff formulierter Bericht über eine randomisierte Studie. Zunehmend neigen die Zeitschriften jetzt auch dazu, zusätzliches (sozusagen «eXtra») Material (wobei das «e» für «elektronisch/online» steht) in einem im Internet zugänglichen Format anzubieten, was ausgesprochen erfreulich ist. Wann immer also eine solche Möglichkeit besteht, sollten Sie sich dieses Material unbedingt ansehen.

Frage 7: Welches waren die wichtigsten Ergebnisse?

Bei dieser Frage müssen Sie sich noch einmal Ihre Antwort auf Frage 5 ansehen, sich die Zahlenwerte (für die quantitativen Zielgrößen) bzw. die wichtigsten Themen (für die qualitativen Daten) heraussuchen und fragen, ob und inwieweit sie signifikant waren. Wie auch in den anderen Studiendesigns ist die

«Signifikanz/Relevanz» in Fallstudien zur Qualitätsverbesserung ebenfalls ein vielschichtiger Begriff. Eine Veränderung in einem numerischen Wert kann klinisch relevant sein, ohne statistische Signifikanz zu erreichen (umgekehrt gilt dasselbe; s. Abschnitt 5.5) und auch für verschiedene systematische Fehler anfällig sein. In einer Vorher-Nachher-Studie z.B. ist zwischen den «Ausgangs-» und den «Postinterventions»-Parametern eine gewisse Zeit verstrichen, sodass sich auch eine Vielzahl an Störgrößen geändert haben kann (u.a. Konjunkturlage, öffentliche Meinung, Verfügbarkeit bestimmter Medikamente oder Maßnahmen, die einschlägige Rechtsprechung und die Person des Studienleiters). Qualitative Zielkriterien sind unter Umständen besonders anfällig gegenüber dem Hawthorne-Effekt (die Mitarbeiter fühlen sich eher wertgeschätzt und arbeiten härter, wenn eine Änderung in den Arbeitsbedingungen eingeführt wurde, die auf eine Leistungsverbesserung abzielt, ganz gleich, ob diese Änderung nun eigene Vorteile mit sich bringt oder nicht) (16).

Im Beispiel zum TVT-Versorgungspfad wurde die mittlere Krankenhausverweildauer um zwei Tage verkürzt (ein Unterschied, der statistisch signifikant war), und die finanziellen Einsparungen beliefen sich auf mehrere hundert Euros pro Patient. Darüber hinaus wurden 40 von 42 geeigneten Patienten tatsächlich nach dem neuen Versorgungspfad behandelt (weitere 18 Patienten mit TVT hatten die Einschlusskriterien nicht erfüllt), und bei 62 % aller Patienten wurde die angestrebte Kürzung der Verweildauer erreicht. Insgesamt traten bei 7 von 60 Patienten unerwünschte Ereignisse auf, aber in nur einem dieser Fälle war der Versorgungspfad eingehalten worden. Alles in allem sagen diese Zahlen uns nicht nur, dass die Qualitätsverbesserungsinitiative ihr Ziel der Kosteneinsparung erreicht hat, sondern sie geben uns auch klare Hinweise auf das Ausmaß, in dem die beabsichtigten Veränderungen im Versorgungsprozess erreicht wurden, und erinnern uns daran, dass viele Patienten mit TVT sogenannte Ausnahmen sind – d.h., dass eine Behandlung nach einem standardisierten Behandlungspfad nicht ihren Bedürfnissen entspricht.

Im Beispiel zum *Academic Detailing* zeigen die Ergebnisse, dass 78 % der 130 Ärzte aus der Zielgruppe mindestens einem Besuch zugestimmt hatten und dass diese Personen sich hinsichtlich ihrer demografischen Charakteristika (z.B. Alter, Geschlecht, Approbation im Ausland oder nicht) nicht von den Ärzten unterschieden, die einen solchen Beratungsbesuch abgelehnt hatten. Nur eine Person verweigerte klipp und klar weitere Besuche; die Vereinbarung eines weiteren Besuchs geriet allerdings zu einer Herausforderung. Die Hindernisse hatten «in erster Linie damit zu tun, dass die Praxismitarbeiter von der erklärten Zustimmung des Arztes zu weiteren Beratungsgesprächen überzeugt werden mussten». Mit anderen Worten: Selbst wenn der Arzt (angeblich) in einen weiteren Beratungsbesuch eingewilligt hatte, hatten die Pharmareferenten Probleme, an der Sprechstundenhilfe am Empfang vorbeizukommen – mit Sicherheit eine relevante qualitative Erkenntnis über den Prozess des *Academic Detailing*, zu der man im randomisierten Studiendesign nicht gelangt war! Die Hälfte der Ärzte hatte die Leitlinien beim zweiten Besuch in greifbarer Nähe (die andere Hälfte, das folgt daraus, dagegen nicht). Doch die Veröffentlichung präsentierte auch einige fragwürdige quantitative Ergebnisse, z. B. dass «ungefähr 90 % der Ärzte an den zur Diskussion stehenden Themen interessiert waren» – eine Beobachtung, die nicht nur vollkommen subjektiv ist, sondern (bis zum Beweis des Gegenteils) auch noch einen Hawthorne-Effekt darstellt. Anstatt des zweifelhaften Versuchs, ihre subjektiven Eindrücke zu quantifizieren, hätten die Autoren vielleicht besser an ihrer primären Zielgröße (ob die Ärzte sie empfangen würden oder nicht) festhalten oder aber aufs Ganze gehen und die Compliance mit den Leitlinien messen sollen.

Frage 8: Wie haben die Autoren den Erfolg, den Misserfolg oder den wechselhaften Verlauf der Initiative erklärt, und ist diese Erklärung nachvollziehbar?

Noch einmal: Vorgaben zum Umfang von Zeitschriftenbeiträgen können dazu führen, dass dieser Abschnitt frustrierend knapp ausfällt. Im Idealfall haben die Autoren ihre Ergebnisse besprochen, die kontextuellen Faktoren, die Sie im Rahmen von Frage 1 identifiziert haben, noch einmal aufgegriffen, eine plausible und begründete Erklärung der Ergebnisse im Hinblick auf die kontextuellen Faktoren abgegeben und u. a. auch alternative Erklärungen in Betracht gezogen. Häufiger jedoch sind die Erklärungen knapp gehalten und spekulativ.

Warum war es z. B. für die Pharmareferenten problematisch, Anschlussbesuche zu vereinbaren? Den Autoren zufolge lag die Schwierigkeit in der «bekanntermaßen knapp bemessenen Zeit in einem vollen Terminkalender, die für weitere Beratungsbesuche zur Verfügung stand, sowie operationale Faktoren, die mit der fehlenden Dauerfinanzierung für diese Leistung zusammenhingen». Als alternative Erklärung wäre aber denkbar gewesen, dass der Arzt kein Interesse hatte, das aber nicht offen zugeben wollte und deshalb seine Sprechstundenhilfe am Empfang angewiesen hat, den Pharmareferenten beim nächsten Mal abzuwimmeln!

Wie in diesem Beispiel sind die Erklärungen, die in einer Veröffentlichung für enttäuschende Ergebnisse in einem Qualitätsverbesserungsprojekt abgegeben werden, stets eine Ermessensentscheidung. Niemand wird Ihnen eine Checkliste an die Hand geben können, die es Ihnen erlaubt, mit 100-prozentiger Genauigkeit sagen zu können, dass «diese Erklärung definitiv plausibel ist, während jener Aspekt es definitiv nicht ist». In einer Fallstudie zur Qualitätsverbesserung erzählen die Autoren eine Geschichte über das, was passiert ist, und Sie müssen diese Geschichte interpretieren, indem Sie Ihre Kenntnisse über evidenzbasierte Medizin, Ihr Wissen über Menschen und Organisationen sowie Ihren gesunden Menschenverstand anwenden.

In dem Artikel über den TVT-Versorgungspfad liefern die Autoren für ihre ausgesprochen positiven Ergebnisse auch eine realistische Erklärung: «Die tatsächlichen Auswirkungen des klinischen Versorgungspfades auf die Krankenhausverweildauer lassen sich nur schwer feststellen, weil diese nicht-randomisierten, zum Teil retrospektiven Studien zwar signifikante Verkürzungen der Krankenhausverweildauer ergeben könnten, sich aber nicht nachweisen lässt, dass der Versorgungspfad der einzige Grund dafür war». Ganz genau!

Frage 9: Was schlagen die Autoren im Lichte der Ergebnisse als nächste Schritte im Qualitätsverbesserungszyklus vor Ort vor?

Qualität ist nicht eine Station, an der man ankommt, sondern eine Art zu reisen. (Wenn Sie einen Literaturbeleg für diese Aussage brauchen, dann kann ich Ihnen «Zen und die Kunst, ein Motorrad zu warten» von Robert M. Pirsig empfehlen (17). Anders ausgedrückt: Qualitätsverbesserung ist ein niemals endender Zyklus: Wenn Sie ein Ziel erreicht haben, setzen Sie sich gleich ein neues Ziel.

Das Team mit dem TVT-Versorgungspfad war erfreut, dass es die Krankenhausverweildauer signifikant reduziert hatte, und ging davon aus, dass man weitere Verbesserungen erreichen könnte, indem man dafür sorgte, dass der Versorgungspfad unverzüglich modifiziert wurde, sobald neue Evidenz und neue Verfahren verfügbar wurden. Eine weitere Möglichkeit, die die Autoren nicht erwähnen, bei der man aber nicht auf eine Innovation zu warten bräuchte, wäre die Anwendung des Versorgungspfad-Ansatzes auf ein anderes internistisches oder chirurgisches Krankheitsbild.

Das Team in der Studie über Beratungsinterventionen entschied sich im nächsten Schritt für eine geringfügige Änderung des «Lehrplans»: Anstatt zwei in keinem Zusammenhang stehende Themen aus verschiedenen Themenbereichen anzubieten, wollten sie «eine überlegte Auswahl aufeinander folgender Themen treffen, die es ermöglichen würde, wichtige Elemente aus früheren Beratungsgesprächen noch einmal zu reflektieren (z. B. Behandlung des Diabetes, gefolgt von einem Programm zur Hypertoniebehandlung)». Interessanterweise verschwendeten sie keinen Gedanken an das «Verschleißproblem»: 42 % der Ärzte standen für den zweiten Besuch nicht mehr zur Verfügung!

Frage 10: Welche Lektion können andere Teams nach Meinung der Autoren daraus lernen, und klingt ihre Einschätzung vernünftig?

Wie ich zu Beginn dieses Kapitels angeführt habe, ist es ein Kennzeichen von Forschung, dass man aus ihren Ergebnissen verallgemeinerbare Lektionen für andere ableiten kann. Es spricht nichts dagegen, die Qualität vor Ort zu verbessern, ohne daraus weitergehende Erkenntnisse abzuleiten, doch wenn Autoren ihre Arbeiten veröffentlichen, fordern sie oftmals, andere sollten sich ihrem Beispiel – oder zumindest ausgewählten Aspekten ihres Ansatzes – anschließen.

Im Beispiel zum TVT-Versorgungspfad haben die Autoren keinen Anspruch auf die Übertragbarkeit ihrer Ergebnisse erhoben. Der Stichprobenumfang ihrer Studie war klein, und es war auch bereits unter anderen vergleichbaren Bedingungen nachgewiesen worden, dass Versorgungspfade die Krankenhausverweildauer verkürzen. Der Grund für die Veröffentlichung ihrer Ergebnisse schien eher die Vermittlung der Botschaft zu sein: «Wenn wir das geschafft haben, dann schaffen Sie das auch»!

Im Beispiel zum *Academic Detailing* gaben die Autoren als potenziell übertragbares Ergebnis an, dass ein auf eine ganze Population ausgerichtetes Vorgehen beim *Academic Detailing* (d.h. der Versuch, zu jedem Hausarzt in einer bestimmten geografischen Region Kontakt aufzunehmen) anstatt nur Freiwillige anzuvisieren, «funktionieren» kann. Diese Behauptung könnte zutreffen, aber da die Ergebnisparameter subjektiv und für die Patienten nicht unmittelbar relevant waren, gelang es dieser Studie nicht, dafür auch den Beweis zu erbringen.

14.3 Fazit

In diesem Kapitel habe ich versucht, Ihnen zu zeigen, wie man Veröffentlichungen über Qualitätsverbesserungsstudien beurteilen kann. Wie das Zitat am Ende von Abschnitt 14.1 veranschaulicht, sind solche Beurteilungen inhärent schwierig und setzen voraus, dass Sie dazu Evidenz und Informationen aus mehreren Quellen einbeziehen. Auch wenn es sich bei Qualitätsverbesserungsstudien oftmals um kleine, lokale und sogar etwas provinziell anmutende Untersuchungen handelt, so bereitet die kritische Bewertung solcher Studien häufig mehr Kopfschmerzen als die Bewertung einer großen Metaanalyse!

Literatur

1 Batalden PB, Davidoff F. What is «quality improvement» and how can it transform healthcare? *Qual Saf Health Care* 2007; **16**(1): 2–3.

2 Marshall M. Applying quality improvement approaches to health care. *BMJ* 2009; **339**: b3411.

3 Miltner RS, Newsom JH, Mittman BS. The future of quality improvement research. *Implement Sci* 2013; **8**(Suppl 1): S9.

4 Vincent C, Batalden P, Davidoff F. Multidisciplinary centres for safety and quality improvement: learning from climate change science. *BMJ Quality & Safety* 2011; **20**(Suppl 1): i73–78.

5 Alexander JA, Hearld LR. The science of quality improvement implementation: developing capacity to make a difference. *Medical Care* 2011; **49**: S6–20.

6 Casarett D, Karlawish JH, Sugarman J. Determining when quality improvement initiatives should be considered research. *JAMA* 2000; **283**(17): 2275–2280.

7 Lynn J. When does quality improvement count as research? Human subject protection and theories of knowledge. *Qual Saf Health Care* 2004; **13**(1): 67–70.

8 Greenhalgh T, Russell J, Swinglehurst D. Narrative methods in quality improvement research. *Qual Saf Health Care* 2005; **14**(6): 443–449.

9 Davidoff F, Batalden P, Stevens D, et al. Publication guidelines for improvement studies in health care: evolution of the SQUIRE Project. *Ann Intern Med* 2008; **149**(9): 670–676.

10 Verdú A, Maestre A, López P, et al. Clinical pathways as a healthcare tool: design, implementation and assessment of a clinical pathway for lower-extremity deep venous thrombosis. *Qual Saf Health Care* 2009; **18**(4): 314–320.

11 May F, Simpson D, Hart L, et al. Experience with academic detailing services for quality improvement in primary care practice. *Qual Saf Health Care* 2009; **18**(3): 225–231.

12 Fulop N, Protopsaltis G, King A, et al. Changing organisations: a study of the context and processes of mergers of health care providers in England. *Soc Sci Med* 2005; **60**(1): 119–130.

13 Rotter T, Kinsman L, James E, et al. Clinical pathways: effects on professional practice, patient outcomes, length of stay and hospital costs. Cochrane Database Syst Rev 2010; **3**(3): CD006632.

14 O'Brien M, Rogers S, Jamtvedt G, et al. Educational outreach visits: effects on professional practice and health care outcomes. Cochrane Database Syst Rev 2007; **4**(4): 1–62.

15 Haynes B. Can it work? Does it work? Is it worth it?: the testing of healthcare interventions is evolving. *BMJ* 1999; **319**(7211): 652–663.

16 Franke RH, Kaul JD. The Hawthorne experiments: first statistical interpretation. *Am Sociol Rev* 1978: 623–643.

17 Pirsig R. *Zen and the Art of Motorcycle Maintenance: an Enquiry into Values.* New York: Bantam Books, 1984.

15. Evidenz in die Praxis umsetzen

15.1 Warum Ärzte bei der Übernahme evidenzbasierter Vorgehensweisen so zögerlich sind

Wenn Ärzte und Angehörige anderer Gesundheitsberufe nicht immer in Übereinstimmung mit der besten verfügbaren Evidenz handeln, liegt dies nicht ausschließlich an ihrer Ignoranz oder Starrköpfigkeit. Die Kinderärztin Dr. Van Someren hat ein (inzwischen schon historisches) Beispiel beschrieben, das viele weitere Hindernisse veranschaulicht, die der Anwendung wissenschaftlicher Evidenz in der Praxis entgegenstehen. In ihrem Beispiel geht es um die Prävention des Atemnotsyndroms bei Frühgeborenen (1).

Bereits 1957 war entdeckt worden, dass mehr als sechs Wochen zu früh geborene Säuglinge ein hohes Risiko für schwerwiegende Atemstörungen aufweisen, da ihnen der sog. *Surfactant*-Faktor fehlt, der die Alveolaroberflächenspannung verringert und Atelektasen verhindert. Pharmaunternehmen hatten schon in den 1960er-Jahren mit der Entwicklung von synthetischen Surfactant-Präparaten begonnen, die das lebensbedrohliche Atemnotsyndrom bei Säuglingen verhindern sollten. Ein wirksames Präparat stand jedoch erst Mitte der 1980er-Jahre zur Verfügung.

Ende der 1980er-Jahre waren verschiedene randomisierte Studien durchgeführt worden, und eine 1990 veröffentlichte Metaanalyse kam zu dem Schluss, dass die Vorteile von synthetischem Surfactant-Faktor seine Risiken bei Weitem überwogen. 1990 wurde mit der großen OSIRIS-Studie (6000 Patienten) begonnen, an der sich nahezu alle größeren neonatologischen Intensivstationen in Großbritannien beteiligten. Im selben Jahr wurde das Produkt zugelassen, und 1993 wurden in Großbritannien bereits alle infrage kommenden Frühgeborenen mit synthetischen Surfactant-Präparaten behandelt.

Eine Generation zuvor war bekannt geworden, dass das Atemnotsyndrom bei Frühgeborenen auch verhindert werden konnte, wenn Frauen mit vorzeitigen Wehen das Steroid Dexamethason erhielten, das die fetale Lungenreifung beschleunigt. Seine Wirksamkeit wurde 1969 an Versuchstieren sowie 1972 bereits in Humanstudien nachgewiesen, die in der renommierten Zeitschrift *Pediatrics* veröffentlicht wurden. Obwohl der Nutzen von Dexamethason in weiteren Studien sowie durch eine 1990 veröffentlichte Metaanalyse bestätigt werden konnte, wurde diese Therapiemaßnahme erstaunlicherweise nur zögerlich angenommen. Schätzungen ergaben 1995, dass nur 12 bis 18 % der betroffenen Mütter in den USA diese Behandlung erhielten (2).

Die Qualität der Evidenz wie auch die Effektgröße waren bei beiden Therapien vergleichbar (3, 4). Was war dann aber der Grund dafür, dass die Pädiater eine Intervention, die vermeidbare Todesfälle verhindert, so viel schneller annahmen als die Gynäkologen? Dr. Van Someren zufolge spielten dabei mehrere Faktoren eine Rolle (**Tab. 15-1**) (1): Die Wirkung des synthetischen Surfactant-Faktors setzte nahezu sofort ein, und der verordnende Arzt konnte die Genesung des schwerkranken Säuglings unmittelbar beobachten. Außerdem wurde mit Unterstützung der Pharmaindustrie eine große (und wissenschaftlich wohl unnötige) Studie durchgeführt, an deren Ergebnissen die wenigsten der in den frühen 1990er-Jahren berufenen pädiatrischen Chefärzte vorbeikamen.

Tabelle 15-1 Einflussfaktoren bei der Umsetzung von Evidenz für die Prävention des Atemnotsyndroms (Van Someren, persönliche Mitteilung).

	Surfactant-Therapie	Pränatale Steroidtherapie
Angenommener Mechanismus	Gleicht einen Surfactant-Mangel aus	Wirkung auf die Entwicklung des Lungengewebes kaum bekannt
Wirkungseintritt	Minuten	Tage
Effekt auf den verordnenden Arzt	Sieht die Wirkung direkt am Beatmungsgerät	Sieht die Wirkung in der Jahresstatistik
Beobachtung von Nebenwirkungen	Als minimal wahrgenommen	Gemessen am Risiko überproportional große Besorgnis bei Patientinnen und Ärzten
Konflikt zwischen zwei Patienten	Nein (pädiatrischer Patient profitiert direkt)	Ja (kein unmittelbarer Nutzen für die gynäkologischen Patientinnen)
Interesse der pharmazeutischen Industrie	Groß (Patente: Aussicht auf hohe Gewinne)	Gering (Patent ist abgelaufen; geringe Aussicht auf Gewinne)
Studienverfahren	«Neu» (gegen Ende der 1980er-Jahre entwickelt)	«Alt» (Anfang der 1970er-Jahre entwickelt)
Breite ärztliche Beteiligung an Studien	Ja	Nein

Im Gegensatz dazu waren Steroide, vor allem zur Behandlung Schwangerer, aus der Mode gekommen und standen bei Patienten in dem Ruf, «nicht gut für sie» zu sein. Aus ärztlicher Sicht war die Dexamethason-Therapie ein alter Hut für verschiedene unspektakuläre Erkrankungen (interessanterweise zählte dazu auch Krebs im Endstadium); zudem wusste man nicht genau, nach welchem Mechanismus das Steroid auf die fetale Lunge wirkte. Und außerdem – vielleicht der entscheidende Punkt – hat ein Gynäkologe auch kaum die Gelegenheit, Zeuge der lebensrettenden Wirkung beim einzelnen Patienten zu werden.

Dieses Beispiel ist beileibe kein Einzelfall. Oft dauert es Jahre (glücklicherweise aber nicht immer), bis effektive Versorgungsmaßnahmen greifen, und das trifft sogar auf Experten zu, die in der Praxis an vorderster Front stehen (5–8). In den nächsten Abschnitten dieses Kapitels wollen wir überlegen, wie wir die Zeitspanne zwischen dem Erscheinen wissenschaftlicher Evidenz und dem Zeitpunkt, zu dem sie sich tatsächlich in den gesundheitsbezogenen Outcomes niederschlägt, verkürzen können. Aber Vorsicht: Es gibt keine schnellen, einfachen Lösungen!

15.2 Wie viel vermeidbares Leiden wird dadurch verursacht, dass Evidenz nicht in die Praxis umgesetzt wird?

Die knappe Antwort auf diese Frage lautet: jede Menge. Vor Kurzem ist mir ein in der Zeitschrift *Annals of Family Medicine* erschienener Artikel von Woolf und Johnson (9) in die Hände gefallen, der den Titel trug: «Der Break-Even-Punkt: Wenn medizinische Fortschritte weniger wichtig werden als die Verbesserung der Verordnungstreue». Ihre Argumentation war etwa Folgende: Gehen wir einmal von einer Krankheit aus, der jedes Jahr 100 000 Menschen zum Opfer fallen. Wenn wir den wissenschaftlichen Nachweis erbringen, dass Medikament X gegen diese Krankheit wirksam ist und die Mortalität um 20 % senkt, dann rettet es pro Jahr potenziell 20 000 Leben. Wenn aber nur 50 % der geeigneten Patienten das Medikament tatsächlich erhalten, verringert sich die Anzahl der geretteten Leben auf 10 000. Die Autoren argumentieren nun, dass wir in vielen Fällen mehr erreichen könnten, wenn wir unsere Anstrengungen zur Umsetzung dieser Evidenz in die Praxis verstärken würden, anstatt noch mehr zu forschen, um ein weiteres Medikament zu entwickeln, dessen Wirksamkeit die von Medikament X noch übertrifft.

Wenn Sie meinen, diese Zahlen seien spekulativ, dann will ich noch ein wahres Beispiel aus dem Artikel von Woolf und Johnson anführen, in dem die Autoren Evidenz aus einer Metaanalyse über die Auswirkungen von Aspirin bei akutem Schlaganfall und einer Umfrage über die Verordnungspraxis in den USA zitieren:

> *In einem systematischen Review der Antithrombotic Trialists Collaboration wurde berichtet, dass die Anwendung von Aspirin durch Patienten, die zuvor einen Schlaganfall oder eine transiente ischämische Attacke erlitten hatten, die Inzidenz rezidivierender nichttödlicher Schlaganfälle um 23 % senkt. Das heißt, in einer Population, in der 100 000 Personen einen Schlaganfall erleiden werden, könnten 23 000 Ereignisse verhindert werden, wenn alle dafür geeigneten Patienten Aspirin einnähmen. Wie McGlynn et al. jedoch berichten, werden nur 58 % der geeigneten Patienten mit Thrombozytenaggregationshemmern behandelt. In diesem Fall würden in der hypothetischen Population nur 13 340 Schlaganfälle verhindert werden; bei einer 100-prozentigen Verordnungstreue bezüglich Aspirin ließen sich dagegen 23 000 (d. h. 9 660 zusätzliche) Schlaganfälle verhindern. (9)*

Alles in allem wissen wir nicht, wie viel Leiden dadurch entsteht, dass wissenschaftliche Evidenz nicht in die Praxis umgesetzt wird – das ließe sich aber mithilfe des Verfahrens berechnen, das in dem Artikel von Woolf und Johnson beschrieben wird. Es ist ermutigend, dass ein zunehmender (wenngleich noch immer geringer) Anteil der Forschungsmittel inzwischen bereitgestellt wird, um den Anteil der Patienten zu erhöhen, die von nachweislich wirksamen Interventionen profitieren.

15.3 Wie können wir das ärztliche Verhalten ändern, um evidenzbasierte Praxis zu fördern?

Der *Cochrane Effective Practice and Organisation of Care Group* (der in Kapitel 10 beschriebene EPOC-Gruppe; s. epoc.cochrane.org) ist es in herausragender Weise gelungen, die Literatur aus wissenschaftlichen Untersuchungen über die Wirksamkeit bzw. Nicht-Wirksamkeit von Interventionen zur Änderung der beruflichen Praxis zusammenzufassen. Dadurch sollen einerseits wirksame Innovationen gefördert, andererseits Ärzte ermutigt werden, sich nicht auf unwirksame oder gar schädliche «Innovationen» einzulassen. EPOC beschäftigt sich in erster Linie mit der Prüfung von Interventionsstudien, deren Ziel es ist, potenzielle Lücken bei der Umsetzung von Evidenz in die Praxis zu beseitigen.

Eine der wenigen unmissverständlichen Botschaften, die sich aus den Arbeiten von EPOC ableiten lassen, lautet: Um die Praxis wirksam zu verändern, reicht es insgesamt nicht aus, den Leuten einfach etwas über evidenzbasierte

Medizin (EbM) zu erzählen. Bis vor Kurzem war Aufklärung (zumindest im Rahmen der ärztlichen Ausbildung) mehr oder weniger gleichbedeutend mit Frontalunterricht, an den sich die meisten von uns noch aus ihrer Schul- und Studentenzeit erinnern. Das Vollstopfen von Hörsälen mit Ärzten oder Pflegekräften und das Herankarren eines «Experten», der seine Weisheiten unters Volk bringt, ist vergleichsweise kostengünstig und für die Dozenten bequem, führt in der Praxis meist aber nicht unbedingt zu nachhaltigen Verhaltensänderungen. Tatsächlich hat eine Studie gezeigt, dass sich die Anzahl der angegebenen Fort- und Weiterbildungsstunden umgekehrt proportional zur ärztlichen Kompetenz verhielt (10)! Wenn Sie sich wie ich für die der Lehre von EbM zugrunde liegende Theorie interessieren, wird Ihnen aufgefallen sein, dass das «belehrende» Herangehen an die Förderung von Verhaltensänderungen im Berufsleben «im Hinblick auf EbM auf der fehlerhaften Annahme beruht, dass Menschen sich auf eine bestimmte Art und Weise verhalten, weil (und nur weil) es ihnen an Wissen mangelt, und dass die Vermittlung von Wissen deshalb zur Verhaltensänderung führt. Wie die kurze und maßgebliche kritische Abhandlung von Marteau und Kollegen (10) zeigt, mangelt es diesem Modell nicht nur an theoretischer Stimmigkeit, sondern auch an empirischer Unterstützung. Informationen – so lautet ihre Schlussfolgerung – können für die Änderung beruflicher Verhaltensweisen zwar notwendig sein, sie sind aber nur selten, wenn überhaupt jemals hinreichend. Nachfolgend sind psychologische Theorien aufgeführt, aus denen sich nach Meinung der Arbeitsgruppe um Marteau Anregungen für die Entwicklung effektiverer pädagogischer Strategien ableiten lassen.

- *Verhaltensbezogenes Lernen:* Dahinter steht die Vorstellung, dass ein bestimmtes Verhalten eher wiederholt wird, wenn es belohnt wird, und seltener, wenn es bestraft wird.
- *Soziale Kognition*: Bei der Planung von Tätigkeiten fragt der Mensch sich: Ist es den Aufwand wert?, «Was denken andere darüber? »und «Bin ich imstande, das zu erreichen?».
- *Stufenmodelle der Veränderung:* Solche Modelle gehen davon aus, dass alle Menschen irgendwo auf einem Kontinuum der Veränderungsbereitschaft angesiedelt sind, das von «keinerlei Bewusstsein für Veränderungsbedarf» bis hin zur «nachhaltigen Umsetzung des gewünschten Verhaltens» reicht.

Vor einiger Zeit haben Michie et al. (11) diese einfache Taxonomie um eine bunte Mischung von anderen Verhaltensänderungstheorien aus der kognitiven Psychologie erweitert, und Eccles und Mitarbeiter (12) (zu dem auch der Leitlinien-Guru Jeremy Grimshaw zählt) haben ein ähnliches Konstrukt aus psychologischen Theorien speziell auf die Übernahme evidenzbasierter Praktiken durch Ärzte angewendet.

Welche pädagogischen Ansätze haben sich im Hinblick auf die Förderung evidenzbasierter Praktiken tatsächlich als wirksam erwiesen? Zusammengefasst ergeben sich aus der empirischen Literatur, die hauptsächlich auf vier systematischen Reviews von Interventionsstudien (13–16) beruht, folgende Aspekte:

- EbM-Kurse, wie sie im medizinischen Grundstudium herkömmlich angeboten werden, verbessern die Kenntnisse der Studierenden über EbM und ihre Einstellungen zu EbM, bislang konnte jedoch nicht überzeugend nachgewiesen werden, dass dies auch Auswirkungen auf ihre Leistungen im Umgang mit echten Fällen hat.
- Bei approbierten Ärzten hat das größtenteils am herkömmlichen Unterricht orientierte EbM-Training wenig oder keine Wirkung auf ihre Kenntnisse oder ihre Fertigkeiten in der kritischen Bewertung. Das mag daran liegen, dass weder das Training noch die Prüfungen verbindlich sind; oder es könnte sein, dass das EbM-Training nicht ausreicht und zu oberflächlich, zu formelhaft, zu passiv und zu praxisfern ausgelegt ist.
- Pädagogisch vernünftigere Ansätze wie «integrative» EbM-Kurse (z.B. im Rahmen von Visiten oder in der Notaufnahme) oder intensive Kurzseminare, die sich hoch interaktive Lernmethoden zunutze machen, können zu einer signifikanten Verbesserung von Wissen, Fertigkeiten und Verhaltensweisen führen.
- Allerdings konnte für keinen dieser Kurse oder Seminare bislang ein direkter Nutzen im Hinblick auf patientenrelevante Parameter nachgewiesen werden.

Nach Auffassung von Green (17, 18), der eine der methodisch robustesten Primärstudien zu allen jemals veranstalteten EbM-Trainingskursen sowie eine nationale Umfrage zu entsprechenden Programmen durchgeführt und eine kritische Übersichtsarbeit erstellt hat, sollte EbM an der Schnittstelle zwischen Theorie und Praxis gelehrt werden, d.h. in der Klinik und am Patientenbett. Er beruft sich auf die Theorie des Erwachsenenlernens, um sein Argument zu stützen, dass die Vermittlung von EbM-Kenntnissen effektiver sein müsste, wenn der Lernende sie zu praktischen Problemen im Hier und Jetzt in Bezug setzen und im Rahmen echter (anstatt nur hypothetischer) Entscheidungsfindung anwenden kann. Darüber hinaus hat Green qualitative Forschung durchgeführt, um Bestätigung dafür zu finden, dass sich diese bei der Umsetzung von EbM zwischen Theorie und Praxis klaffende Lücke großenteils durch praktische Hindernisse im wahren Leben (Zeitmangel, im Bedarfsfall unzugängliche Evidenz, gnadenlose Organisationskultur etc.) erklären lässt (19). Ein Weg, der in die richtige Richtung führt, so Green, besteht darin, sich stärker darum zu kümmern, dass Evidenz dort verfügbar und leicht zugänglich ist, wo sie gebraucht wird, damit klinische Fragen in einem Kontext gestellt und beantwortet werden können, der aktives Lernen optimiert.

In Kapitel 10 habe ich die wichtigsten Ergebnisse eines systematischen Reviews von Grimshaw (20) aus dem Jahr 2004 zur Implementierung von Leitlinien vorgestellt. Die Schlussfolgerung dieses Reviews war im Wesentlichen, dass es trotz hunderter von Studien, die Millionen von Euros gekostet haben, bisher nicht gelungen ist, eine pädagogische oder sonstige Intervention zu entwickeln, die entweder allein oder in Kombination geeignet wäre, das Verhalten von Ärzten in eine «evidenzbasierte» Richtung zu verändern.

Und das ist der Punkt, an dem ich eine etwas andere Auffassung vertrete als der EPOC-Ansatz. Während zahlreiche EPOC-Mitglieder immer noch Studien (und Reviews von Studien) durchführen, um die Forschungsbasis zu der Frage zu erweitern, ob diese oder jene Intervention wie z. B. Broschüren und andere gedruckte Schulungsmaterialien (21), Audits und Feedback (22) oder finanzielle Anreize (23, 24) im Hinblick auf die Änderung ärztlichen Verhaltens wirksam ist, bin ich der Meinung, dass diese Anstrengungen in die falsche Richtung zielen. Denn bisher wurden weder irgendwelche Wunderwaffen gefunden, noch glaube ich, dass das jemals geschehen wird. Wir sollten einfach aufhören, danach zu suchen.

Der Grund ist, dass es sich bei der Implementierung der besten Praktiken um ein hoch komplexes Unterfangen handelt: Daran sind mehrere Einflussfaktoren beteiligt, die in unterschiedliche Richtungen wirken (25), und es ist von den beteiligten Personen abhängig. Ein Ansatz, der in einer Studie möglicherweise einen positiven Effekt hatte, könnte in einer anderen Studie einen negativen Effekt zeigen, sodass der Begriff «Effektgröße», also der Größe des Effekts einer Intervention zur Änderung ärztlichen Verhaltens nicht nur bedeutungslos wird, sondern sogar aktiv irreführend ist. Wenn Sie Kinder haben, werden Sie wissen, dass eine Erziehungsstrategie, die beim ersten Kind gut funktioniert hat, beim zweiten Kind unter Umständen überhaupt keine Wirkung zeigt; die Gründe dafür sind nicht so ohne weiteres erklärlich. Es hat etwas mit den menschlichen Eigenheiten zu tun (Kind Nr. 2 ist ein anderes Individuum mit einer anderen Persönlichkeit) und auch mit der Tatsache, dass der Kontext auf vielerlei Weise ein etwas anderer ist, selbst im «selben» familiären Umfeld

(Kind Nr. 2 hat ein älteres Geschwister, stärker ausgelastete Eltern, «geerbtes» Spielzeug usw.). Genauso verhält es sich auch mit Organisationen oder Unternehmen, ihren Mitarbeitern und der evidenzbasierten Praxis. Selbst etwas ausgeklügeltere Forschungsansätze, in denen «Mediatoren» und «Moderatoren» der Wirksamkeit bestimmter Interventionen (12) bemüht werden, beruhen auf der meiner Ansicht nach irrigen Annahme, dass von einer bestimmten Kontextvariable ein einheitlicher «Mediator-/Moderatoreffekt» ausgeht.

Lassen Sie uns noch etwas beim sogenannten menschlichen Faktor verweilen. In einem systematischen Review über die Verbreitung von organisationsbezogenen Innovationen in Gesundheitseinrichtungen kam ich hinsichtlich des menschlichen Elements bei der Übernahme von Innovationen zu folgender Schlussfolgerung:

> *Menschen sind keine passiven Rezipienten von Innovationen. Vielmehr (in einem von Mensch zu Mensch unterschiedlichen Maße) spüren sie Innovationen auf, experimentieren mit ihnen, evaluieren sie, sehen einen Sinn darin (oder eben nicht), entwickeln ihnen gegenüber (positive oder negative) Gefühle, stellen sie infrage, machen sich darüber Gedanken, beschweren sich über sie, «arbeiten um sie herum», sprechen mit anderen darüber, eignen sich Kenntnisse darüber an, passen sie bestimmten Aufgaben an und versuchen, sie zu verbessern oder umzugestalten. (25)*

Als Schlüsselfaktoren, die mit der Bereitschaft eines Menschen zur Übernahme gesundheitsbezogener Innovationen in Zusammenhang stehen, ermittelte meine Arbeitsgruppe Folgendes:

- *Allgemeine psychologische Vorbedingungen:* Mit der Neigung, Innovationen auszuprobieren und anzuwenden, gehen verschiedene Persönlichkeitszüge einher (z.B. Ambiguitätstoleranz, intellektuelle Fähigkeiten, Motivation, Wertvorstellungen und Lernstil). Kurz gesagt: Manche Menschen sind weniger anpassungsfähig als andere – und diese Menschen brauchen mehr Input und benötigen mehr Zeit, um sich auf Veränderungen einzustellen.
- *Kontextspezifische psychologische Vorbedingungen:* Ein Mensch, der motiviert und (im Hinblick auf Wertvorstellungen, Ziele, spezielle Fertigkeiten usw.) fähig ist, eine bestimmte Innovation anzuwenden, wird sie auch eher übernehmen. Dasselbe gilt für den Fall, dass die Innovation einen bei dem intendierten Rezipienten festgestellten Bedarf erfüllt.
- *Bedeutung:* Die Bedeutung, die der Rezipient der Innovation zumisst, hat einen starken Einfluss auf seine Entscheidung, diese Innovation zu über-

nehmen. Die einer Innovation beigemessene Bedeutung ist im Allgemeinen nicht festgeschrieben, sondern kann verhandelt und umgedeutet werden – z. B. durch Gespräche mit anderen Fachleuten oder anderen organisationsinternen Mitarbeitern. In dem in Abschnitt 13.1 beschriebenen Beispiel etwa lag eines der Probleme wahrscheinlich darin begründet, dass Ärzte die Dexamethason-Therapie unbewusst als ein «veraltetes, bei älteren Menschen angewendetes Palliativmedikament» ansahen. Bei einer Änderung ihrer Vorgehensweisen mussten sie dieser Therapie ein neues mentales Schema («aktuelle, für Schwangere geeignete Präventivtherapie») zuweisen.

- *Art der Übernahmeentscheidung:* Die Entscheidung eines in einer Organisation tätigen Menschen, eine bestimmte Innovation zu übernehmen, wird nur selten von anderen Entscheidungen unabhängig getroffen. Sie kann kontingent (von der Entscheidung einer anderen Person in der Organisation abhängig) sein, kollektiv (der Einzelne hat ein Stimmrecht, muss sich aber letztendlich nach der Mehrheitsentscheidung richten) oder autoritär (der Einzelne wird angewiesen, eine Innovation zu übernehmen bzw. nicht zu übernehmen). Ein gutes Beispiel für die Förderung evidenzbasierter Praxis durch eine autoritäre Übernahmeentscheidung ist die Entwicklung von Arzneimittellisten in Krankenhäusern oder Arztpraxen. Medikamente von marginalem Wert oder mit einem ungünstigen Kosten-Wirksamkeits-Verhältnis können von der Liste der Arzneimittel, für die das Krankenhaus die Kosten zu übernehmen bereit ist, gestrichen werden. Aber (wie Sie vielleicht schon festgestellt haben, wenn Sie mit einer von anderen angeordneten Arzneimittelliste arbeiten müssen), verhindern solche Strategien eine evidenzbasierte Praxis auch, weil der Innovator, der anderen einen Schritt voraus ist, (manchmal jahrelang) auf eine Gremienentscheidung warten muss, bevor er einen neuen Praxisstandard implementieren kann.

- *Bedenken und Informationsbedarf:* Die Menschen machen sich in den verschiedenen Stadien der Innovationsübernahme über unterschiedliche Dinge Gedanken. Anfangs brauchen sie *allgemeine Informationen* (Worin besteht die neue «evidenzbasierte» Praxis, was kostet sie, und welche Auswirkungen hat sie auf mich?); in den frühen Übernahmestadien benötigen sie *praktische Informationen* (Was kann ich tun, damit das in der Praxis funktioniert?) und, wenn sie selbstsicherer in der neuen Praxis werden, auch noch *Entwicklungs- und Adaptationsinformationen* (Kann ich diese Praxis an meine eigene Situation anpassen, und wenn ja, wie sollte ich dabei vorgehen?).

Nachdem wir nun die menschlichen Eigenheiten beleuchtet haben, gilt es noch einen weiteren wichtigen Faktor zu bedenken, und zwar den Einfluss, den ein Mensch auf einen anderen ausüben kann. Wie erstmals Rogers (26) im Zusammenhang mit der Übernahme von landwirtschaftlichen Innovationen durch Farmer in Iowa (die auf ihre Weise vielleicht sogar noch störrischer sind als Ärzte) nachgewiesen hat, ist der zwischenmenschliche Kontakt die wirkungsvollste Methode der Einflussnahme. Ein wichtiger Typ der zwischenmenschlichen (interpersonellen) Einflussnahme, der für die Übernahme evidenzbasierter Praxis Relevanz hat, ist die *Meinungsführerschaft.* Wir ahmen zwei Arten von Menschen nach: Menschen, zu denen wir aufblicken («Experten-Meinungsführer»), und Menschen, von denen wir glauben, sie seien uns ähnlich («Peergruppen-Meinungsführer») (27).

Ein Meinungsführer, der einer neuen Vorgehensweise ablehnend gegenübersteht – oder auch einer, dem sie gleichgültig ist und der sie nicht unterstützt – kann diesbezüglich jede Menge Schaden anrichten. Aber dieser systematische Review von Interventionsstudien über Meinungsführer hat Folgendes gezeigt: Aus der Tatsache, dass ein Arzt sein Verordnungsverhalten eher ändert, wenn ein angesehener Meinungsführer sein Verhalten bereits geändert hat, folgt nicht unbedingt, dass pädagogische Interventionen, die auf solche Meinungsführer (Ärzte, die von anderen Ärzten als Personen benannt werden, die sie selbst konsultieren oder nachahmen würden) abzielen, auch zu einer breit angelegten Änderung des ärztlichen Verordnungsverhaltens führen (28). Das liegt wahrscheinlich daran, dass Meinungsführer ihren eigenen Kopf haben, und vielleicht auch an den vielen anderen Einflüssen, die außer dieser einen Person sonst noch auf die Praxis einwirken. Im wahren Leben können diese sogenannten «Strategien der sozialen Einflussnahme» durchaus versagen.

Ein weiteres wichtiges und, wie die pharmazeutische Industrie hat zeigen können, hoch wirksames Modell der interpersonellen Einflussnahme ist der persönliche Kontakt zwischen Ärzten und Vertretern der Arzneimittelhersteller (den sogenannten Pharmareferenten oder Pharmavertretern), deren Einfluss auf das ärztliche Verhalten so dramatisch ausfallen kann, dass sie als die «Tarnkappenbomber» der Medizin bezeichnet wurden. Wie das Beispiel in Abschnitt 14.2 zeigt, machen sich diese Taktik inzwischen auch nicht-kommerzielle «Veränderungsagenturen» beim sogenannten *Academic Detailing* («wissenschaftliche Beratungsgespräche») zu eigen: Ein Schulungsmitarbeiter vereinbart genauso einen Gesprächstermin mit dem Arzt wie der Repräsentant eines Pharmaunternehmens, doch in diesem Fall stellt der «Vertreter» objektive, vollständige und vergleichende Informationen über eine Vielzahl verschiedener Medikamente vor und ermuntert den Arzt zu einer kritischen Haltung gegenüber der Evidenz. Auch wenn durch wissenschaftliche Studien kurzfristige dramatische Praxisänderungen belegt sind, zeigt das Beispiel aus Kapitel 14, dass sich konsistente (29), positive Veränderungen in der Patientenversorgung in der realen Welt nur schwer nachweisen lassen. Wie immer sollte die Intervention nicht als Patentrezept angesehen werden.

Und schließlich möchte ich im Zusammenhang mit der Förderung der Implementierung von evidenzbasierter Praxis auch noch auf den Einsatz von computerbasierten Entscheidungsunterstützungssystemen hinweisen. Sie enthalten wissenschaftliche Evidenz, die der vielbeschäftigte Arzt auf Knopfdruck abrufen kann. Derzeit werden gerade Dutzende solcher Systeme entwickelt, Pilottests unterzogen und in randomisierten kontrollierten Studien getestet. Vergleichsweise wenige davon kommen routinemäßig zur Anwendung. Es wurden mehrere systematische Reviews zu solchen Systemen erstellt, z. B. die im *JAMA* veröffentlichte Synthese von 100 empirischen Studien von Garg et al. (30) und der von Black et al. (31) erstellte «Review von Reviews», in den 13 frühere systematische Reviews über klinische Entscheidungsunterstützung Eingang gefunden haben. Wie Garg et al. gezeigt haben, konnten etwa zwei Drittel dieser Studien im Entscheidungsunterstützungsarm eine verbesserte ärztliche Leistung nachweisen, wobei die besten Ergebnisse bei der Arzneimitteldosierung und in der aktiven klinischen Versorgung (z. B. bei der Asthmabehandlung) und die schlechtesten Ergebnisse in der Diagnosestellung erzielt wurden. Am wirksamsten waren Systeme mit Spontanmeldungen (im Gegensatz zu Systemen, bei denen der Arzt das System aktivieren musste) und solche, bei denen die Studie von Personen durchgeführt wurde, die die Technologie entwickelt hatten (im Gegensatz zur Anwendung eines handelsüblichen Produkts). Diese Ergebnisse wurden durch den etwas neueren Review von Black et al. im Großen und Ganzen bestätigt. Die meisten, wenn auch nicht alle Studien zeigten bei computerbasierter Entscheidungsunterstützung anscheinend signifikante Verbesserungen der ärztlichen Leistung (z. B. Befolgung einer Leitlinie, Durchführung von Präventivmaßnahmen wie Impfungen oder Krebsvorsorge). Die Auswirkungen auf die Patientenergebnisse waren dagegen sehr viel variabler. Letztere wurden nur in rund einem Viertel der Studien erhoben, und dort zeigten sie dann – außer in Post-hoc-Subgruppenanalysen (die von zweifelhafter statistischer Validität sind) – meist nur bescheidene oder gar keine Wirkungen.

Denken Sie daran, was ich weiter oben über die Komplexität der Umsetzung von EbM gesagt habe. Ich bin skeptisch gegenüber Studien, die zu sagen versuchen: «Computerbasierte Entscheidungsunterstützung ist/ist nicht wirksam» oder «Computerbasierte Entscheidungsunterstützung hat einen Effekt der Größe X». Bei manchen Menschen funktioniert sie in bestimmten Situationen. Deshalb sollten wir unsere Forschungsanstrengungen jetzt darauf richten, was wir über die *Art* der computerbasierten Entscheidungsunterstützung, über die *Adressaten* und die jeweiligen *Umstände* sagen können (32). Widerstand gegen neue Technologien vonseiten der Ärzte gehört zu meinen derzeitigen Forschungsinteressen – doch wollte ich Ihnen die ganze Geschichte hier erzählen, würde ich dieses Buch niemals zu Ende schreiben. Wenn Sie sich also für dieses Thema interessieren, dann sollten Sie in einem Jahr oder so nach einem entsprechenden Beitrag von mir Ausschau halten.

15.4 Wie sieht eine «evidenzbasierte Organisation» aus?

«Wie sieht eine Organisation aus, welche die Übernahme von (evidenzbasierten) Innovationen fördert?». Das war eine der Fragen, mit denen sich meine eigene Arbeitsgruppe in unserem systematischen Review der Literatur zur Verbreitung organisationsbezogener Innovationen auseinandergesetzt hat (25). Wie wir feststellten, wird ein neues Produkt oder eine neue Vorgehensweise im Allgemeinen eher assimiliert, wenn es sich um eine große, reife (eine seit Langem etablierte), funktional ausdifferenzierte (d.h. in halbautonome Abteilungen und Einheiten unterteilte), spezialisierte (mit gut entwickelter Arbeitsteilung, z.B. Angebot von Spezialleistungen) Organisation handelt, wenn sie über überschüssige Ressourcen (Geld und Personal) verfügt, die in neue Projekte gelenkt werden können (sogenannte *Slack Resources*) und wenn sie dezentralisierte Entscheidungsfindungsstrukturen hat (Teams können autonom arbeiten). Doch obwohl Dutzende von Studien (und fünf Metaanalysen) über die Größe und Struktur von Organisationen durchgeführt worden sind, erklären all diese Determinanten weniger als 15 % der Innovationsvarianz von Organisationen (und in vielen Studien lässt sich damit überhaupt keiner der Unterschiede erklären). Mit anderen Worten: In der Regel ist es nicht die Organisationsstruktur, die den kritischen Unterschied bei der Unterstützung von EbM ausmacht.

Wichtiger waren in unserem Review die weniger gut erfassbaren Dimensionen der Organisation – vor allem das, was in der Organisationstheorie als Aufnahmefähigkeit (*absorptive Kapazität*) bezeichnet wird. Aufnahmefähigkeit ist definiert als die Fähigkeit der Organisation, neues Wissen zu identifizieren, zu erfassen, zu interpretieren, auszutauschen, neu zu definieren und zu normieren, dieses Wissen mit der eigenen bestehenden Wissensbasis zu verknüpfen und es richtig einzusetzen (33). Aufnahmefähigkeit setzt voraus, dass die Organisation bereits über einen Wissens- und Fertigkeitenbestand (vor allem an implizitem Wissen um die «Spielregeln») und damit zusammenhängende Technologien verfügt, über eine Kultur der «lernenden Organisation» (die die Menschen dazu anregt, voneinander zu lernen und ihr Wissen untereinander auszutauschen) sowie eine proaktive, auf diese Art von Wissensaustausch ausgerichtete Führung (34).

Wie Dopson und Kollegen (35) in einem wichtigen Übersichtsartikel über hochwertige qualitative Studien zu der Frage, wie Forschungsevidenz in Gesundheitseinrichtungen identifiziert, zirkuliert, evaluiert und genutzt wird, festgestellt haben, muss EbM-Wissen, bevor es in einer Organisation vollständig umgesetzt werden kann, nutzbar gemacht und sozialisiert werden und in den Wissensbestand eingehen, der sich in der Organisation entwickelt hat und über den man sich mit anderen in der Organisation sozial austauscht. Anders ausgedrückt: Damit Wissen zirkulieren kann, muss es auf interpersonelle Netzwerke (wer kennt wen) zugreifen können, und es wird sich nur dann effizient über die ganze Organisation verbreiten, wenn diesen sozialen Merkmalen Rechnung getragen wird und etwaige Hindernisse beseitigt werden.

Eine weitere nur schwer messbare Dimension der evidenzbasierten Organisation (d.h. einer Organisation, die imstande ist, die besten Vorgehensweisen zu identifizieren und innerhalb der Organisation auf breiter Basis zu implementieren) ist ein für Veränderungen empfänglicher Kontext *(receptive context for change)*. Dieses Mischkonstrukt, das von Pettigrew und Kollegen (36) im Zusammenhang mit der Implementierung der besten Praxis im Gesundheitswesen entwickelt wurde, umfasst eine Reihe von Organisationsmerkmalen, die unabhängig mit der Fähigkeit einer Organisation assoziiert sind, neue Ideen aufzugreifen und sich dem anstehenden Wandel zu stellen. Zusätzlich zur Aufnahmefähigkeit für neues Wissen (siehe oben) beinhalten die verschiedenen Komponenten eines solchen für Veränderungen empfänglichen Kontextes eine starke Führung, eine klare strategische Vision, gute Beziehungen zwischen Führungskräften und Mitarbeitern, visionäre Mitarbeiter in Schlüsselpositionen, ein Klima, das Experimentieren und Risikobereitschaft fördert, sowie effiziente Datenerfassungssysteme. Führungsstärke kann vor allem dann besonders entscheidend sein, wenn es darum geht, Mitglieder der Organisation dazu zu ermutigen, aus konvergenten Denkweisen und Routinen auszubrechen, die in großen, etablierten Organisationen die Norm sind.

Ein weiterer Artikel, dessen Lektüre sich lohnt, ist der quasi-systematische Review von Gustafson (37) über die Determinanten erfolgreicher Veränderungsprojekte in Gesundheitseinrichtungen. Zu den 18 Items in Gustafsons Modell gehören unter anderem auch Folgende:

- Veränderungsdruck (Die Mitarbeiter spüren, dass die derzeitigen Vorgehensweisen suboptimal sind und wünschen sich Veränderung.)
- Kräfteverhältnisse (Die den Wandel unterstützenden Mitarbeiter sind zahlenmäßig überlegen und bekleiden in der Organisation strategisch günstigere Positionen als die Mitarbeiter, die einem Wandel ablehnend gegenüberstehen.)
- Wahrgenommene Vorteile (Jeder versteht die Veränderung und glaubt, dass die Vorteile die Nachteile überwiegen.)
- Flexibilität (Die neue Vorgehensweise kann an lokale Bedürfnisse und Arbeitsweisen angepasst werden.)
- Zeit und Ressourcen (Für den Wandel stehen ausreichende finanzielle Mittel bereit, und die Mitarbeiter haben geschützte Zeiten, um daran zu arbeiten.)

Wenn sich das alles wie ein Rezept anhört, an das Ihre Organisation sich im Hinblick auf EbM nicht halten kann, dann sollten Sie den nächsten Abschnitt lesen (und wenn auch das nicht hilft, dann sollten Sie vielleicht einen Arbeitsplatzwechsel in Erwägung ziehen!).

Lesern, die Appetit auf Beiträge über knallharte Management- und Organisationsstudien bekommen haben, empfehle ich eine neuere, von der Arbeitsgruppe um Ferlies (38) erstellte Zusammenfassung der Literatur zu Themen wie «Wissen als Ressource in Organisationen» (im Fachjargon als «ressourcenbasierte Unternehmenssicht» bezeichnet) und kritische Managementstudien (ein Forschungszweig, der u. a. folgende Fragen stellt: «Wer hat in dieser Organisation die Macht?» und «Wessen Interessen dient diese Veränderung?») im Zusammenhang mit der Frage, ob und wie schnell Organisationen evidenzbasierte Praktiken und Strategien übernehmen. Ihre Ergebnisse sind ganz unterschiedlicher Art, weshalb sie sich nur schwer zusammenfassen lassen. Aber es ist ganz klar, dass die EbM-Community von den Kollegen in den Management-Disziplinen noch viel lernen kann.

15.5 Wie können wir Organisationen dabei helfen, die nötigen Strukturen, Systeme und Wertvorstellungen zu entwickeln, um evidenzbasierte Praxis zu fördern?

Es gibt eine Fülle von Evidenz zu der Frage, wie eine Organisation aussehen muss, die evidenzbasierte Praxis unterstützt; sehr viel weniger Evidenz findet sich für die Wirksamkeit von spezifischen Interventionen, die das Ziel haben, eine Organisation zu *verändern*, um sie «evidenzbasierter» zu machen – und eine ausführliche Auseinandersetzung mit diesem Thema geht auch über den Rahmen dieses Buches hinaus. Ein Großteil der Literatur zur Veränderung von Organisationen wurde in Form praktischer Checklisten oder nach dem Motto «Zehn Wege zum Erfolg» veröffentlicht. Checklisten und Ratschläge können zwar enorm nützlich sein, aber nicht immer kommen solche Listen auch dem Wunsch nach einem kohärenten konzeptuellen Modell nach, an das man die eigenen Erfahrungen knüpfen kann.

Die Managementliteratur bietet nicht nur ein, sondern gleich mehrere Dutzend unterschiedliche konzeptuelle Betrachtungsweisen von Veränderung, und der Laie weiß nicht, wo er beginnen soll. Ich habe versucht, dieser Vielzahl von Theorien auf den Grund zu gehen. Das Resultat ist eine Reihe von sechs Artikeln, die im *British Journal of General Practice* unter dem Titel «Theories of Change» erschienen sind. Darin habe ich sechs verschiedene Modelle beruflicher und organisationaler Veränderung in ihrem Verhältnis zu einer effizienten klinischen Praxis untersucht (39-44):

- *Theorie des Erwachsenenlernens*: die Vorstellung, dass das Erwachsenenlernen in einem Zyklus von Denken und Handeln verläuft. Dies erklärt auch, warum Frontalunterricht fast immer ineffektiv bleibt und die praktische Umsetzung des Gelernten sowie die Möglichkeit, das Gelernte mit Kollegen zu erörtern, die fundamentale Basis aller Lern- und Veränderungsprozesse bildet.
- *Psychoanalytische Theorie*. Freuds berühmtes Konzept des Unbewussten, das unser bewusstes, rationales Selbst beeinflusst (und zuweilen auch überlagert). Widerstand gegen Veränderungen kann gelegentlich starke und tief verwurzelte emotionale Gründe haben.
- *Theorie der Gruppenbeziehungen*: gründet auf Untersuchungen von Experten an der *Londoner Tavistock Clinic* zur Frage, wie Teams in ihrem Arbeitsbereich funktionieren (oder nicht funktionieren). Die Beziehungen sowohl innerhalb des Teams als auch zwischen dem Team und seinem weiteren Umfeld können als Barrieren (oder Katalysatoren) für Veränderungen fungieren.
- *Anthropologische Theorie*: die Vorstellung, dass Organisationen eine Kultur haben, d.h., dass sie Möglichkeiten zum Handeln und zum Umgang mit Problemen entwickelt haben, die im Allgemeinen sehr veränderungsresistent sind. Eine relativ geringfügige Änderung im Hinblick auf eine evidenzbasierte Praxis (wie etwa die Forderung, dass Chefärzte routinemäßig nach Evidenz in der Cochrane-Datenbank suchen sollten) kann konkret eine

starke Bedrohung für die Organisationskultur darstellen, in der die «Meinung des Chefarztes» traditionell als nahezu sakrosankt gilt.

- *Klassische Managementtheorie*: die Auffassung, dass die erfolgreiche Etablierung einer Veränderung innerhalb einer Organisation einen systematischen Plan voraussetzt. Die Vision der Veränderung muss von der kritischen Masse der Mitarbeiter mitgetragen werden; üblicherweise müssen damit auch geplante Änderungen von sichtbaren Organisationsstrukturen, Aufgaben- und Verantwortungsbereichen der Entscheidungsträger sowie von Informations- und Kommunikationssystemen einhergehen.
- *Komplexitätstheorie*: die Auffassung, dass große Organisationen (wie etwa der britische *National Health Service)* in entscheidendem Maße von dynamischen, neu entstehenden und lokalen Beziehungen und Kommunikationssystemen zwischen einzelnen Personen abhängig sind. Die Förderung wichtiger interpersoneller Beziehungen und die Verbesserung der Qualität und Aktualität lokal verfügbarer Informationen sind zur Durchsetzung nachhaltiger Veränderungen häufig viel entscheidender als sog. «Top-Down»-Anweisungen oder übergreifende nationale bzw. regionale Programme.

Es gibt, wie bereits erwähnt, viele weitere Veränderungsmodelle, die nützlich werden könnten, wenn man bei der Durchsetzung evidenzbasierter Praktiken Hindernisse identifiziert und sie beseitigen muss. Die obige Liste erhebt keinen Anspruch auf Vollständigkeit – eine einfache Formel für einen erfolgreichen Wandel hält angesichts der Komplexität von Gesundheitsorganisationen keine von ihnen bereit.

Ich würde diese Liste gern um ein siebtes theoretisches Modell ergänzen, und zwar um das Modell der Veränderung als einer *sozialen Bewegung*, d.h. der Vorstellung von Veränderung als einem starken Anschwellen von Aktivität, die mit der Identität von Individuen als Teil einer Veränderungsbewegung verbunden ist (45). Wenn Sie jemals an einem Protestmarsch teilgenommen oder sich an einer Bürgerinitiative zur Verbesserung lokaler Serviceangebote beteiligt haben, dann werden Sie wissen, wie es sich anfühlt, Teil einer sozialen Bewegung zu sein. Vor Jahren saß ich in einem überregionalen Ausschuss, der die wenig in Anspruch genommene Notaufnahme eines kleinen Krankenhauses mit der Begründung zu schließen versuchte, es gäbe keine Evidenz, dass sie wirksam oder kosteneffektiv sei – doch wir hatten die Rechnung ohne die Bürgerinitiative «Hände weg von unserem Krankenhaus» gemacht. Tatsächlich wurden zahlreiche erfolgreiche Veränderungen in der klinischen Praxis in Richtung evidenzbasierte Versorgung (z.B. die Abschaffung der Routine-Episiotomie in der Geburtshilfe) in erster Linie durch Patientenverbände durchgesetzt, die nach dem Prinzip der «sozialen Bewegung» arbeiten.

Das Interessante an sozialen Veränderungsbewegungen ist, wie Bate und Kollegen (45) betonen, dass sie zwar einen tiefgreifenden und ausdehnten Wandel bewirken können, doch kann man sie nicht so planen, steuern oder ihr Verhalten vorhersagen wie ein herkömmliches Management-Modell. Sehen Sie sich dazu doch einmal Popes (46) soziologische Analyse des Aufstiegs von EbM als einer sozialen Bewegung an!

Aber ganz gleich, welches theoretische Konzept des Wandels Sie auch bemühen, stellt die Umsetzung Ihrer Theorien in die Praxis eine besondere Herausforderung dar. Die britischen *National Association of Health Authorities and Trusts* (NAHAT) mit dem Titel «Acting on the Evidence» [Evidenzbasiertes Handeln] betonen in einer Veröffentlichung, dass die Unterstützung und Ermächtigung von Managern und Ärzten zur Anwendung von Evidenz als Teil ihrer alltäglichen Entscheidungsfindung eine gewaltige, komplexe Aufgabe darstellt (47). Eine an den NAHAT-Bericht angelehnte Aktionscheckliste für Gesundheitsorganisationen, die auf eine evidenzbasierte Kultur in der klinischen und strategischen Entscheidungsfindung hinarbeiten, finden Sie am Ende von Anhang 1.

Zu allererst müssen die Hauptakteure in der Organisation, insbesondere Geschäftsführer, Vorstandsmitglieder und Chefärzte, eine evidenzbasierte Kultur erzeugen, in der davon ausgegangen wird, dass Entscheidungen sich jeweils auf die beste verfügbare Evidenz stützen. Dazu sollten in jeder Praxis/Klinik hochwertige aktuelle Informationsquellen (wie die elektronische *Cochrane Library* und die Medline-Datenbank) zugänglich sein und dem Personal geschützte Zeit für die Nutzung dieser Quellen zur Verfügung gestellt werden. Im Idealfall sollten die Nutzer auf alle verfügbaren Quellen über eine zentrale Anlaufstelle zugreifen können. Darüber hinaus sollten Informationen über die klinische Wirksamkeit und Kosteneffektivität bestimmter Technologien und Verfahren erstellt, verteilt und gemeinsam genutzt werden. Mitarbeiter, die diese Informationen zusammenstellen und in der Organisation verbreiten, müssen wissen, wer die Informationen nutzt und wie sie genutzt werden – und sie entsprechend aufbereiten. Zudem sollten sie Standards für die Qualität der Evidenz, die sie verbreiten, festlegen und diese Evidenz bewerten. Personen, die auf der internen Mailing-Liste der Organisation für die Verteilung von Wirksamkeitsinformationen stehen, müssen, wenn sie diese Informationen bestmöglich nutzen sollen, entsprechend geschult und unterstützt werden.

Dieser kluge Rat von NAHAT gründet (implizit, wenn nicht sogar explizit) auf dem Begriff der lernenden Organisation. «Lernen ist», wie Davies und

Nutley (48) festgestellt haben, «etwas, das Individuen erreichen, doch sind ‚lernende Organisationen› imstande, sich so einzurichten, dass sie dieses Lernpotenzial maximieren, mobilisieren und erhalten». Unter Bezugnahme auf die Arbeiten von Senge (49) definieren sie fünf Schlüsselmerkmale einer lernenden Organisation:

1. Die Menschen werden ermutigt, über traditionelle, berufliche oder Abteilungsgrenzen hinauszugehen (Peter Senge nennt das «offenes Systemdenken»).
2. Die persönlichen Lernbedürfnisse des Einzelnen werden systematisch identifiziert und erfüllt.
3. Lernen erfolgt in einem gewissen Ausmaß innerhalb von Teams, weil Organisationen ihre Ziele im Großen und Ganzen durch Teams erreichen.
4. Es müssen Anstrengungen unternommen werden, um die Art und Weise, wie Menschen gedanklich an Probleme herangehen, zu verändern – um alte Probleme durch neue, kreative Konzepte angehen zu können.
5. Erfahrene Ärzte und Manager müssen eine Vorbildrolle übernehmen und die gemeinsame Vision mit einheitlichen Wertvorstellungen und einer klaren strategischen Ausrichtung vorantreiben, damit die Mitarbeiter bereitwillig alle auf ein gemeinsames Ziel hinarbeiten.

Aus einer herkömmlichen Organisation eine lernende Organisation zu machen, stellt eine anspruchsvolle Aufgabe dar, die oftmals auch tiefgreifende Veränderungen in der Organisationskultur (ungeschriebene Regeln, Annahmen und Erwartungen, «wie man die Dinge hier angeht») mit sich bringen. Als Einzelner eine ganze Organisation «umzudrehen» dürfte kaum möglich sein. Doch wenn Sie eine herausgehobene Position bekleiden, in der sie die Arbeitsplatzbeschreibung für einen neuen Mitarbeiter erstellen oder entscheiden können, wofür das Weiterbildungsbudget genutzt wird, oder bestimmen dürfen, wer an wichtigen Entscheidungen beteiligt wird, dann können Sie anfangen, Ihre Organisation in die richtige Richtung zu lenken **(Tab. 15-2)**.

Ein Grundprinzip beim Aufbau einer lernenden Organisation ist die Investition in Mitarbeiter. Abgesehen von starken Führungskräften an der Spitze der Organisation gibt es folgende Rollen, die man im Hinblick auf EbM unterstützen könnte (25):

- *Wissensmanager:* Dabei handelt es sich um erfahrene Personen, die nicht nur eingestellt worden sind, um die Informationssysteme zum Laufen zu

Tabelle 15-2 Wichtige Unterschiede zwischen einer traditionellen und einer lernenden Organisation .

Merkmal	Traditionelle Organisation	Lernende Organisation
Grenzen der Organisation	Klar definiert	Durchlässig
Organisationsstruktur	Vorher geplant und festgelegt	Entwickelt sich
Herangehensweise an das Personal	Legt Mindestanforderungen für die Erledigung einer bestimmten Aufgabe fest	Maximiert Fertigkeiten, um Kreativität und Lernen zu fördern
Herangehensweise an komplexe Aktivitäten	In Einzelaufgaben zerlegt	Sorgt für integrative Prozesse
(Unternehmens-)Bereiche und Abteilungen	Funktionale, hierarchische Gruppierungen	Offene, multifunktionale Netzwerke

bringen, sondern auch, um die übrigen Mitarbeiter dazu zu bringen, diese Systeme zu nutzen. Sie treffen die Entscheidungen, welche Softwarelizenzen für die Organisation erworben werden und welche Mitarbeiter Zugang zu welchen Informationsquellen erhalten sollen. Als ich 1995 an der ersten Auflage dieses Buches gearbeitet habe, herrschte in einer Minderheit von Krankenhäusern noch die Regel, dass Krankenschwestern nicht die Medizinbibliothek aufsuchen oder sich ins Internet einwählen durften. Der Wissensmanager hat die Aufgabe, mit dieser Art von Unsinn aufzuräumen und dafür zu sorgen, dass (im Fall von EbM) jeder, der sich darin üben muss, auch mit den einschlägigen Quellen verlinkt ist, geschützte Zeit für den Zugriff auf diese Quellen und eine entsprechende Schulung erhalten hat.

- *Wissensarbeiter:* In ihrer Stellenbeschreibung ist vorgesehen, dass diese Mitarbeiter allen anderen dabei helfen, die nötigen Informationen zu finden und zu nutzen. Der Mitarbeiter am Computer-Helpdesk ist wie auch ein Bibliothekar oder wissenschaftlicher Assistent eine Art von Wissensarbeiter. Um im gängigen Jargon zu sprechen: Die EbM-Tools werden als «erweitertes Produkt» angeboten, für das speziell Mitarbeiter eingestellt werden, deren Aufgabe es ist, die übrigen Mitarbeiter im Bedarfsfall flexibel zu unterstützen.
- *Champions:* Die Wahrscheinlichkeit, dass eine neue Vorgehensweise in einer Organisation oder Berufsgruppe vom Einzelnen angenommen wird, ist hö-

her, wenn bestimmte Schlüsselpersonen (Vorbilder) in der Gruppe bereit sind, diese Neuerung zu unterstützen. Einer evidenzbasierten Neuerung Rückhalt zu geben, könnte z.B. bedeuten, dass man sich im Gespräch begeistert darüber äußert, andere in der Anwendung der Innovation unterweist, sie bei wichtigen Sitzungen auf die Tagesordnung setzt, den Mitarbeitern geschützte Zeit zur Verfügung stellt, um sich darüber zu informieren und sich darin zu üben, und Mitarbeiter lobt oder belohnt, die die neue Vorgehensweise übernehmen. Es gibt bemerkenswert wenig wissenschaftliche Evidenz zu der Frage, worin die Aufgabe von Champions wirklich besteht (oder wie man am effektivsten für eine evidenzbasierte Änderung eintreten kann). Doch das Prinzip ist denkbar simpel: Auf jeder Organisationsebene einfach bestimmte Personen «ausgucken», die die Neuerung befürworten und sich dafür einsetzen.

- *Brückenbauer:* Eine Organisation übernimmt eine neue Vorgehensweise eher, wenn einzelne Personen gefunden werden können, die innerhalb und außerhalb der Organisation über gute soziale Beziehungen verfügen und die in der Lage und willens sind, im Hinblick auf diese spezielle Vorgehensweise eine Brücke zwischen der Organisation und der Außenwelt zu bauen. Brückenbauer spielen eine zentrale Rolle, wenn es darum geht, Ideen aufzugreifen, die sich zu organisationalen Innovationen entwickeln können. Wenn sich unter Ihren Mitarbeitern jemand findet, der in Bezug auf einen bestimmten Aspekt evidenzbasierter Praxis entsprechend gut vernetzt ist, dann sollten Sie sich seine Verbindungen und seine Expertise zunutze machen. Schicken Sie Ihre Mitarbeiter auf Konferenzen, ermöglichen Sie ihnen den Besuch von ähnlichen Organisationen oder von Qualitätsverbesserungsinitiativen – und wenn sie wieder zurück sind, dann lassen Sie sich erzählen, was sie gelernt und erfahren haben, und nehmen sich Zeit, um ihren Geschichten und Ideen Gehör zu schenken.

Ein spezielles Instrument, an das man denken sollte, wenn man auf eine «evidenzbasierte Organisation» hinarbeitet, ist das Konzept der integrierten Versorgungspfade. Sie sind definiert als vorab festgelegte Pläne zur Patientenversorgung in Bezug auf eine spezifische Diagnose (z.B. Verdacht auf Hüftgelenkfraktur) oder Intervention (z.B. eine Hernienoperation); sie zielen auf eine stärker strukturierte, einheitlichere und effizientere Behandlung ab (50). Ein Beispiel für den Versuch, einen solchen Versorgungspfad einzuführen, können Sie in Abschnitt 14.2 nachlesen. Ein guter Versorgungspfad kombiniert evidenzbasierte Empfehlungen mit dem Leistungsangebot vor Ort, meist auf dem Wege einer multiprofessionellen Initiative, an der sich sowohl Ärzte als auch

Manager beteiligen. Der Versorgungspfad gibt nicht nur an, welche Intervention in den unterschiedlichen Stadien des Krankheitsverlaufs empfohlen wird, sondern auch, in wessen Verantwortung die Aufgabe fällt und wer der Sache nachgeht, wenn die Ausführung dieser Aufgabe versäumt wird. Auch wenn viele Versorgungspfade im Umlauf sind, so ist es doch oftmals ebenso sehr der Entwicklungsprozess wie das fertige Produkt, das die Mitarbeiter organisationsweit darin einbindet, den Schwerpunkt auf eine evidenzbasierte Versorgung bezüglich der Zielkrankheit zu legen. Wenn Ihre Organisation dem Gesamtkonzept der EbM ablehnend gegenübersteht, werden Sie vielleicht feststellen, dass der Prozess der Entwicklung eines einzelnen Versorgungspfades für ein vergleichsweise unstrittiges Krankheitsbild ein überraschendes Maß an gutem Willen und Unterstützung für das Prinzip der evidenzbasierten Praxis hervorrufen kann, auf das man darauf zurückgreifen kann, wenn es schließlich darum geht, das Konzept auf breiterer Basis einzuführen.

Und schließlich möchte ich darauf hinweisen, dass das britische *National Institute for Health Research Health Service and Delivery Research Programme* (www.netscc.ac.uk/hsdr/) finanzielle Mittel für eine ausgezeichnete Sammlung von empirischen Studien zur Entwicklung, zum Angebot und zur Organisation von gesundheitlichen Leistungen bereitgestellt hat, von denen viele für die Implementierung der besten Vorgehensweisen auf organisationaler Ebene ausgesprochen relevant sind. Mittlerweile gibt es mehr als 300 Berichte über wissenschaftliche Studien zur Implementierung von Evidenz, die Sie kostenlos herunterladen können.

Literatur

1 Van Someren V. *Changing Clinical Practice in the Light of the Evidence: Two Contrasting Stories from Perinatology. Getting Research Findings into Practice.* London: BMJ Publications, 1994.

2 Gilstrap LC, Christensen R, Clewell WH, et al. Effect of corticosteroids for fetal maturation on perinatal outcomes. NIH consensus development panel on the effect of corticosteroids for fetal maturation on perinatal outcomes. *JAMA* 1995; **273**(5): 413–418.

3 Crowley PA. Antenatal corticosteroid therapy: a meta-analysis of the randomized trials, 1972 to 1994. *Am J Obstet Gynecol* 1995; **173**(1): 322–335.

4 Halliday H. Overview of clinical trials comparing natural and synthetic surfactants. *Neonatology* 1995; **67**(Suppl. 1): 32–47.

5 Booth-Clibborn N, Packer C, Stevens A. Health technology diffusion rates. *Int J Technol Assess Health Care* 2000; **16**(3): 781–786.

6 Chauhan D, Mason A. Factors affecting the uptake of new medicines in secondary care–a literature review. *J Clin Pharm Ther* 2008; **33**(4): 339–348.

7 Garjón FJ, Azparren A, Vergara I, et al. Adoption of new drugs by physicians: a survival analysis. *BMC Health Serv Res* 2012; **12**(1): 56.

8 Robert G, Greenhalgh T, MacFarlane F, et al. Organisational factors influencing technology adoption and assimilation in the NHS: a systematic literature review. Report for the National Institute for Health Research Service Delivery and Organisation programme, London, 2009.
9 Woolf SH, Johnson RE. The break-even point: when medical advances are less important than improving the fidelity with which they are delivered. *Ann Fam Med* 2005; **3**(6): 545–552.
10 Caulford PG, Lamb SB, Kaigas TB, et al. Physician incompetence: specific problems and predictors. *Acad Med* 1994; **69**(10): S. 16–18.
11 Michie S, Johnston M, Francis J, et al. From theory to intervention: mapping theoretically derived behavioural determinants to behaviour change techniques. *Applied Psychology* 2008; **57**(4): 660–680.
12 Eccles M, Grimshaw J, Walker A, et al. Changing the behavior of healthcare professionals: the use of theory in promoting the uptake of research findings. *J Clin Epidemiol* 2005; **58**(2): 107–112.
13 Horsley T, Hyde C, Santesso N, et al. Teaching critical appraisal skills in healthcare settings. *Cochrane Database Syst Rev* 2011; 9: CD001270.
14 Taylor R, Reeves B, Ewings P, et al. A systematic review of the effectiveness of critical appraisal skills training for clinicians. *Med Educ* 2000; **34**(2): 120–125.
15 Coomarasamy A, Khan KS. What is the evidence that postgraduate teaching in evidence based medicine changes anything? A systematic review. *BMJ* 2004; **329**(7473): 1017.
16 Norman GR, Shannon SI. Effectiveness of instruction in critical appraisal (evidence-based medicine) skills: a critical appraisal. *CMAJ* 1998; **158**(2): 177–181.
17 Green ML. Evidence-based medicine training in internal medicine residency programs. *J Gen Intern Med* 2000; **15**(2): 129–133.
18 Green ML. Evidence-based medicine training in graduate medical education: past, present and future. *J Eval Clin Pract* 2000; **6**(2): 121–138.
19 Green ML, Ruff TR. Why do residents fail to answer their clinical questions? A qualitative study of barriers to practicing evidence-based medicine. *Acad Med* 2005; **80**(2): 176–182.
20 Grimshaw J, Thomas R, MacLennan G, et al. Effectiveness and efficiency of guideline dissemination and implementation strategies. *Health Technol Assess* 2004; **8**: 1–72.
21 Giguère A, Légaré F, Grimshaw J, et al. Printed educational materials: effects on professional practice and healthcare outcomes. *Cochrane Database Syst Rev* 2012; 10: CD004398.
22 Hysong SJ. Meta-analysis: audit and feedback features impact effectiveness on care quality. *Med Care* 2009; **47**(3): 356–363.
23 Flodgren G, Eccles MP, Shepperd S, et al. An overview of reviews evaluating the effectiveness of financial incentives in changing healthcare professional behaviours and patient outcomes. *Cochrane Database Syst Rev* 2011; 7: CD009255.
24 Scott A, Sivey P, Ait Ouakrim D, et al. The effect of financial incentives on the quality of health care provided by primary care physicians. *Cochrane Database Syst Rev* 2011; 9: CD008451.
25 Greenhalgh T, Robert G, Macfarlane F, et al. Diffusion of innovations in service organizations: systematic review and recommendations. *Milbank Q* 2004; **82**(4): 581–629.
26 Rogers E. *Diffusion of Innovations*. 4th edition. New York: Simon and Schuster, 2010.
27 Locock L, Dopson S, Chambers D, et al. Understanding the role of opinion leaders in improving clinical effectiveness. *Soc Sci Med* 2001; **53**(6): 745–757.
28 Flodgren G, Parmelli E, Doumit G, et al. Local opinion leaders: effects on professional practice and health care outcomes. *Cochrane Database Syst Rev* 2011; 8: CD000125.

29 Fischer MA, Avorn J. Academic detailing can play a key role in assessing and implementing comparative effectiveness research findings. *Health Aff* 2012; **31**(10): 2206–2212.
30 Garg AX, Adhikari NK, McDonald H, et al. Effects of computerized clinical decision support systems on practitioner performance and patient outcomes. *JAMA* 2005; **293**(10): 1223–38.
31 Black AD, Car J, Pagliari C, et al. The impact of eHealth on the quality and safety of health care: a systematic overview. *PLoS Medicine* 2011; **8**(1): e1000387.
32 Wong G, Greenhalgh T, Westhorp G, et al. RAMESES publication standards: realist syntheses. *BMC Medicine* 2013; 11:21 doi: 10.1186/1741-7015-11-21[published Online First: Epub Date].
33 Zahra SA, George G. Absorptive capacity: a review, reconceptualization, and extension. *Academy of Management Review* 2002; **27**(2): 185–203.
34 Ferlie E, Gabbay J, Fitzgerald L, et al. *Evidence-Based Medicine and Organisational Change: An Overview of Some Recent Qualitative Research.* 2001.
35 Dopson S, FitzGerald L, Ferlie E, et al. No magic targets! Changing clinical practice to become more evidence based. *Health Care Manage Rev* 2010; **35**(1): 2–12.
36 Pettigrew AM, Ferlie E, McKee L. *Shaping Strategic Change: Making Change in Large Organizations: The Case of the National Health Service.* London: Sage, 1992.
37 Gustafson DH, Sainfort F, Eichler M, et al. Developing and testing a model to predict outcomes of organizational change. *Health Serv Res* 2003; **38**(2): 751–776.
38 Ferlie E, Crilly T, Jashapara A, et al. Knowledge mobilisation in healthcare: a critical review of health sector and generic management literature. *Soc Sci Med* 2012; **74**(8): 1297–1304.
39 Greenhalgh T. Change and the team: group relations theory. *Br J Gen Pract* 2000; **50**: 262–223.
40 Greenhalgh T. Change and the organisation 2: strategy. *Br J Gen Pract* 2000; **50**: 424–425.
41 Greenhalgh T. Change and the organisation 1: culture and context. *Br J Gen Pract* 2000; **50**: 340–341.
42 Greenhalgh T. Change and the individual 2: psychoanalytic theory. *Br J Gen Pract* 2000; **50**: 164–165.
43 Greenhalgh T. Change and the individual 1: adult learning theory. *Br J Gen Pract* 2000; **50**: 76–77.
44 Greenhalgh T. Change and complexity: the rich picture. *Br J Gen Pract* 2000; **50**: 514–515.
45 Bate P, Robert G, Bevan H. The next phase of healthcare improvement: what can we learn from social movements? *Qual Saf Health Care* 2004; **13**(1): 62–66.
46 Pope C. Resisting evidence: the study of evidence-based medicine as a contemporary social movement. *Health* 2003; 7(3): 267–282.
47 Appleby J, Walshe K, Ham C, et al. *Acting on the Evidence: A Review of Clinical Effectiveness – Sources of Information, Dissemination and Implementation.* NHS Confederation, Leeds, 1995.
48 Davies HT, Nutley SM. Developing learning organisations in the new NHS. *BMJ* 2000; **320**(7240): 998.
49 Senge PM. The fifth discipline. *Measuring Business Excellence* 1997; **1**(3): 46–51.
50 Rotter T, Kinsman L, James E, et al. Clinical pathways: effects on professional practice, patient outcomes, length of stay and hospital costs. *Cochrane Database Syst Rev* 2010; **3**: CD006632.

16. Die Evidenz auf den Patienten anwenden

16.1 Die Patientenperspektive

So etwas wie *die* Patientenperspektive gibt es nicht – und das ist in diesem Kapitel der springende Punkt. Zu bestimmten Zeitpunkten in unserem Leben sind wir alle einmal Patienten, und je älter wir werden, umso häufiger tritt dieser Fall ein. Einige von uns sind zudem auch noch Ärzte oder in anderen Gesundheitsberufen tätig – doch geht es bei einer Entscheidung um *unsere* Gesundheit, *unsere* Medikation, *unsere* Operation, um Nebenwirkungen, die bei einer bestimmten Therapie bei *uns* unter Umständen auftreten oder auch nicht, dann sehen wir diese Entscheidung von einer anderen Warte, als wenn wir dieselbe Entscheidung in unserer beruflichen Rolle als Ärzte treffen.

Wie Sie, wenn Sie auch schon die ersten Kapitel dieses Buches gelesen haben, inzwischen wissen werden, fließen in der evidenzbasierten Medizin (EbM) hauptsächlich irgendwelche Durchschnittswerte von Populationen in die Entscheidungsfindung ein: eine Odds Ratio (OR), eine Number-Needed-to-Treat (NNT), ein Schätzer der mittleren Effektgröße usw. Doch nur sehr wenige von uns verhalten sich genau so wie der Durchschnittswert in einem Kurvendiagramm: Einige sind empfänglicher für die Vorteile einer bestimmten Intervention, andere eher für deren Nachteile. Und nur wenige von uns werden ein bestimmtes Behandlungsergebnis ebenso bewerten wie das Durchschnittsergebnis, das eine Gruppe bei der Beantwortung einer der üblichen Lotteriefragen erzielt (s. Abschnitt 10.2).

Die einzigartige, individuelle Erfahrung des Krankseins (oder auch des Gefährdetseins oder auch der Einstufung als Risikopatient) kann narrativ zum Ausdruck gebracht werden: Das heißt, man kann eine Geschichte darüber erzählen. Und jede Geschichte verläuft anders. «Dieselbe» Konstellation von Symptomen oder dieselben Nachrichten haben – je nachdem, wer sie erlebt und was sonst noch im Leben dieser Person passiert – eine Fülle von unterschiedlichen Bedeutungen. Die Erhebung der Anamnese eines Patienten ist ein Versuch, diese individuelle, idiosynkratische Konstellation persönlicher Erfahrungen zu «zähmen» und in ein mehr oder weniger standardisiertes Format zu zwingen, um sie mit den Protokollen für die Diagnose, Therapie und Prävention von Krankheit in Einklang zu bringen. Von Marshall Marinker, Englands erstem Professor für Allgemeinmedizin (1), stammt die Aussage, dass die Aufgabe der Medizin darin besteht, die klare Botschaft der Krankheit von den Störgeräuschen des Patienten als Person zu unterscheiden.

Wie ich an anderer Stelle geschrieben habe, sind die EbM-Sichtweise von Krankheit und die einzigartige Einstellung des Patienten zu seiner Krankheit (die «sprechende Medizin» *[narrative-based medicine]*, wenn Sie so wollen) überhaupt nicht miteinander vereinbar (2).

Sehen wir uns noch einmal die ursprüngliche Definition von EbM an, die von Sackett und Kollegen stammt. Ich gebe diese Definition hier vollständig wieder, auch wenn meist nur der erste Satz zitiert wird.

> *Evidenzbasierte Medizin ist der gewissenhafte, ausdrückliche und vernünftige Gebrauch der gegenwärtig besten Evidenz für Entscheidungen über die medizinische Versorgung individueller Patienten. Evidenzbasierte Medizin zu praktizieren bedeutet die Integration individueller klinischer Expertise mit der besten verfügbaren externen klinischen Evidenz aus systematischer Forschung. Mit individueller klinischer Expertise meinen wir den Sachverstand und das Urteilsvermögen, die der einzelne Arzt durch seine klinischen Erfahrungen und die klinische Praxis erwirbt. Größere Erfahrung zeigt sich auf vielerlei Art und Weise, vorwiegend jedoch in einer effektiveren und effizienteren Diagnosestellung und in der rücksichtsvolleren Identifizierung und empathischeren Berücksichtigung der Beschwerden des individuellen Patienten, seiner Rechte und Wünsche bei den Entscheidungen über seine medizinische Versorgung. Mit der besten verfügbaren externen klinischen Evidenz meinen wir klinisch relevante Forschungsarbeiten, häufig aus dem Bereich der medizinischen Grundlagenwissenschaften, besonders jedoch aus patientenorientierten klinischen Forschungsarbeiten über die Genauigkeit und Präzision diagnostischer Tests (einschließlich klinischer Untersuchungen), über die Vorhersagekraft prognostischer Marker und die Wirksamkeit und Unbedenklichkeit von therapeutischen, rehabilitativen und präventiven Maßnahmen. (S. 71)*

Während also den Vätern der EbM gelegentlich zu Unrecht unterstellt wird, sie hätten den armen Patienten aus dem Gemälde herausretuschiert, so haben sie EbM in Wirklichkeit doch sehr vorsichtig als von der Entscheidung des Patienten abhängig dargestellt (und übrigens auch vom ärztlichen Urteilsvermögen). Die «beste» Behandlung ist nicht unbedingt eine Therapie, die sich in randomisierten kontrollierten Studien als die wirksamste erwiesen hat, sondern diejenige, die zu einer bestimmten Konstellation von individuellen Umständen passt und mit den Präferenzen und Prioritäten des Patienten in Einklang steht.

Ärzte, die z. B. die Auffassung vertreten, dass jeder Patient mit einer transienten ischämischen Attacke Marcumar nehmen sollte, weil dieses Medikament die wirksamste Prophylaxe darstellt, gleichgültig ob der Patient die Tabletten nehmen will oder nicht, ob er die Nebenwirkungen nicht hinnehmen will oder meint, die wöchentlichen Blutentnahmen zur Kontrolle der Gerinnungsfunktion seien die ganze Aufregung nicht wert, wird der «evidenzbasierte» Ansatz gelegentlich als stereotyp hingestellt. Eine Verwandte von mir beispielsweise wollte nicht so gern Marcumar einnehmen, weil man ihr geraten hatte, in diesem Fall auf den Verzehr von Pampelmusen zu verzichten – Früchte, die sie seit mehr als 60 Jahren gern zum Frühstück aß. Pampelmusen enthalten aber Substanzen, die mit Marcumar in Wechselwirkung treten können. Ich war sehr erfreut, als ich hörte, dass ihr Hausarzt angeboten hatte, das Für und Wider der verschiedenen Therapieoptionen mit ihr zu besprechen, damit sie eine informierte Entscheidung treffen könnte.

Bei nahezu allen in der EbM-Tradition stehenden Forschungsarbeiten zwischen 1990 und 2010 lag der Fokus auf der epidemiologischen Komponente und auf dem Aufbau einer Evidenzbasis von randomisierten kontrollierten Studien sowie anderen «methodisch robusten» Forschungsdesigns. Später entwickelte sich eine Tradition der «evidenzbasierten Patientenentscheidung», bei der das Recht des Patienten auf die Wahl der für ihn am besten geeigneten und am ehesten akzeptablen Therapieoption formalisiert und systematisch untersucht wurde (3). Über die dritte Komponente der EbM, auf die im Zitat Bezug genommen wird – die individuelle ärztliche Expertise – haben sich Wissenschaftler der EbM-Schule weniger ausführlich geäußert; eine Veröffentlichung zum Thema stammt von mir selber (4).

16.2 PROs

Bevor wir uns mit der Frage auseinandersetzen, wie man Patienten an der Individualisierung von EbM-Entscheidungen beteiligen kann, möchte ich ein vergleichsweise neues Konzept zur Auswahl von Kriterien zur Messung subjektiv empfundener Gesundheitszustände in klinischen Studien vorstellen, und zwar die von Patienten selbst berichteten Endpunkte (Patient-Reported Outcomes oder PROs), die wie folgt definiert werden können:

> *PROs sind Instrumente, die uns Einblick darin gewähren, wie Patienten bestimmte Aspekte ihrer Gesundheit und die Auswirkung von Krankheit und deren Behandlung auf ihren Lebensstil und demzufolge auch ihre Lebensqualität (quality of life, QoL) subjektiv wahrnehmen. Dabei handelt es*

sich üblicherweise um selbstauszufüllende Fragebogen, die der Patient zu seiner eigenen Person ausfüllt oder die in seinem Namen von einer anderen Person ausgefüllt werden. (5)

Mit «Endpunkten» meine ich den Aspekt von Gesundheit oder Krankheit, den die Forscher messen oder erfassen wollen, um z. B. die Wirksamkeit einer Therapie nachzuweisen. Ein solcher Endpunkt ist z. B. Tod oder Blutdruck oder bei einer Klinikgeburt auch die Chance, das Krankenhaus mit einem lebenden Neugeborenen zu verlassen. Oder auch die Fähigkeit, eigenständig eine Treppe hochzugehen oder sich selbst eine Tasse Tee zuzubereiten. Diese Aufzählung ließe sich beliebig fortsetzen – das, worauf es hier ankommt, ist, dass die Forscher in einer Studie vorab festlegen müssen, was sie zu beeinflussen versuchen.

PROs sind keine individualisierten Endpunkte. Im Gegenteil: Sie geben nach wie vor Durchschnittswerte einer bestimmten Population an, aber im Gegensatz zu den meisten anderen Endpunkten bilden sie den Durchschnitt dessen ab, was den Patienten am wichtigsten ist, und nicht dessen, was nach Meinung der Forscher oder Ärzte gemessen oder erhoben werden sollte. Eine Möglichkeit zur Entwicklung eines patientenrelevanten Endpunktes (PRO) besteht darin, eine ausgedehnte Phase qualitativer Forschung (s. Kapitel 12) in einer repräsentativen Stichprobe von Personen durchzuführen, die an der interessierenden Krankheit leiden, die qualitativen Daten zu analysieren und sie dann in die Gestaltung eines Umfrageinstruments («Fragebogen, s. Kapitel 13) einfließen zu lassen, in dem alle dem Patienten wichtigen Merkmale berücksichtigt werden (6, 7).

PROs wurden (glaube ich) erstmals durch eine Arbeitsgruppe in Oxford unter der Leitung von Ray Fitzpatrick bekannt, die dieses Konzept anwendete, um Endpunkte für die Bewertung des Erfolgs von Hüft- oder Kniegelenkersatzoperationen zu entwickeln (8). Inzwischen kommen sie bei vielen klinischen Themen im weiteren Umfeld der «Endpunktforschung» fast schon routinemäßig zum Einsatz (9, 10); in einer neueren, vom britischen *Kings Fund* herausgegebenen Monografie wird ihre routinemäßige Anwendung für Entscheidungsfindungsprozesse im *National Health Service* empfohlen (11). Und gleichzeitig mit der Drucklegung meines Buches veröffentlichte das *Journal of the American Medical Association* eine Reihe von Standards für PROs (12).

16.3 Partizipative Entscheidungsfindung

Auch wenn PROs wichtig sind, so sagen sie uns doch nur, worauf Patienten im Durchschnitt am meisten Wert legen; sie sagen uns nichts darüber, worauf es dem vor uns sitzenden Patienten am meisten ankommt. Um das herauszufinden, müssen Sie, wie schon in Kapitel 1 zu lesen war, den Patienten fragen. Und inzwischen gibt es auch für diese «Befragung des Patienten» eine eigene Wissenschaft und Methodologie (3, 13).

Die Wissenschaft der partizipativen oder partnerschaftlichen Entscheidungsfindung (engl. Shared Decision-Making) begann in den späten 1990er-Jahren als eine Art schrulliges Hobby einiger eifriger, wissenschaftlich interessierter Hausärzte, allen voran Elwyn und Edwards (14). Das Konzept beruht auf der Vorstellung vom Patienten als einer Person, die vernunftbegabte Entscheidungen treffen kann, fähig und willens ist (eventuell mit Unterstützung), an den Überlegungen zu den verschiedenen Behandlungsoptionen teilzuhaben und eine informierte Entscheidung zu treffen.

Eine Herausforderung besteht darin, Gleichwertigkeit aufrechtzuerhalten – d. h. sich hinsichtlich der eigenen Meinung über die richtige Vorgehensweise zurückzuhalten und dem Patienten die verschiedenen Optionen mit ihrem jeweiligen Für und Wider objektiv darzulegen, damit er selbst eine Entscheidung treffen kann (15). In **Tabelle 16-1** sind alle Kompetenzen aufgeführt, die Ärzte für die partizipative Entscheidungsfindung mit ihren Patienten benötigen (16).

Die verschiedenen Instrumente und Verfahren zur Unterstützung einer partizipativen Entscheidungsfindung wurden im Laufe der Jahre weiterentwickelt. Das Mindeste ist, dass eine Entscheidungshilfe die eher trockenen EbM-Informationen für den Nicht-Experten aufbereiten müsste, indem z. B. numerische Daten in Form von Diagrammen und Bildern dargestellt werden (17). Das Beispiel in **Abbildung 16-1** verwendet zur Darstellung der quantitativen Risikoschätzer z. B. Farben und einfache Symbole (18). Und auch die Möglichkeiten zur Messung des Ausmaßes, in dem Patienten in eine Entscheidung eingebunden wurden, haben sich weiterentwickelt (19).

Von Coulter und Collins (20) stammt ein ausgezeichneter Leitfaden, der den Titel trägt «Making Shared Decision-Making a Reality» [Partizipative Entscheidungsfindung wahr werden lassen] und in dem die Kennzeichen einer wirklich guten Entscheidungshilfe erläutert werden **(Tab. 16-2)**.

Immer häufiger sind solche Entscheidungshilfen im Internet (online) zugänglich, bei denen sich der Patient durch die verschiedenen Schritte im Entscheidungsalgorithmus durchklicken kann (mit oder ohne Hilfe eines Arztes). Die meiner Ansicht nach beste Möglichkeit, mit den Instrumenten der partnerschaftlichen Entscheidungsfindung zurechtzukommen, besteht darin, sich einfach ein paar anzuschauen – und sie, wenn möglich, auszuprobieren. Der britische *National Health Service* unterhält eine Website mit Links zu solchen Instrumenten der partnerschaftlichen Entscheidungsfindung, angefangen bei der Versorgung eines Bauchaortenaneurysmas bis hin zur Schlaganfallprävention bei Vorhofflimmern (sdm.rightcare.nhs.uk/pda/). Ein ähnliches (und umfangreicheres) Spektrum an Entscheidungsfindungsinstrumenten finden Sie auf einer kanadischen Internetseite unter decisionaid.ohri.ca/AZinvent.php.

Tabelle 16-1 Kompetenzen im Rahmen der partnerschaftlichen Entscheidungsfindung.

Das Problem definieren	Das Problem, für das eine Entscheidung getroffen werden muss, klar darlegen
Die Gleichwertigkeit darstellen	Erklären, dass Ärzte unter Umständen keine eindeutige Präferenz für die im jeweiligen Kontext beste Behandlungsmöglichkeit haben
Die Optionen darstellen	Eine oder mehrere Behandlungsmöglichkeiten sowie ggf. auch die Möglichkeit der Nicht-Behandlung
Die Informationen im bevorzugten Format bereitstellen	Wenn die Informationen im Entscheidungsprozess nützlich sein sollen, sollte man den Patienten fragen, in welcher Form er die Informationen bevorzugt
Das Verständnis explorieren	Prüfen, ob der Patient die verschiedenen Behandlungsmöglichkeiten und die dazu bereitgestellten Informationen versteht
Die Vorstellungen, Befürchtungen und Erwartungen explorieren	Im Hinblick auf die Krankheit, die Behandlungsoptionen und die möglichen Behandlungsergebnisse
Rollenpräferenzen klären	Ermitteln, ob die Patienten den Ablauf als solchen akzeptieren, und klären, welche Rolle sie bei der Entscheidungsfindung übernehmen wollen
Entscheidung treffen	Den Patienten in dem von ihm gewünschten Umfang in die Entscheidungsfindung einbeziehen
Entscheidung bei Bedarf vertagen	Den Behandlungsbedarf und die Präferenzen klären, nachdem der Patient Zeit hatte, sich ggf. mit Freunden oder Angehörigen zu beraten
Vereinbarungen überprüfen	Die Entscheidung nach einer gewissen Zeit noch einmal überdenken

1. Wie hoch ist das Risiko, dass ich in den nächsten 10 Jahren einen Herzinfarkt erleide?

STATINE NEIN
80 Personen erleiden KEINEN Herzinfarkt (grau, lächelnder Smiley)

Das Risiko von 100 Personen wie Sie selbst, die KEINE Statine einnehmen

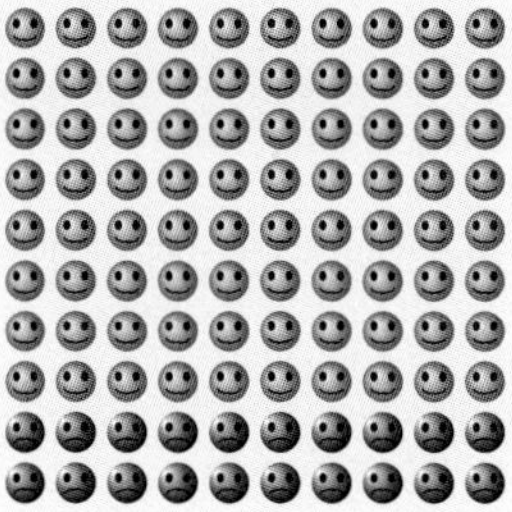

STATINE JA
80 Personen haben noch KEINEN Herzinfarkt erlitten (grau, lächelnder Smiley)

5 Personen haben einen Herzinfarkt VERMIEDEN (weiß, lächelnder Smiley)

15 Personen HABEN trotzdem einen Herzinfarkt erlitten (grau, trauriger Smiley)

95 Personen zeigen KEINEN VORTEIL aus der Einnahme von Statinen

Das Risiko von 100 Personen wie Sie selbst, die EIN STATIN einnehmen

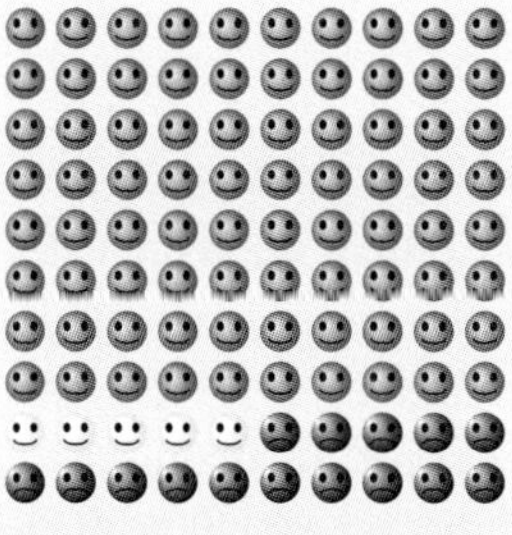

- Hatte einen Herzinfarkt
- Hat einen Herzinfarkt vermieden
- Hatte keinen Herzinfarkt

2. Welche Nachteile sind mit der Einnahme von Statinen (Cholesterinsenker) verbunden?

- Statine müssen über lange Zeit (vielleicht lebenslang) jeden Tag eingenommen werden
- Statine kosten Geld (Sie selber oder Ihre Krankenkasse)
- Häufige Nebenwirkungen: Schwindel, Durchfall, Verstopfung (werden von den meisten Patienten toleriert)
- Muskelschmerzen/-steifigkeit: 5 von 100 Patienten (manche müssen die Statine deswegen absetzen)
- Erhöhte Leberwerte (keine Schmerzen, keine permanente Leberschädigung): 2 von 100 Patienten (manche müssen die Statine deswegen absetzen)
- Muskel- und Nierenschäden: 1 von 20 000 Patienten (Statine müssen deswegen abgesetzt werden)

3. Was wollen Sie jetzt tun?

- ☐ Statine nehmen (bzw. die Einnahme fortsetzen)
- ☐ Keine Statine nehmen (bzw. die Einnahme beenden)
- ☐ Möchte die Entscheidung lieber vertagen

Abbildung 16-1: Beispiel für eine Entscheidungshilfe: Auswahl eines Statins bei einem Patienten mit Diabetes und einem Herzinfarktrisiko von 20% [in Anlehnung an (18)].

Tabelle 16-2 Kennzeichen einer guten Entscheidungshilfe (17).

Entscheidungshilfen unterscheiden sich von herkömmlichen Patienteninformationsbroschüren, weil sie dem Patienten nicht vorschreiben, was er tun soll. Stattdessen stellen sie die Fakten dar und helfen den Betroffenen, über ihre Optionen nachzudenken. In der Regel beinhalten Entscheidungshilfen folgende Elemente:

- Eine Beschreibung der Krankheit und ihrer Symptome
- Die wahrscheinliche Prognose mit und ohne Behandlung
- Die Behandlung und mögliche unterstützende Selbstbehandlungsmaßnahmen sowie die wahrscheinlichen Behandlungsergebnisse
- Was man aufgrund der Evidenzlage weiß und was man nicht weiß (Unsicherheiten)
- Illustrationen, die den Betroffenen verstehen helfen, wie es ist, wenn einige der häufigsten Nebenwirkungen oder Komplikationen der verschiedenen Behandlungsoptionen auftreten (häufig anhand von Patienteninterviews)
- Eine Möglichkeit, die den Betroffenen hilft, sich über ihre Präferenzen klar zu werden
- Literaturhinweise und weitere Informationsquellen
- Angaben zu den Qualifikationen der Autoren, Finanzierungsquellen und etwaigen Interessenkonflikten

16.4 Option Grids

Studien, die das «OPTION»-Instrument verwenden, legen nahe, dass Patienten nicht immer so stark in evidenzbasierte Entscheidungsfindung eingebunden sind, wie die Idealisten es gern hätten (19). Heutzutage sind (angeblich) die meisten Ärzte sehr daran interessiert, medizinische Entscheidungen grundsätzlich gemeinsam mit ihren Patienten zu fällen, doch hat die qualitative und auch die Fragebogenforschung gezeigt, dass der praktischen Umsetzung eine Reihe von Hindernissen entgegenstehen, darunter z. B. zeitliche Zwänge und die mangelnde Anwendbarkeit des Entscheidungsunterstützungsmodells auf die individuellen Beschwerden eines bestimmten Patienten (21). Es kommt relativ selten vor, dass Ärzte ihre Patienten auf Internetseiten mit Entscheidungshilfen verweisen, teils weil sie der Meinung sind, dass sie die Patienten bereits im Rahmen von Routinekonsultationen an ihren Entscheidungen beteiligen, und teils weil sie das Gefühl haben, dass ihre Patienten gar nicht auf diese Weise eingebunden werden wollen (22).

Die Wirklichkeit einer typischen allgemeinärztlichen Konsultation beispielsweise ist noch ein gutes Stück von der objektiven Realität eines formalen Entscheidungsalgorithmus entfernt. Wenn ein Patient mit Symptomen vorstellig wird, die (sagen wir) auf einen Hexenschuss (Lumbago) hindeuten, dann stehen dem Arzt rund 10 Minuten zur Verfügung, um etwas auszurichten. Üblicherweise wird er den Patienten untersuchen, einige Tests anordnen und dann mit ihm ein ziemlich vages Gespräch darüber führen, dass man die Symptome (einerseits) eventuell durch Physiotherapie in den Griff bekommen könnte, dass aber (andererseits) vielleicht auch ein Facharzt aufgesucht werden könnte, weil in manchen Fällen auch eine Operation erforderlich ist. In der Regel kann der Patient dann eine vage Präferenz entweder für die konservative oder die chirurgische Behandlung äußern und der Arzt (der die Ansichten des «ermächtigten» Patienten respektiert) sich dessen Wunsch anschließen.

Wenn der Arzt sich evidenzbasierter partizipativer Entscheidungsfindung verpflichtet fühlt, könnte er sich um eine etwas stärker strukturierte Herangehensweise an die partnerschaftliche Entscheidungsfindung bemühen, die ich in Abschnitt 16.3 vorgestellt habe, indem er sich z.B. auf eine Internetseite mit einem Entscheidungsalgorithmus einloggt oder Tortendiagramme oder vorprogrammierte Tabellen verwendet, um zu eruieren, welchen Wert der Patient den verschiedenen Behandlungsmethoden und ihren Ergebnissen im gegenseitigen Vergleich zumisst, und diesen Wert numerisch abzubilden. Doch sehr häufig werden diese Instrumente nur ein- oder zweimal ausprobiert, um dann als zu technokratisch, zu zeitaufwendig, allzu zahlenlastig und seltsam losgelöst von der einzigartigen persönlichen Krankheitsgeschichte, um die es in der Konsultation geht, verworfen zu werden.

Die gute Nachricht ist, dass unsere Kollegen, die im Bereich der partizipativen Entscheidungsfindung arbeiten, inzwischen erkannt haben, dass das Perfekte auch der Feind des Guten sein kann. Die meisten Diskussionen über Behandlungsoptionen in der klinischen Praxis erfordern keine gründliche Analyse von Wahrscheinlichkeiten, Risiken und Präferenzwerten – und könnten dadurch sogar in eine Schieflage geraten. Die meisten Menschen wollen eine kurze, aber ausgewogene Liste von Möglichkeiten, ihren jeweiligen Vor- und Nachteilen und eine Antwort auf die Frage: «Was würde passieren, wenn ich mich für Option X entscheide?».

Und hier kommt das *Option Grid* ins Spiel (www.optiongrid.org), das Produkt einer Kooperationsinitiative zwischen Patienten, Ärzten und Wissenschaftlern (23). Ein *Option Grid* ist eine einseitige Tabelle zu einem einzigen Thema (verfügbar sind inzwischen Lumbago, chronische Nierenkrankheiten,

Brustkrebs, Tonsillitis und ein Dutzend weitere). Die verschiedenen Behandlungsoptionen sind in dieser Tabelle in Spalten angeordnet; jede Zeile beantwortet eine andere Frage (z. B. «Was beinhaltet die Behandlung?», «Wie schnell würde ich mich wieder besser fühlen?» und «Inwieweit würde diese Behandlung meine Arbeitsfähigkeit beeinträchtigen?»). Ein Beispiel ist in **Abbildung 16-2** dargestellt.

Lumbago infolge einer prolabierten Bandscheibe (Bandscheibenvorfall)

Diese Tabelle soll Ihnen und Ihrem Arzt helfen, die für Sie am besten geeignete Behandlungsoption auszuwählen. Sie ist für Patienten gedacht, bei denen ein Bandscheibenvorfall diagnostiziert wurde und die seit mindestens sechs Wochen unter Lumbalgie leiden, und nicht für Patienten, bei denen aufgrund der auf die Nerven drückenden Bandscheibe Blasen- und Darmstörungen aufgetreten sind. Fragen Sie Ihren Arzt, ob in Ihrem Fall weitere Behandlungsmöglichkeiten verfügbar sind.

Häufig gestellte Fragen	Behandlung ohne Injektionen oder Operation	Injektionen (epidurale Steroide)	Operation
Was beinhaltet die Behandlung?	Einnahme von Schmerzmitteln (Analgetika), die die Entzündung im Bereich des Nervs lindern, und versuchen, sich möglichst viel zu bewegen. Auch Krankengymnastik kann helfen.	Mithilfe einer Nadel wird ein steroidhaltiges Lokalanästhetikum an die Stelle injiziert, an der der Nerv in Rückenmarksnähe unter Druck steht. Eine solche Injektion wird normalerweise von einem Facharzt verabreicht; der Zeitaufwand beträgt rund 20 Minuten.	Die vorgefallene Bandscheibe, die den Nerv unter Druck setzt, wird während einer Rückenoperation entfernt. Der Eingriff dauert ungefähr 2 Stunden. Die meisten Patienten müssen für eine oder zwei Nächte im Krankenhaus bleiben, manche können das Krankenhaus aber auch bereits am Operationstag wieder verlassen.
Wie schnell wird es mir wieder besser gehen?	6 Wochen nach Diagnosestellung sagen rund 20 von 100 Betroffenen, dass sie mit ihren Symptomen sehr oder einigermaßen zufrieden sind.	Die meisten Patienten, bei denen es zu einer Linderung kommt, fühlen sich innerhalb der ersten Woche nach der Injektion wieder besser.	6 Wochen nach der Operation sagen rund 60 von 100 Betroffenen, dass sie mit ihren Symptomen sehr oder einigermaßen zufrieden sind.

Mit welcher Behandlung lassen sich die besten Langzeitergebnisse erzielen?	1 Jahr nach Diagnosestellung sagen rund 45 von 100 Betroffenen, die ohne Operation oder Injektionen auskommen, dass sie mit ihren Symptomen sehr oder einigermaßen zufrieden sind.	Das ist schwer zu sagen: In manchen Studien haben sich Steroidinjektionen als vorteilhaft erwiesen, in anderen dagegen nicht.	1 Jahr nach der Operation sagen rund 70 von 100 Betroffenen, dass sie mit ihren Symptomen sehr oder einigermaßen zufrieden sind.
Welches sind die wichtigsten Risiken/Nebenwirkungen der Behandlung?	Alle Medikamente haben gewisse Nebenwirkungen. Es ist nicht davon auszugehen, dass körperliche Bewegung die Behandlung einer Lumbago in der Zukunft erschwert.	Komplikationen (potenziell Blutungen, Kopfschmerzen und Infektion) treten bei weniger als 1 von 100 Personen auf.	Die mit dieser Operation einhergehenden Risiken sind hauptsächlich Infektionen (2 von 100), Blutgerinnsel (1 von 100) und Nervenschädigungen (weniger als 1 von 100).
Wie wirkt sich die Behandlung auf meine Arbeitsfähigkeit aus?	Sie sollten Ihre Alltagsaktivitäten und Ihre Arbeit wiederaufnehmen, sobald Sie sich dazu in der Lage fühlen.	Die meisten Betroffenen nehmen ihre Arbeit und ihre Alltagsaktivitäten am Tag nach der Injektion wieder auf.	Die meisten Betroffenen sind für 6 bis 8 Wochen nach der Operation arbeitsunfähig.
Benötige ich darüber hinaus noch weitere Behandlungen?	Bleiben Sie aktiv. Eventuell werden Sie an einen Physiotherapeuten überwiesen, um ein Bewegungsprogramm einzuleiten.	Sie sollten nach Bedarf Schmerzmittel einnehmen und aktiv bleiben. Die Injektion kann später wiederholt werden, in der Regel aber nicht öfter als zwei- oder dreimal.	Die meisten Betroffenen unterziehen sich nach der Operation einer Physiotherapie und nehmen zur Linderung der postoperativen Schmerzen Analgetika ein. In den Jahren nach der Operation wird bei einer geringen Anzahl von Personen ein weiterer Eingriff erforderlich (bei rund 5 von 100 im ersten Jahr).

Abbildung 16-2: Beispiel für ein Option Grid (Quelle: www.optiongrid.org/optiongrids.php; Nachdruck mit freundl. Genehmigung von Glyn Elwyn).

Option Grids werden ganz ähnlich erstellt wie PROs, doch häufig liegt ihr Schwerpunkt stärker auf der Beteiligung eines multidisziplinären Ärzteteams, wie z. B. in einem *Option Grid* für die Behandlung von Kopf-Hals-Tumoren (24). Als charakteristisches Merkmal des *Option-Grid*-Konzepts gilt, dass es den Schritt des sogenannten *Option Talk* begünstigt und unterstützt – d. h. die Gespräche und Überlegungen zu den verschiedenen Behandlungsmöglichkeiten (25). Die *Option Grids* sind dabei eher analog als digital gestaltet.

Der Grund, warum ich den Option-Grid-Ansatz als Fortschritt gegenüber den eher algorithmisch geprägten Konzepten zur partizipativen Entscheidungsfindung sehe, die ich im Abschnitt 16.1 vorgestellt habe, ist, dass das Format, in dem die Informationen in einem Option Grid präsentiert werden, sowohl die Reflexion als auch den Dialog darüber ermöglichen. Man kann die Tabelle ausdrucken oder den URL (d. h. die Internetadresse) an den Patienten weitergeben; man gibt ihm die Möglichkeit, wieder nach Hause zu gehen, um die verschiedenen Optionen zu überdenken, und erst danach zu einem weiteren Beratungsgespräch zurückzukehren. Und im Gegensatz zur früheren Generation von Instrumenten der partizipativen Entscheidungsfindung muss weder der Patient noch der Arzt ein Computerfreak sein, um ein *Option Grid* benutzen zu können.

16.5 Die N-gleich-1-Studie und andere individualisierte Konzepte

Das letzte Konzept zur Patientenbeteiligung, das ich hier vorstellen möchte, ist die sogenannte N-gleich-1-Studie. Dabei handelt es sich um ein sehr einfaches Design, bei dem jeder Teilnehmer in einer nach dem Zufallsprinzip bestimmten Reihenfolge sowohl die Intervention als auch die Kontrollbehandlung erhält.

Am besten erkläre ich dieses Konzept an einem Beispiel. 1994 wollten einige australische Hausärzte die klinische Frage klären, welche Schmerzmittel man bei Arthose anwenden sollte (26). Manche Patienten, so war ihr Eindruck, kamen gut mit Paracetamol zurecht (das vergleichsweise wenige Nebenwirkungen hat), während andere nicht so gut auf Paracetamol ansprachen; bei ihnen wurde mit einem nichtsteroidalen Antiphlogistikum (NSAID) eine stärkere Schmerzlinderung erzielt. Im normalen klinischen Alltag könnte man zuerst Paracetamol ausprobieren und bei Nicht-Ansprechen des Patienten dann auf das NSAID wechseln. Aber angenommen, es gäbe einen starken Placeboeffekt? Es wäre vorstellbar, dass der Patient nur begrenztes Vertrauen in Paracetamol hat, weil es ein so alltägliches Medikament ist, während er das NSAID, das in einer schicken Verpackung daherkommt, insgeheim bevorzugt.

Alle Therapien in einer N-gleich-1-Studie sind anonymisiert, in identischen Zubereitungen hergestellt und verpackt und mit einem Etikett versehen, auf dem lediglich «A», «B» usw. steht. Die Teilnehmer wissen also nicht, welches Medikament sie einnehmen; deshalb ist ihre Reaktion auf das Medikament auch nicht davon beeinflusst, ob sie an die Therapie «glauben» oder nicht. Um die wissenschaftliche Stringenz noch zu erhöhen, können die Medikamente auch nacheinander – unter Einhaltung von sogenannten Auswaschphasen – genommen werden, z. B. in der Reihenfolge ABAB oder AABB.

Die von March und Kollegen durchgeführte N-gleich-1-Studie zu Paracetamol versus NSAIDs bestätigte die Vermutung der Ärzte, dass manche Patienten sehr viel besser mit dem NSAID abschnitten, dass aber viele genauso gute Ergebnisse mit Paracetamol erzielten. Wichtig dabei ist, dass die Forscher bei einem N-gleich-1-Design – anders als bei der herkömmlichen randomisierten Studie – feststellen können, welche Patienten in den jeweiligen Gruppen waren. Die Studie hatte allerdings eine hohe Abbruchrate zu verzeichnen; das lag zum Teil daran, dass die Patienten, wenn sie festgestellt hatten, dass ein Medikament ihnen half, dieses Medikament auch weiternehmen und nicht auf das Alternativmedikament wechseln wollten!

Doch trotz ihrer konzeptuellen Eleganz und dem fernen Versprechen, an das Paradigma der «personalisierten Medizin» anzuknüpfen, in der die Untersuchungen und Behandlungsoptionen für jeden Patienten auf sein jeweils eigenes Genom, Physiom, Mikrobiom usw. zugeschnitten sind, hat sich die N-gleich-1-Studie weder in der Forschung noch im klinischen Alltag durchsetzen können. Als möglichen Grund führen Lillie und Kollegen (27) in einem Übersichtsartikel an, dass die Durchführung solcher Studien sehr arbeitsintensiv ist und ein hohes Maß an Personalisierung sowie für jeden Patienten die Erhebung großer Datenmengen verlangt. Auswaschphasen rufen praktische und ethische Probleme hervor (Muss ein Patient seine Arthrose wochenlang ohne Schmerzlinderung aushalten, nur um der Wissenschaft zu dienen?). Die Zusammenführung der Ergebnisse unterschiedlicher Teilnehmer stellt eine statistische Herausforderung dar. Und die (konzeptuell einfache) Wissenschaft der N-gleich-1-Studien ist auf dem besten Wege, sich mit der deutlich komplexeren und unsichereren Wissenschaft der personalisierten Medizin zu vermengen.

Kurz gesagt: Die N-gleich-1-Studie ist ein nützliches Design (zu dem Sie im Examen auch befragt werden könnten!), doch hat sie sich nicht, wie einstmals prophezeit, als *das* Wundermittel entpuppt.

Eine neuere (und gewissermaßen ungeprüfte) alternative Herangehensweise an die Individualisierung von Behandlungsschemata wurde unlängst von Moore und Kollegen (28) in Bezug auf Schmerzlinderung vorgeschlagen. Danach sollten wir, so lautet ihr Hauptargument, «von einem Therapieversagen ausgehen» (weil die Number-Needed-to-Treat für viele Interventionen größer als 2 ist; statistisch gesehen bedeutet das: Die Wahrscheinlichkeit, dass ein Patient von einer Intervention nicht profitiert, ist größer als die Wahrscheinlichkeit, dass er von ihr profitiert), aber «einen Therapieerfolg weiterverfolgen» (denn der «Durchschnittswert» für ein Therapieansprechen kann eine Subgruppe von Respondern maskieren, die mit dieser Intervention sehr gut fahren). Sie schlagen daher einen Prozess von gesteuertem Versuch und Irrtum vor, bei dem eine Intervention nach der anderen systematisch ausprobiert wird, bis man die Intervention ermittelt hat, die bei diesem einen Patienten wirksam ist. Vielleicht ist dies die N-gleich-1-Studie, ohne sich den Kopf über Placeboeffekte oder die Tatsache zerbrechen zu müssen, dass man möglicherweise erst ein halbes Dutzend Optionen ausprobieren muss, bevor man die unter den gegebenen Umständen beste Option findet.

Literatur

1 Marinker M. The chameleon, the Judas goat, and the cuckoo. *J R Coll Gen Pract* 1978; **28**(189): 199–206.

2 Greenhalgh T. Narrative based medicine: narrative based medicine in an evidence based world. *BMJ* 1999; **318**(7179): 323.

3 Edwards A, Elwyn G. *Shared Decision-Making in Health Care: Achieving Evidence-based Patient Choice.* New York: Oxford University Press, 2009.

4 Greenhalgh T. *Uncertainty and Clinical Method. Clinical Uncertainty in Primary Care.* Springer, 2013: 23–45.

5 Meadows KA. Patient-reported outcome measures: an overview. *Br J Community Nurs* 2011; **16**(3): 146–151.

6 Garratt A, Schmidt L, Mackintosh A, et al. Quality of life measurement: bibliographic study of patient assessed health outcome measures. *BMJ* 2002; **324**(7351): 1417.

7 Ader DN. Developing the patient-reported outcomes measurement information system (PROMIS). *Medical Care* 2007; 45(5): S1–2.

8 Dawson J, Fitzpatrick R, Murray D, et al. Questionnaire on the perceptions of patients about total knee replacement. *J Bone Joint Surg Br* 1998; **80**(1): 63–69.

9 Dawson J, Doll H, Fitzpatrick R, et al. The routine use of patient reported outcome measures in healthcare settings. *BMJ* 2009; **340**: c186.

10 McGrail K, Bryan S, Davis J. Let's all go to the PROM: the case for routine patient-reported outcome measurement in Canadian healthcare. *Healthcare Papers* 2011; 11(4): 8–18.

11 Devlin NJ, Appleby J, Buxton M. *Getting the Most out of PROMs: Putting Health Outcomes at the Heart of NHS Decision-Making.* King's Fund, London, 2010.

12 Basch E. Standards for patient-reported outcome-based performance measures standards for patient-reported outcome-based performance measures viewpoint. JAMA 2013; **310**(2): 139–140.

13 Makoul G, Clayman ML. An integrative model of shared decision making in medical encounters. *Patient Educ Couns* 2006; **60**(3): 301–312.

14 Elwyn G, Edwards A, Kinnersley P. Shared decision-making in primary care: the neglected second half of the consultation. *Br J Gen Pract* 1999; **49**(443): 477–482.
15 Elwyn G, Edwards A, Kinnersley P, et al. Shared decision making and the concept of equipoise: the competences of involving patients in healthcare choices. *Br J Gen Pract* 2000; **50**(460): 892–899.
16 Edwards A, Elwyn G, Hood K, et al. Patient-based outcome results from a cluster randomized trial of shared decision making skill development and use of risk communication aids in general practice. *Fam Pract* 2004; **21**(4): 347–354.
17 Edwards A, Elwyn G, Mulley A. Explaining risks: turning numerical data into meaningful pictures. *BMJ* 2002; **324**(7341): 827.
18 Stiggelbout A, Weijden T, Wit MD, et al. Shared decision making: really putting patients at the centre of healthcare. *BMJ* 2012; **344**: e256.
19 Elwyn G, Hutchings H, Edwards A, et al. The OPTION scale: measuring the extent that clinicians involve patients in decision-making tasks. *Health Expectations* 2005; **8**(1): 34–42.
20 Coulter A, Collins A. *Making Shared Decision-Making a Reality. No Decision about Me, without Me.* The King's Fund, London, 2011.
21 Gravel K, Légaré F, Graham ID. Barriers and facilitators to implementing shared decision-making in clinical practice: a systematic review of health professionals' perceptions. *Implement Sci* 2006; **1**(1): 16.
22 Elwyn G, Rix A, Holt T, et al. Why do clinicians not refer patients to online decision support tools? Interviews with front line clinics in the NHS. *BMJ Open* 2012; 2(6). doi: 10.1136/bmjopen-2012-001530 [published Online First: Epub Date].
23 Elwyn G, Lloyd A, Joseph-Williams N, et al. Option Grids: shared decision making made easier. *Patient Educ Couns* 2013; **90**: 207–212.
24 Elwyn G, Lloyd A, Williams NJ, et al. Shared decision-making in a multidisciplinary head and neck cancer team: a case study of developing Option Grids. *Int J Pers Cent Med* 2012; 2(3): 421–426.
25 Thomson R, Kinnersley P, Barry M. Shared decision making: a model for clinical practice. *J Gen Intern Med* 2012; **27**(10): 1361–1367.
26 March L, Irwig L, Schwarz J, et al. n of 1 trials comparing a non-steroidal anti-inflammatory drug with paracetamol in osteoarthritis. *BMJ* 1994; **309**(6961): 1041–1046.
27 Lillie EO, Patay B, Diamant J, et al. The n-of-1 clinical trial: the ultimate strategy for individualizing medicine? *Personalized Medicine* 2011; **8**(2): 161–173.
28 Moore A, Derry S, Eccleston C, et al. Expect analgesic failure; pursue analgesic success. *BMJ* 2013; **346**: f2690.

17. Kritische Anmerkungen zur evidenzbasierten Medizin

17.1 Was mit EbM nicht stimmt, wenn sie schlecht praktiziert wird

Die Schonfrist für evidenzbasierte Medizin (EbM) ist längst abgelaufen, und deshalb ist auch dieses neue Kapitel notwendig geworden. Nicht ganz zu Unrecht wächst die Zahl der Wissenschaftler, die legitime Kritik an den Annahmen und grundsätzlichen Herangehensweisen von EbM äußern. Daneben gibt es auch recht umfangreiche Kritik, die auf falschen Informationen beruht – und eine Grauzone von «Anti-EbM»-Artikeln, die zwar mehr als nur ein Körnchen Wahrheit enthalten, selbst aber auch einseitig sind und nur dürftige Argumente vorbringen. In diesem Kapitel wollen wir uns mit der legitimen Kritik an EbM auseinandersetzen und dem interessierten Leser tiefgründigere Argumente nahebringen.

Kapitel 17 stützt sich auf eine Reihe von Quellen, u. a. auf einen vielzitierten kurzen Artikel des *BMJ*-Kolumnisten und grundvernünftigen Allgemeinmediziners Spence (1), ein Buch von Timmermans und Berg (2) mit dem Titel *The Gold Standard: The Challenge of Evidence-Based Medicine and Standardization in Health Care* [Der Goldstandard: Der Anspruch der evidenzbasierten Medizin und die Standardisierung im Gesundheitswesen], einen Beitrag von Timmermans und Mauck (3) zu den Versprechungen und Fallstricken von EbM; einen Rückblick auf «20 Jahre EbM» einiger EbM-Gurus (4); Goldacres (5) Buch *Bad Pharma. Medizin, Pharmakonzerne und Macht* und weiteres Zusatzmaterial über evidenzbasierte politische Entscheidungen, das in Abschnitt 17.3 zitiert wird.

Zunächst einmal müssen wir klarstellen, dass es einen Unterschied gibt zwischen schlecht praktizierter EbM (womit wir uns in diesem Abschnitt befassen wollen) und EbM, die nach den Regeln der Kunst, also richtig praktiziert wird (einem Thema, dem der nächste Abschnitt gewidmet ist). Zu Beginn dieses Abschnitts möchte ich zwei Absätze aus dem Vorwort zu der 1995 erschienenen ersten Auflage dieses Buches zitieren, das auch in diese fünfte Auflage unverändert übernommen wurde:

Es kursieren zahlreiche zynische Beschreibungen von EbM. Angeblich verklärt EbM alles, was sich messen lässt, ohne Rücksicht auf Nutzen oder Ge-

nauigkeit des Gemessenen; akzeptiert unkritisch alles, was an medizinischem Zahlenmaterial veröffentlicht wird; fördert die Erstellung allumfassender Leitlinien durch selbst ernannte «Experten», die den Bezug zur Praxis verloren haben; beschneidet die ärztliche Freiheit durch starre und dogmatische Protokolle und verlässt sich allzu sehr auf vereinfachende, unangemessene und häufig falsche ökonomische Analysen. Viele dieser Kritikpunkte beschreiben aber genau das, wogegen die EbM-Bewegung kämpft, und nicht das, was sie wirklich darstellt.

Glauben Sie nicht, ich wollte Ihnen EbM predigen. Ich glaube aber, dass ein wissenschaftliches Vorgehen beim Recherchieren, Bewerten und Umsetzen von medizinischen Forschungsergebnissen zu einer objektiveren, vernünftigeren und kosteneffektiveren Patientenversorgung führen kann und dass dies oftmals auch gelingt. Wenn ich daran nicht glaubte, würde ich wohl kaum so viel Zeit damit zubringen, diese Art Medizin zu lehren und als Hausärztin auch umzusetzen. Trotzdem bin ich der Meinung, dass eine Patientenversorgung nach den Prinzipien der EbM zu einem reduktionistischen Prozess verkümmert, der großen Schaden anrichten kann, wenn sie isoliert angewendet wird, d. h. ohne gesunden Menschenverstand und ohne Rücksicht auf die individuellen Gegebenheiten und Prioritäten des Patienten.

Sehen wir uns das doch einmal genauer an. Wie sieht «schlecht praktizierte EbM» denn aus?

Erstens zitiert schlecht praktizierte EbM Zahlen aus Bevölkerungsstudien, stellt aber keine übergeordneten Fragen nach der Herkunft dieser Zahlen (oder Studien). Wenn Sie schon einmal auf Krankenhausstationen oder in einer allgemeinärztlichen Praxis gearbeitet haben, kennen sie den Typ, der genau dazu neigt: ein schnell sprechender, technisch versierter Mensch, der anscheinend die Literatur kennt und weiß, wie er sich Zugang dazu verschaffen kann (vielleicht über Apps auf seinem supermodernen Tablet) und der scheinbar immer eine NNT (Number Needed to Treat) oder Odds Ratio parat hat. Doch der «Schnellsprecher» erweist sich als weniger bewandert, wenn es darum geht zu begründen, warum gerade *dieses* «evidenzbasierte» Zahlenpaar Vorrang vor einem anderen Zahlenpaar haben sollte, für das die Evidenz z. B. aus einer Einzelstudie und nicht aus einer hochwertigen, aktuellen Metaanalyse aller verfügbaren Studien stammt. Selbsternannte schnell sprechende EbM-«Experten» neigen zu Unüberlegtheit (d. h., sie verschwenden nicht viel Zeit damit, eingehender über die Dinge nachzudenken), und sie setzen sich mit den Zahlen, die sie gern zitieren, nur selten *kritisch* auseinander. Und es kann sein, dass sie sich auch nicht mit den Argumenten zu Surrogatendpunkten befassen, die ich in Abschnitt 6.3 erläutert habe.

Zweitens geht schlecht praktizierte EbM davon aus, dass die Welt der veröffentlichten Evidenz gleichzusetzen ist mit der Welt der Patientenbedürfnisse. Deswegen sitzt sie zwei Trugschlüssen auf: Wenn beispielsweise eine randomisierte kontrollierte Studie (RCT) existiert, in der eine Therapie für eine «Krankheit» getestet wurde, dann geht sie davon aus, dass Krankheit notwendigerweise ein reales medizinisches Problem darstellt, das behandlungsbedürftig ist; und sie geht weiter davon aus, dass wenn es keine «methodisch robuste» Evidenz zu einem Thema gibt, dieses Thema unwichtig ist. Diese Annahme führt zu einem signifikanten Bias. Die Evidenzbasis nimmt bei Krankheiten zu, von denen sich die pharmazeutische und die Medizinprodukteindustrie Gewinne versprechen – beispielsweise bei dem Nachweis, der Kontrolle und Behandlung von Risikofaktoren für Herz-Kreislauf-Erkrankungen (6), bei der Entwicklung und Prüfung neuer Wirkstoffe für Diabeteskranke (7) oder bei der Erschaffung und Behandlung von Nicht-Krankheiten wie der «sexuellen Hypoaktivität der Frau» (8). Die Evidenz wird auch in Bezug auf Krankheiten akkumulieren, die von der Regierung anerkannt werden und im Hinblick auf die mit öffentlichen Mitteln geförderte Forschung priorisiert werden; sie wird dagegen nicht (oder aber deutlich langsamer) bei Krankheiten zunehmen, die ein Aschenputtel-Dasein fristen, weil Industrie und/oder Regierung sie für unwichtig, schwer klassifizierbar oder «nicht-medizinisch» halten, etwa Multimorbidität (9), körperliche Bewegung zur kardiovaskulären Prävention (10), häusliche Gewalt (11) oder altersbedingte Gebrechlichkeit (12).

Drittens nimmt schlecht praktizierte EbM kaum Rücksicht auf die Sichtweise der Patienten und verkennt die Bedeutung des ärztlichen Urteilsvermögens. Wie ich in Abschnitt 16.1 betont habe, ist die «beste» Therapie nicht unbedingt diejenige, die sich in RCTs als die wirksamste erwiesen hat, sondern diejenige, die zu den jeweiligen individuellen Umständen passt und im Einklang mit den Präferenzen und Prioritäten des Patienten steht.

Und schließlich stützt sich schlecht praktizierte EbM auf schlechte Forschung – beispielsweise auf Forschung, die sich schwacher Strategien der Stichprobennahme bedient, mit nicht gerechtfertigten Stichprobenumfängen arbeitet, ungeeignete Vergleiche bemüht, sich statistischer Tricks bedient usw. In Kapitel 6 wurden einige spezifische Möglichkeiten aufgezeigt, wie Forschung (und die Art und Weise, wie sie präsentiert wird) in die Irre führen kann. Und trotz dieser Verhaltensweisen behaupten solche Zeitgenossen gern, der EbM-Community anzugehören (beispielsweise findet man in den Titeln ihrer

Veröffentlichungen häufig das Wort «evidenzbasiert»); stärker wissenschaftlich orientierte Mitglieder der EbM-Community würden diesen Anspruch nachdrücklich zurückweisen.

17.2 Was mit EbM nicht stimmt, wenn sie richtig praktiziert wird

Während ich mir als Ärztin Sorgen mache, wenn EbM schlecht praktiziert wird, so interessiert sich die Akademikerin in mir eher für die Grenzen einer nach den Regeln der Kunst praktizierten EbM. Das hat damit zu tun, dass es gute philosophische Gründe dafür gibt, warum EbM niemals der Quell aller Weisheit sein wird.

Maßgebliche Kritik an EbM, die Timmermans und Berg in ihrem Buch herausgearbeitet haben, betrifft das Ausmaß, in dem EbM zu einer formalisierten Methode geworden ist, mit deren Hilfe der klinischen Praxis ein ungerechtfertigtes Maß an Standardisierung und Kontrolle auferlegt wird. Sie bringen vor, dass EbM im modernen Klinikalltag mehr oder weniger mit der Erstellung und Implementierung klinischer Leitlinien gleichgesetzt werden kann. «Doch ist solche Evidenz», so ihr Argument (S. 3), «nur selten verfügbar, um auch alle Entscheidungsmomente einer Leitlinie abdecken zu können. Um die Lücken zu füllen und widersprüchliche Aussagen, die in der Literatur vielleicht anzutreffen sind, interpretieren zu können, bedarf es bei der Erstellung einer Leitlinie weiterer, weniger objektiver Schritte [wie z.B. eines Konsensverfahrens]» (2).

Wegen dieser (manchmal subtilen) Lücken in der Evidenzbasis ist eine «evidenzbasierte» Leitlinie nach Timmermans und Berg in der Regel nicht halb so evidenzbasiert, wie es den Anschein hat. Doch die *Formalisierung* der Evidenz zu Leitlinien, die in Protokollen oder computerbasierten Entscheidungsunterstützungsprogrammen festgeschrieben wird, verhilft der Leitlinie zu einem unberechtigten Signifikanzniveau – und macht sie manchmal auch zu einem Zwangsmittel. Die Ecken und Kanten werden geglättet, die Löcher aufgefüllt und die daraus resultierenden Empfehlungen beginnen biblische Bedeutung zu erlangen!

Eine unschöne Nebenwirkung dieser «Verknöcherung» ist, dass die beste gestrige Evidenz die heutigen Leitlinien und klinischen Versorgungspfade herunterzieht. Ein Beispiel dafür ist die Senkung des Blutzuckerspiegels beim Typ-2-Diabetes. Viele Jahre lag galt die «evidenzbasierte» Annahme: Je strenger der Blutzuckerspiegel kontrolliert wird, desto besser sind auch die Behandlungsergebnisse des Patienten. Vor nicht allzu langer Zeit hat jedoch eine große Metaanalyse ergeben, dass eine strenge Blutzuckerkontrolle einer moderaten

Kontrolle nicht nur nicht überlegen, sondern sogar mit einem zweifachen Anstieg der Inzidenz schwerer Hypoglykämien vergesellschaftet war (13). Und doch werden die Leistungen britischer Hausärzte noch immer durch das sogenannte *Quality and Outcomes Framework* (QOF) gesteuert, das auch nach der Veröffentlichung dieser Metaanalyse, in der ein ungünstiges Nutzen-Schaden-Verhältnis nachgewiesen wurde, noch eine strenge Blutzuckerkontrolle anstrebt (14). Das liegt daran, dass es seine Zeit dauert, bis Praxis und Politik die Evidenz eingeholt haben – die Existenz des QOF jedoch, das eingeführt wurde, um die Patientenversorgung evidenzbasierter zu machen, hatte tatsächlich den gegenteiligen Effekt!

Die vielleicht stärkste Kritik an EbM ist, dass sie, wenn sie falsch angewendet wird, die Einstellung des Patienten zu seiner Krankheit zugunsten eines von einem Medizinstatistiker berechneten Durchschnittseffekts auf eine Bevölkerungsstichprobe oder eine Dimension der qualitätsangepassten Lebensjahre (QALYs) außer Acht lässt (s. Kapitel 11). Manche EbM-Autoren zeigen sich von der Anwendung eines Entscheidungsbaum-Konzepts zur Berücksichtigung der Patientensichtweise bei einer evidenzbasierten Therapieentscheidung ganz begeistert. In der Praxis erweist sich ein solches Vorgehen oftmals jedoch als unmöglich, weil – wie ich in Abschnitt 16.1 dargelegt habe – die Erfahrungen von Patienten komplexe Geschichten sind, die sich nicht einfach auf einen Baum mit Ja-/Nein- (also «Therapie ja, Therapie nein»-) Entscheidungen reduzieren lassen.

Die (erfolgreiche) Durchsetzung einer standardisierten Gesundheitsversorgung mindert die Fähigkeit des Arztes, auf die idiosynkratischen, im Hier und Jetzt einer bestimmten Konsultation auftretenden Probleme zu reagieren. Es gehört zum Kernanliegen des EbM-Ansatzes, einen Bevölkerungsdurchschnitt (oder genauer gesagt: den Durchschnittswert einer repräsentativen Stichprobe) zur Entscheidungsgrundlage für diesen Patienten zu machen. Doch wie schon viele vor mir festgestellt haben, ist ein Patient kein Mittelwert oder Median, sondern ein Mensch, dessen Krankheit unweigerlich einmalige und nicht klassifizierbare Merkmale aufweist. Die Überstandardisierung hat nicht nur zur Folge, dass das Versorgungsangebot weniger auf die Bedürfnisse des Einzelnen abgestimmt wird, sondern sie dequalifiziert auch den Arzt, sodass er die Fähigkeit verliert, die medizinische Versorgung auf seine Patienten zuzuschneiden und zu personalisieren (bzw. dass frisch approbierte junge Ärzte diese Fähigkeit erst gar nicht erwerben).

Wie Spence (1) es ausdrückt: «Evidenz erzeugt ein Gefühl von Absolutismus, doch Absolutismus muss absolut gefürchtet werden. Der Ausspruch ‹Ich kann doch nicht gegen die Evidenz handeln› hat unsere reduktionistische Algorithmus-Medizin mit gedankenloser Polypharmazie hervorgebracht, vor allem in Bevölkerungsgruppen mit hoher Komorbidität. In der Folge sterben viele tausend Menschen direkt durch unerwünschte Arzneimittelreaktionen.»

Lassen Sie mich noch ein weiteres Beispiel dafür anführen. Vor nicht allzu langer Zeit habe ich an einem Forschungsvorhaben gearbeitet, bei dem ich über längere Zeit junge Ärzte in einer Notaufnahme beobachten musste. Dabei stellte ich Folgendes fest: Immer wenn ein Kind mit einer Verletzung vorgestellt wurde, füllte der junge Arzt in der elektronischen Patientenakte einen Fragenkatalog aus. Diese Fragen basierten auf einer evidenzbasierten Leitlinie für den Ausschluss von nicht unfallbedingten Verletzungen. Weil aber die jungen Ärzte diesen Fragenkatalog für jedes Kind ausfüllten, gewann ich den Eindruck, dass ihnen dieses «Bauchgefühl», das sie vielleicht bei einem bestimmten Kind hätten haben können, fehlte. Dieses standardisierte Vorgehen stand im Gegensatz zu meiner eigenen Assistenzarztzeit vor 30 Jahren, als wir noch keine Leitlinien hatten, sondern einen nicht geringen Teil unserer Zeit damit verbrachten, unserer Intuition zu folgen und sie zu verfeinern.

Eine weitere Sorge hinsichtlich «gut praktizierter EbM» betrifft die enorme Menge an mittlerweile existierenden evidenzbasierten Leitfäden und Empfehlungen. Wie ich bereits in Abschnitt 10.1 erläutert habe, belaufen sich die Leitlinien, die man für die Behandlung der Handvoll von Patienten zu Rate ziehen müsste, die Ärzte im Rahmen einer typischen 24-Stunden-Schicht in der Notaufnahme zu sehen bekommen, auf mehr als 3000 Seiten, deren Lektüre den Arzt eine Lesezeit von mehr als einer Woche kosten würde (15)! Und darin sind die Benachrichtigungen oder Aufforderungen von Point-of-Care-Systemen für andere evidenzbasierte Interventionen (z.B. Risikofaktormanagement) bei Patienten, die außerhalb der Notaufnahme vorstellig werden, noch gar nicht enthalten. Wann immer ich z.B. in der Allgemeinmedizin eine Patientin im Alter zwischen 16 und 25 Jahren behandele, erscheint auf meinem Monitor eine Pop-up-Meldung, die mich dazu auffordert, der Patientin ein Chlamydien-Screening anzubieten. In einigen qualitativen Forschungsarbeiten, die ich zusammen mit Swinglehurst (16) durchgeführt habe, konnten wir zeigen, dass sich solche Aufforderungen störend auf die Dynamik der Arzt-Patient-Konsultation auswirken.

Ein eher philosophisch orientierter Kritikpunkt an EbM ist, dass sie auf einer simplifizierenden und naiven Vorstellung von Wissen beruht. Danach geht EbM davon aus, dass Wissen gleichgesetzt werden kann mit «Fakten», die aus Forschungsstudien abgeleitet sind, dass es in Form von Leitlinien formalisiert und «übersetzt» (d.h. von Ärzten und politischen Entscheidungsträgern implementiert) werden kann. Doch wie ich schon an anderer Stelle vorgebracht habe, ist

Wissen ein komplexes und unstetes Ungetüm (17). Zunächst einmal kann nur ein Teil dessen, was ein Mensch wissen kann, als «Tatsache» angesehen werden; und dann gibt es noch eine weitere Ebene, und zwar die des kollektiven Wissen – d.h. von gemeinschaftlich geteiltem und in einen organisatorischen Rahmen eingebettetem Wissen (18). Um es mit Tsoukas und Vladimirou (19) zu sagen:

> *Wissen ist eine im Fluss befindliche Mischung aus kategorisierten Erfahrungen, Wertvorstellungen, kontextuellen Informationen und Sachkenntnissen, die einen Rahmen für die Evaluation und Integration neuer Erfahrungen und Informationen schafft. Wissen entsteht und wird angewendet in den Köpfen der Wissenden. In Organisationen findet dieses Wissen oft nicht nur Eingang in Dokumente oder Archive, sondern auch in organisationale Routinen, Prozesse, Verfahren und Normen.*

Gabbay und May (20) haben dieses kollektive Element des Wissens in ihrer Studie, die ich schon kurz in Abschnitt 10.3 erwähnt habe, anschaulich dargestellt. Die beiden Forscher beobachteten Hausärzte über mehrere Monate bei ihrer Arbeit. Dabei haben sie niemals gesehen, dass Leitlinien von den Ärzten direkt herangezogen wurden; vielmehr konnten sie feststellen, dass die Ärzte miteinander über diese Leitlinien sprachen und Einigkeit zu erzielen versuchten und sich auch so verhielten, dass man annehmen konnte, dass sie die Schlüsselkomponenten vieler evidenzbasierter Leitlinien wie «durch Osmose» in sich aufgenommen und sich einverleibt hatten. Diese kollektiv verinnerlichten, gemeinschaftlich geteilten Elemente von Leitlinien sind das, was Gabbay and May *mindlines* genannt haben.

Fakten, über die der Einzelne verfügt (z.B. ein Forschungsergebnis, auf das er bei einer gründlichen Literaturrecherche gestoßen ist), können durch eine Vielzahl von Mechanismen kollektiviert werden, etwa durch das Bestreben, diese Fakten für Kollegen relevant (zeitnah, auf den Punkt gebracht, verwertbar), legitim (glaubwürdig, verlässlich, vernünftig) und zugänglich (verfügbar, verständlich, assimilierbar) zu machen und der Ausgangssituation (den Annahmen, dem Weltbild, den Prioritäten) eines bestimmten Publikums Rechnung zu tragen.

Diese Mechanismen sind Elemente der Wissenschaft von der Wissensübersetzung – ein wichtiges Thema, das den Rahmen dieses Buches aber sprengen würde (17, 20–22). Der springende Punkt hier ist, dass es eine zu starke Vereinfachung wäre, wollte man EbM nur als Abfolge einzelner Aufgaben, wie sie in den vorangegangenen Kapiteln dieses Buches dargelegt worden sind, darstellen. Wenn Ihnen die Grundlagen der EbM vertraut sind, so möchte ich Ihnen ans Herz legen, sich näher mit der Literatur zu diesen weiter gefassten Wissensdimensionen auseinanderzusetzen.

17.3 Warum lassen sich «evidenzbasierte politische Entscheidungen» so schwer durchsetzen?

Manche kritisieren an EbM vor allem, dass es ihr nicht gelingt, die Evidenz einfach und folgerichtig in Politik umzusetzen. Und der Grund dafür, warum sich politische Entscheidungen nicht einfach und folgerichtig aus der Forschungsevidenz ableiten lassen, ist, dass dabei noch so viele weitere Faktoren eine Rolle spielen.

Sehen wir uns beispielsweise das Problem der mit öffentlichen Mitteln geförderten Infertilitätsbehandlungen an. Sie können einen haushohen Stapel an Belegen auffahren, um nachzuweisen, dass Intervention X bei Frauen mit den Charakteristika Z (z. B. Alter oder Komorbidität) zu einer Baby-Take-Home-Rate (BTHR) von Y% führte, doch das trägt nicht zur Entschärfung der Debatte um die Entscheidung zur Kostenübernahme für eine Infertilitätsbehandlung bei einem begrenzten Gesundheitsetat bei. Um diese Frage ging es nämlich in einem politischen Entscheidungsforum des *Primary Care Trust*, an dem ich vor einiger Zeit teilgenommen habe. Das Forum musste diese Entscheidung gegen konkurrierende Optionen (aufsuchende Beratung bei erstmalig auftretenden psychotischen Episoden und eine auf Gemeindeebene tätige Fachkrankenschwester mit Zusatzausbildung Epilepsie) abwägen. Es war nicht so, dass die Mitglieder dieses Forums die Evidenz ignoriert hätten – die Arbeitsunterlagen enthielten so viel Evidenz, dass der Postbote sie nicht durch den Briefschlitz einwerfen konnte – es waren eher die Wertvorstellungen als die Evidenz, an denen die endgültige Entscheidung aufgehängt wurde. Und wie viele ganz richtig erkannt haben, geht es in der Politik nicht weniger um den Kampf zur Lösung von Wertkonflikten in bestimmten lokalen oder nationalen Kontexten als um die Umsetzung von Evidenz in die Praxis (23).

Mit anderen Worten: Der politische Entscheidungsfindungsprozess kann nicht als «Makro»-Version der in Abschnitt 1.1 dargestellten Abfolge («Übersetzung unseres Informationsbedarfs in beantwortbare Fragen ...» etc.) betrachtet werden. Wie auch bei anderen Prozessen, die unter die Überschrift «Politik im Kleinen» fallen, geht es bei politischen Entscheidungen grundsätzlich darum, seine Mitstreiter davon zu überzeugen, dass die eine Vorgehensweise einer anderen überlegen ist. Dieses Modell des politischen Entscheidungsfindungsprozesses kann sich auf die Ergebnisse wissenschaftlicher

Studien stützen, die nahelegen, dass Unvorhersagbarkeit, Uneindeutigkeit und die Möglichkeit alternativer Interpretationen der «Evidenz» im Zentrum dieses Prozesses stehen (23, 24).

Das Bestreben, die politische Entscheidungsfindung «vollständig auf Evidenz zu gründen», ist vielleicht gar kein so erstrebenswertes Ziel, da diese Richtgröße unter Umständen zu einer Entwertung der demokratischen Debatte über die ethischen und moralischen Probleme führt, mit denen man bei politischen Entscheidungen konfrontiert wird. Im Manifest der britischen Labour-Partei aus dem Jahr 2005 konnte man lesen: «Entscheidend ist, dass es funktioniert». Entscheidend ist doch aber sicher nicht nur das, was funktioniert, sondern das, was unter den gegebenen Umständen angemessen ist und worauf sich die Gesellschaft als insgesamt wünschenswertes Ziel verständigt. Deborah Stone argumentiert in ihrem Buch *Policy Paradox*, dass es bei der politischen Entscheidungsfindung großenteils um Debatten über Wertvorstellungen geht, die sich aber als Debatten über Fakten und Daten tarnen. Um mit ihren Worten zu sprechen: «Das Wesen der politischen Entscheidungsfindung in politischen Gesellschaften [ist] der Kampf um Anschauungen. Anschauungen stehen im Zentrum aller politischen Konflikte … Jede Anschauung ist ein Argument, oder genauer gesagt, eine ganze Ansammlung von Argumenten für unterschiedliche Auffassungen von der Welt» (25).

Eine der brauchbarsten theoretischen Abhandlungen über die Anwendung von Evidenz in gesundheitspolitischen Entscheidungen stammt von Dobrow und Kollegen (26). Sie unterscheiden die philosophisch-normative Ausrichtung (dass es eine objektive Wirklichkeit zu entdecken gilt und dass «Evidenz» unabhängig von ihrem Anwendungskontext als «valide» und «zuverlässig» angesehen werden kann) von einer praktisch-operationalen Ausrichtung, in der Evidenz im Verhältnis zu einem spezifischen Entscheidungsfindungskontext definiert wird, niemals statisch ist und durch Weiterentwicklung, Uneindeutigkeit und Unvollständigkeit gekennzeichnet ist. Von einem praktisch-operationalen Standpunkt aus betrachtet beruht Forschungsevidenz auf Designs (wie dem randomisierter Studien), die die Studie ausdrücklich von ihren kontextuellen «Verunreinigungen» befreien und die deshalb die multiplen, komplexen und miteinander in Wechselwirkung tretenden Determinanten von Gesundheit ignorieren. Daraus folgt, dass eine komplexe Intervention, die zu einem bestimmten Zeitpunkt in dem einen Bereich «funktioniert», nicht automatisch auch in einem anderen Umfeld zu einem anderen Zeitpunkt funktionieren muss, und dass eine Intervention, die sich in dem einen Bereich als «kosteneffektiv» erweist, nicht unbedingt auch in einem anderen Umfeld ihr Geld wert sein muss. Bei vielen Argumenten, die in den letzten Jahren in Bezug auf EbM vorgebracht worden sind, geht es um eben diese Kontroverse über das Wesen von Erkenntnis.

Um das Wesen von Evidenz – ja sogar von evidenziellem Wissen – infrage zu stellen, ist das Ende einer Einführung in die evidenzbasierte Medizin ein denkbar ungeeigneter Ort, weil in den meisten der vorangehenden Kapitel dieses Buches von einer – wie Dobrow es nennen würde – philosophisch-normativen Orientierung ausgegangen wurde. Mein Rat lautet: Wenn Sie ein beflissener Student oder Arzt sind und Ihre Examina bestehen bzw. Ihre Sache am Krankenbett einfach nur besser machen wollen und sich durch die Ungewissheiten, die ich in diesem letzten Abschnitt zur Sprache gebracht habe, nun verunsichert fühlen, dann sollten Sie sie einfach so lange ignorieren, bis Sie selber aktiv in politische Entscheidungsprozesse eingebunden sind. Doch wenn Sie eine Karrierestufe erklommen haben, auf der sie bereits in solchen Entscheidungsgremien sitzen und versuchen, die Antwort auf die Frage zu finden, die ich in der Überschrift zu diesem Abschnitt gestellt habe, dann schlage ich vor, Sie beschäftigen sich etwas näher mit einigen der Artikel und Bücher, die ich in der Literaturliste zu diesem Kapitel aufgeführt habe. Halten Sie auch nach der nächsten Generation von Forschungsarbeiten über EbM Ausschau, die sich zunehmend mit den eher unscharfen und angreifbaren Aspekten dieses wichtigen Themas auseinandersetzen.

Literatur

1 Spence D. Why evidence is bad for your health. *BMJ* 2010; **341**: c6368.

2 Timmermans S, Berg M. *The Gold Standard: The Challenge of Evidence-Based Medicine and Standardization in Health Care.* Philadelphia: Temple University Press, 2003.

3 Timmermans S, Mauck A. The promises and pitfalls of evidence-based medicine. *Health Affairs* 2005; **24**(1): 18–28.

4 Agoritsas T, Guyatt GH. Evidence-based medicine 20 years on: a view from the inside. *Can J Neurol Sci* 2013; **40**(4): 448–449.

5 Goldacre B. *Bad Pharma: How Drug Companies Mislead Doctors and Harm Patients.* Random House Digital Inc., London, Fourth Estate, 2013.

6 Saukko PM, Farrimond H, Evans PH, et al. Beyond beliefs: risk assessment technologies shaping patients' experiences of heart disease prevention. *Sociol Health Illn* 2012; **34**(4): 560–575.

7 Davis C, Abraham J. The socio-political roots of pharmaceutical uncertainty in the evaluation of ‹innovative› diabetes drugs in the European Union and the US. *Soc Sci Med* 2011; **72**(9): 1574–1581.

8 Jutel A. Framing disease: the example of female hypoactive sexual desire disorder. *Soc Sci Med* 2010; **70**(7): 1084–1090.

9 Lugtenberg M, Burgers JS, Clancy C, et al. Current guidelines have limited applicability to patients with comorbid conditions: a systematic analysis of evidence-based guidelines. *PloS One* 2011; **6**(10): e25987.

10 Bull FC, Bauman AE. Physical inactivity: the «Cinderella» risk factor for noncommunicable disease prevention. *J Health Commun* 2011; **16**(Suppl. 2): 13–26.
11 Garcia-Moreno C, Watts C. Violence against women: an urgent public health priority. *Bull World Health Organ* 2011; 89(1): 2.
12 Clegg A, Young J, Iliffe S, et al. Frailty in elderly people. *Lancet* 2013; **381**: 752–762.
13 Boussageon R, Bejan-Angoulvant T, Saadatian-Elahi M, et al. Effect of intensive glucose lowering treatment on all cause mortality, cardiovascular death, and microvascular events in type 2 diabetes: meta-analysis of randomised controlled trials. *BMJ* 2011; **343**: d4169.
14 Calvert M, Shankar A, McManus RJ, et al. Effect of the quality and outcomes framework on diabetes care in the United Kingdom: retrospective cohort study. *BMJ* 2009; **338**: b1870.
15 Allen D, Harkins K. Too much guidance? *Lancet* 2005; **365**(9473): 1768.
16 Swinglehurst D, Roberts C, Greenhalgh T. Opening up the ‹black box› of the electronic patient record: a linguistic ethnographic study in general practice. *Commun Med* 2011; **8**(1): 3–15.
17 Greenhalgh T. What is this knowledge that we seek to «exchange»? *Milbank Q* 2010; **88**(4): 492–499.
18 Contandriopoulos D, Lemire M, DENIS JL, et al. Knowledge exchange processes in organizations and policy arenas: a narrative systematic review of the literature. *Milbank Q* 2010; **88**(4): 444–483.
19 Tsoukas H, Vladimirou E. What is organizational knowledge? *J Manag Stud* 2001; **38**(7): 973–993.
20 Gabbay J, May Al. Evidence based guidelines or collectively constructed «mindlines?» Ethnographic study of knowledge management in primary care. *BMJ* 2004; **329**(7473): 1013.
21 Greenhalgh T, Wieringa S. Is it time to drop the ‹knowledge translation› metaphor? A critical literature review. *J R Soc Med* 2011; **104**(12): 501–509.
22 Graham ID, Logan J, Harrison MB, et al. Lost in knowledge translation: time for a map? *J Contin Educ Health Prof* 2006; **26**(1): 13–24.
23 Greenhalgh T, Russell J. Evidence-based policymaking: a critique. *Perspect Biol Med* 2009; **52**(2): 304–318.
24 Scheel I, Hagen K, Oxman A. The unbearable lightness of healthcare policy making: a description of a process aimed at giving it some weight. *J Epidemiol Community Health* 2003; **57**(7): 483–487.
25 Stone DA. *Policy Paradox: The Art of Political Decision Making*. New York: WW Norton, 1997.
26 Dobrow MJ, Goel V, Upshur R. Evidence-based health policy: context and utilisation. *Soc Sci Med* 2004; **58**(1): 207–217.

Anhang 1: Checklisten für das Auffinden, Bewerten und Umsetzen von evidenzbasiertem Wissen

Wenn nicht ausdrücklich anders angegeben, können diese Checklisten auf randomisierte, kontrollierte Studien, andere kontrollierte klinische Studien, Kohortenstudien, Fall-Kontroll-Studien oder andere Forschungsergebnisse angewendet werden.

Ist mein praktisches Vorgehen evidenzbasiert? Eine kontextsensitive Checkliste für das individuelle Vorgehen im klinischen Alltag (s. Kap. 1)

1. Habe ich das/die klinische(n), psychologische(n), soziale(n) und andere(n) Problem(e) unter Berücksichtigung der Patientenperspektive identifiziert und nach Prioritäten geordnet?
2. Habe ich eine ausreichend vollständige und kompetente Untersuchung durchgeführt, um die Wahrscheinlichkeit anderer Diagnosen abschätzen zu können?
3. Habe ich weitere Probleme und Risikofaktoren berücksichtigt, die womöglich zusätzliche Aufmerksamkeit erfordern?
4. Habe ich, wenn nötig, zusätzliche Evidenz (aus systematischen Reviews, Leitlinien, klinischen Studien und anderen Quellen) zur Lösung des Problems zu Rate gezogen?
5. Habe ich die Vollständigkeit, Qualität und Stärke der Evidenz beurteilt und berücksichtigt?
6. Habe ich valide und relevante Evidenz für das spezifische Problem wissenschaftlich gerechtfertigter und intuitiv vernünftiger Form angewendet?
7. Habe ich dem Patienten die Vor- und Nachteile der verschiedenen Optionen auf verständliche Weise erklärt und seine Präferenzen in der abschließenden Empfehlung berücksichtigt?
8. Habe ich eventuell notwendige weitere Untersuchungen, Benachrichtigungen, Überweisungen, Einbestellungen oder sonstige Versorgungsmaßnahmen veranlasst?

Checkliste für Recherchen (s. Kap. 2)

1. Überlegen Sie sich den Grund für Ihre Suche (Browsen, Suche nach der Antwort auf eine klinische Frage oder nach einem ausführlichen Übersichtsartikel, z. B. vor Beginn eines Forschungsprojekts), und formulieren Sie Ihre Suchstrategie entsprechend (Abschnitt 2.1).

2. Entscheiden Sie sich möglichst für die höchste Evidenzstufe (Abschnitt 2.2). Auf einer sehr hohen Evidenzstufe angesiedelt sind hochwertige Quellen synthetisierter Evidenz (z. B. systematische Reviews und evidenzbasierte Zusammenfassungen und Synthesen wie *Clinical Evidence* oder die NICE-Leitlinien, Abschnitt 2.3).

3. Um mit den neusten Entwicklungen Schritt zu halten, sollten Sie Synopsen neuer Evidenz wie POEMs (Patient-Oriented Evidence that Matters), den *ACP Journal Club* oder die Zeitschrift *Evidence-Based Medicine* heranziehen (Abschnitt 2.4).

4. Machen Sie sich mit spezialisierten Quellen für Ihr eigenes Fachgebiet vertraut und gewöhnen Sie sich den routinemäßigen Umgang damit an (Abschnitt 2.5).

5. Wenn Sie in der Datenbank MEDLINE nach Primärforschungsarbeiten suchen, können Sie Ihre Sucheffizienz deutlich steigern, wenn Sie zwei breit angelegte Suchen durchführen und sie dann kombinieren oder wenn Sie Ihre Suche durch Funktionen wie «limit set» oder «clinical queries» eingrenzen (Abschnitt 2.6).

6. Eine sehr leistungsfähige Methode zur Identifizierung neuerer Veröffentlichungen zu einem bestimmten Thema ist das «Citation Chaining/Tracking» von älteren Veröffentlichungen (d. h. die Verwendung einer speziellen elektronischen Datenbank zum Auffinden von neueren Artikeln, in denen die ältere Veröffentlichung zitiert wurde, Abschnitt 2.6).

7. Kooperierende Suchmaschinen wie TRIP oder SUMsearch suchen in mehreren Quellen gleichzeitig und sind kostenlos verfügbar (Abschnitt 2.7).

8. Menschliche Quellen (Spezialbibliothekare, Experten im interessierenden Fachgebiet) sind ein wichtiger Bestandteil einer gründlichen Literaturrecherche (Abschnitt 2.8).

9. Versuchen Sie es im Internet einmal mit einem Kurs zum Selbststudium, um Ihre Suchfertigkeiten und Ihr diesbezügliches Selbstvertrauen zu verbessern (Abschnitt 2.9).

Checkliste zur inhaltlichen Erfassung eines Artikels (s. Kap. 3)

1. Warum wurde die Studie unternommen (Welche klinische Frage wurde untersucht)?
2. Welche Art von Studie wurde durchgeführt?
   - Primäre Forschung (Experiment; randomisierte kontrollierte Studie; andere kontrollierte Studie; Kohortenstudie; Fall-Kontroll-Studie; Querschnittstudie; Longitudinalstudie; Fallbericht oder Fallserie)
   - Sekundäre Forschung (einfache Übersichtsarbeit; systematischer Review; Metaanalyse; Entscheidungsanalyse; Leitlinienentwicklung; ökonomische Analyse)
3. War das Studiendesign dem Thema angemessen (Therapie, Diagnostik, Screening, Prognose, Ätiologie)?
4. Entsprach die Studie den Standards ethischen und verantwortlichen Handelns?

Checkliste für den Methodenabschnitt eines Artikels (s. Kap. 4)

1. Handelt es sich um eine Originalstudie?
2. Um wen geht es in der Studie?
   - Wie wurden die Teilnehmer rekrutiert?
   - Wer wurde bei der Studie ein- und wer ausgeschlossen?
   - Wurden die Teilnehmer unter Bedingungen des «wirklichen Lebens» untersucht?
3. War das Design der Studie angemessen?
   - Welche Intervention oder welches andere Vorgehen wurde untersucht?
   - Welche Endpunkte (Outcomes) wurden wie gemessen?
4. War die Studie angemessen kontrolliert?
5. Erfolgte die Randomisierung bei einer «randomisierten Studie» wirklich nach dem Zufallsprinzip?
6. Waren die Kontrollen bei einer Kohorten-, Fall-Kontroll- oder einer anderen nicht-randomisierten Vergleichsstudie wirklich angemessen?
7. Waren die Gruppen abgesehen vom untersuchten Zielparameter in allen wichtigen Aspekten vergleichbar?
8. Wurde die Bewertung des Endpunktes bzw. bei Fall-Kontroll-Studien die Einordnung als «Fall» wirklich «blind» durchgeführt?

9. War die Studie groß genug, wurde sie lange genug durchgeführt, und war die Nachbeobachtung vollständig genug, um die Ergebnisse glaubwürdig erscheinen zu lassen?

Checkliste zu den statistischen Angaben einer Veröffentlichung (s. Kap. 5)

1. Haben die Autoren die Studienumgebung (das Setting) korrekt beschrieben?
   - Haben sie die Vergleichbarkeit ihrer Gruppen sichergestellt und, wenn nötig, zu Studienbeginn für bestehende Unterschiede korrigiert?
   - Welche Art von Daten haben sie erhoben, und haben sie dafür die richtigen statistischen Tests angewendet?
   - Wenn die statistischen Tests in einem Artikel seltsam anmuten, warum haben die Autoren sie dann benutzt?
   - Wurden die Daten gemäß dem ursprünglichen Studienprotokoll analysiert?
2. Paarige Daten, Seiten und Ausreißer:
   - Wurden bei paarigen Daten auch paarige Tests durchgeführt?
   - Wurde ein zweiseitiger Test durchgeführt, wenn auch eine negative Wirkung der Intervention denkbar war?
   - Wurden Ausreißer sowohl mit gesundem Menschenverstand als auch mit den richtigen statistischen Methoden analysiert?
3. Korrelation, Regression und Kausalität:
   - Wurden Korrelation und Regression unterschieden, und wurde der Korrelationskoeffizient (r-Wert) richtig berechnet und interpretiert?
   - Wurden Vermutungen über die Art und Richtung der Kausalität angestellt?
4. Wahrscheinlichkeit und Konfidenz:
   - Wurden die p-Werte richtig berechnet und interpretiert?
   - Wurden Konfidenzintervalle berechnet und in den Schlussfolgerungen der Autoren berücksichtigt?
5. Haben die Autoren ihre Ergebnisse als wahrscheinlichen Nutzen oder Schaden für den individuellen Patienten ausgedrückt, z. B. als:
   - relative Risikoreduktion;
   - absolute Risikoreduktion;
   - Number-Needed-to-Treat?

Checkliste für das von Pharmareferenten verbreitete Informationsmaterial (s. Kap. 6)

Für Fragen zu randomisierten kontrollierten Studien auf der Grundlage des *CONSORT Statement* siehe insbesondere Tabelle 6.3.

1. Bezieht sich das Material auf ein Thema, das in meiner Praxis klinisch relevant ist?
2. Wurde das Material in unabhängigen Peer-Review-Zeitschriften veröffentlicht? Wurde signifikante Evidenz in einem Artikel weggelassen oder nicht veröffentlicht?
3. Enthält das Material hochwertige Evidenz aus systematischen Reviews, Metaanalysen oder randomisierten kontrollierten Doppelblindstudien, in denen das Medikament mit seinem schärfsten Konkurrenzprodukt in optimaler Dosierung verglichen wird?
4. Wurde in den Studien oder Reviews eine klar fokussierte, relevante und beantwortbare klinische Frage gestellt, die ein für die Patienten relevantes Problem widerspiegelt? Wurde wissenschaftliche Evidenz für die Sicherheit, Verträglichkeit, Wirksamkeit und Kosten des Produkts angeführt?
5. Wurde in den Studien oder Metaanalysen definiert, welche Erkrankung behandelt, welche Patienten eingeschlossen, welche Interventionen verglichen und welche Endpunkte erhoben werden sollte(n)?
6. Enthält das Material direkte Evidenz dafür, dass meine Patienten mit dem Medikament ein längeres, gesünderes, produktiveres und symptomfreies Leben führen können?
7. Wenn ein Surrogatendpunkt verwendet wurde, welche Evidenz gibt es dafür, dass er die Krankheit wirklich zuverlässig, reproduzierbar, sensitiv und spezifisch vorhersagt und sich therapiebedingte Änderungen daran unmittelbar ablesen lassen?
8. Lassen die Studienergebnisse erkennen, ob (und wie) sich die Wirksamkeit der Behandlungen unterscheidet und ob es Unterschiede in der Art und Rate der unerwünschten Wirkungen gab? Sind die Ergebnisse als NNT-Werte angegeben, und sind sie nicht nur statistisch signifikant, sondern auch klinisch relevant?
9. Angenommen, der Pharmareferent hat Ihnen umfangreiches Material zur Verfügung gestellt. Welche drei Artikel enthalten die stärkste Evidenz für die Behauptungen des Pharmaunternehmens?

Checkliste für Veröffentlichungen, die eine komplexe Intervention beschreiben (s. Kap. 7)

1. Worin besteht das Problem, für das die komplexe Intervention als Lösungsmöglichkeit angesehen wird?
2. Was wurde in der Entwicklungsphase der Studie unternommen, das in die Gestaltung der komplexen Intervention einfließen konnte?
3. Worin bestanden die Haupt- und die Nebenkomponenten der Intervention?
4. Worin bestand der theoretische Wirkmechanismus der Intervention?
5. Welche Endpunkte wurden verwendet, und waren sie auch sinnvoll?
6. Zu welchen Ergebnissen kam die Studie?
7. Was für eine Art von Prozessevaluation wurde durchgeführt – und was kam hauptsächlich dabei heraus?
8. Inwieweit lassen sich negative Studienergebnisse durch Implementierungsfehler und/oder durch eine unzureichende Optimierung der Intervention erklären?
9. Wenn die Ergebnisse in den verschiedenen Subgruppen unterschiedlich ausfielen, inwieweit haben die Autoren das durch eine Verfeinerung ihrer Änderungstheorie zu erklären versucht?
10. Woran muss nach Meinung der Autoren weiter geforscht werden, und hat diese Forschung ihre Berechtigung?

Checkliste für Veröffentlichungen, in denen diagnostische oder Screeninguntersuchungen validiert werden sollen (s. Kap. 8)

1. Ist der Test für meine Praxis potenziell relevant?
2. Wurde der Test mit dem entsprechenden Goldstandard verglichen?
3. Umfasst die Validierungsstudie ein angemessenes Teilnehmerspektrum?
4. Wurde ein Verifikationsbias (*workup bias*) vermieden?
5. Wurde ein Beobachterbias vermieden?
6. Ließ sich der Test von demselben wie auch von verschiedenen Beobachtern und Auswertern reproduzieren?

7. Welche Eigenschaften hat der Test laut Validierungsstudie?
8. Wurden für die Sensitivität, Spezifität und andere Testeigenschaften Konfidenzintervalle angegeben?
9. Wurde aus den Ergebnissen ein vernünftiger «Normalbereich» abgeleitet?
10. Wurde der Test auch im Zusammenhang mit anderen bei der diagnostischen Abklärung der betreffenden Krankheit möglichen Testverfahren beurteilt?

Checkliste für systematische Reviews oder Meta-Analysen (s. Kap. 9)

1. Hat der Review eine relevante klinische Frage untersucht?
2. Wurde eine gründliche Literatursuche in den wichtigsten Datenbanken durchgeführt, und wurden auch andere potenziell relevante Quellen berücksichtigt?
3. Wurde die methodische Qualität (insbesondere biasanfällige Faktoren) beurteilt, und wurden die Studien entsprechend gewichtet?
4. Inwieweit sind die Ergebnisse des Reviews von der Art der Review-Erstellung beeinflusst?
5. Wurden numerische Ergebnisse mit gesundem Menschenverstand interpretiert und auch allgemeinere Aspekte des Problems ausreichend gewürdigt?

Checkliste für klinische Leitlinien (s. Kap. 10)

1. Gab es bei der Erstellung und Veröffentlichung der Leitlinien relevante Interessenkonflikte?
2. Beschäftigen sich die Leitlinien mit einem relevanten Thema? Wird das Ziel einer optimalen Therapie in Form gesundheitlicher und/oder ökonomischer Endpunkte explizit gemacht?
3. Wurde ein Fachmann für die Methoden der Sekundärforschung (z. B. ein Metaanalytiker) hinzugezogen?
4. Wurden alle wichtigen Daten geprüft, und sind die Schlussfolgerungen der Leitlinien mit den Daten vereinbar?
5. Befassen sich die Leitlinien mit Versorgungsunterschieden oder anderen umstrittenen Themenbereichen (z. B. optimale Versorgung bei echter oder subjektiv wahrgenommener Unterfinanzierung)?

6. Sind die Leitlinien valide und zuverlässig?
7. Sind sie klinisch relevant, verständlich und flexibel?
8. Berücksichtigen sie, was für die Patienten akzeptabel, bezahlbar und praktisch umsetzbar ist?
9. Beinhalten sie Empfehlungen für ihre eigene Disseminierung, Implementierung und regelmäßige Aktualisierung?

Checkliste für ökonomische Analysen (s. Kap. 11)

1. Basiert die Analyse auf einer Studie, die eine klar definierte klinische Frage zu einem ökonomisch wichtigen Thema stellt?
2. Aus wessen Sicht werden Kosten und Nutzen betrachtet?
3. Sind die verglichenen Interventionen nachweislich klinisch wirksam?
4. Sind die Interventionen in den Bereichen, in denen sie wahrscheinlich angewendet werden, sinnvoll und angemessen?
5. Welche Methode der ökonomischen Analyse wurde verwendet, und war sie angemessen?
   - wenn die Interventionen zu identischen Ergebnissen führen ⇒ Kostenminimierungsanalyse
   - wenn der wichtigste Endpunkt eindimensional ist ⇒ Kosteneffektivitätsanalyse
   - wenn der wichtigste Endpunkt mehrdimensional ist ⇒ Kosten-Nutzwert-Analyse
   - wenn sich die Endpunkte sinnvoll in monetären Einheiten ausdrücken lassen (d. h. wenn es möglich ist, die Kosten-Nutzen-Gleichung einer Erkrankung gegen die Kosten-Nutzen-Gleichung einer anderen Erkrankung zu gewichten) ⇒ Kosten-Nutzen-Analyse
   - wenn eigentlich eine Kosten-Nutzen-Analyse angemessen wäre, aber die den verschiedenen Gesundheitszuständen zugewiesenen Präferenzwerte umstritten sind oder sich voraussichtlich ändern werden ⇒ Kosten-Folgen-Analyse
6. Wie wurden Kosten und Nutzen erfasst?
7. Wurde anstelle des absoluten Nutzens der Zusatznutzen verglichen?
8. Wurde dem Gesundheitszustand im «Hier und Jetzt» Vorrang gegenüber einem Gesundheitszustand in ferner Zukunft eingeräumt?

9. Wurde eine Sensitivitätsanalyse durchgeführt?
10. Wurden bei den Ausgangswerten zu oft aggregierte Werte verwendet?

Checkliste für qualitative Forschungsartikel (s. Kap. 12)

1. Wurde im Artikel ein wichtiges klinisches Problem mit einer klar formulierten Frage untersucht?
2. War der qualitative Ansatz angemessen?
3. Wie wurden (i) die Studienumgebung und (ii) die Teilnehmer ausgesucht?
4. Welches war die Perspektive des Forschers, und wurde ihr Rechnung getragen?
5. Welche Methoden verwendete der Forscher zur Datenerhebung, und hat er sie detailliert genug beschrieben?
6. Welche Methoden hat der Forscher zur Datenanalyse verwendet, und welche Qualitätssicherungsmaßnahmen wurden implementiert?
7. Sind die Ergebnisse glaubwürdig und, wenn ja, sind sie auch klinisch relevant?
8. Welche Schlussfolgerungen wurden gezogen, und sind sie durch die Ergebnisse gerechtfertigt?
9. Lassen sich die Studienergebnisse auf andere klinische Situationen über tragen?

Checkliste für Veröffentlichungen, die Fragenbogenforschung beschreiben (s. Kap. 13)

1. Was wollten die Forscher herausfinden, und war ein Fragebogen dafür das am besten geeignete Forschungsdesign?
2. Haben die Forscher einen Fragebogen «von der Stange» (d.h. einen schon einmal veröffentlichten und bereits validierten Fragebogen) benutzt (wenn nein, warum nicht)?
3. Welche Ansprüche erheben die Forscher im Hinblick auf die Validität des Fragebogens (d.h. seine Fähigkeit, wirklich das zu messen, was die Forscher damit messen wollen) und seine Reliabilität an (d.h. seine Fähigkeit, auch dann einheitliche Ergebnisse zu liefern, wenn er zu unterschiedli-

chen Zeitpunkten und von denselben oder unterschiedlichen Forschern angewendet wird)? Haben die Behauptungen der Forscher ihre Berechtigung?

4. War der Fragebogen gut strukturiert und gestaltet, und waren die Items im Hinblick auf die Sensibilität des Themas und die Gesundheitskompetenz der Befragten angemessen formuliert?
5. Enthielt der Fragebogen angemessene Anleitungen und Erklärungen?
6. Wurde mit dem Fragebogen ein geeigneter Pilottest durchgeführt, und wurde die endgültige Version im Lichte der Ergebnisse dieses Pilottests noch verbessert?
7. War die Stichprobe der potenziellen Umfrageteilnehmer angemessen ausgewählt worden, groß genug und hinreichend repräsentativ?
8. Wie wurde der Fragebogen verschickt (z. B. per Post, E-Mail, Telefon) und angewendet (selbst ausgefüllt, mit Unterstützung des Forschers ausgefüllt), und waren diese Vorgehensweisen angemessen?
9. Wurde den Bedürfnissen besonderer Subgruppen bei der Gestaltung und Anwendung des Fragebogens Rechnung getragen? Was wurde beispielsweise unternommen, um die Sichtweise leseunkundiger oder eine andere Muttersprache als der Forscher sprechender Teilnehmer zu berücksichtigen?
10. Wie hoch war die Rücklaufquote? Warum? Haben die Forscher bei einer niedrigen Rücklaufquote (< 70 %) nachgewiesen, dass keine systematischen Unterschiede zwischen Respondern und Nicht-Respondern bestanden?
11. Was für eine Art von Analyse wurde mit den Fragebogendaten durchgeführt, und war diese Analyse angemessen? Gibt es Hinweise auf «Datenfischen (Data Dredging)» – d. h., sind Analysen durchgeführt worden, die nicht hypothesengeleitet waren?
12. Zu welchen Ergebnissen kam die Studie? Handelt es sich um definitive (statistisch signifikante) Ergebnisse, und haben die Autoren auch wichtige negative und nicht-signifikante Ergebnisse angegeben?
13. Wurden qualitative Daten (z. B. Freitext-Antworten) richtig interpretiert (z. B. durch Zugrundelegung eines explizit gemachten theoretischen Rahmenkonzepts)? Waren die Textzitate, mit denen allgemeinere Ergebnisse illustriert wurden, umsichtig gewählt, ohne Effekthascherei zu betreiben?

14. Was bedeuten die Ergebnisse, und haben die Forscher einen nachvollziehbaren Zusammenhang zwischen ihren Daten und Schlussfolgerungen hergestellt?

Checkliste für Veröffentlichungen, die eine Qualitätsverbesserungsstudie beschreiben (s. Kap. 14)

1. Wie sah der Kontext aus?
2. Welches Ziel verfolgte die Studie?
3. Mithilfe welches Mechanismus wollten die Autoren die Qualität verbessern?
4. War die beabsichtigte Qualitätsverbesserungsinitiative evidenzbasiert?
5. Wie haben die Autoren den Erfolg gemessen, und war ihr Vorgehen sinnvoll?
6. Wie detailliert waren die Angaben zum Veränderungsprozess, und welche Erkenntnisse lassen sich daraus ableiten?
7. Welches waren die wichtigsten Ergebnisse?
8. Wie haben die Autoren den Erfolg, den Misserfolg oder den wechselhaften Verlauf der Initiative erklärt, und ist diese Erklärung nachvollziehbar?
9. Was schlagen die Autoren im Lichte der Ergebnisse als nächste Schritte im Qualitätsverbesserungszyklus vor Ort vor?
10. Welche Lektion können andere Teams nach Meinung der Autoren daraus lernen, und klingt ihre Einschätzung vernünftig?

Checkliste für Gesundheitsorganisationen, die auf eine evidenzbasierte Kultur für klinische und ökonomische Entscheidungen hinarbeiten (s. Kap. 15)

1. *Führungsebene:* Wie oft wurden Informationen zur Wirksamkeit oder zur evidenzbasierten Medizin in den letzten zwölf Monaten bei Treffen auf Führungsebene diskutiert? Hat sich die Geschäftsführung Zeit genommen, um sich über klinische Wirksamkeit und Kosteneffektivität zu informieren?
2. *Investitionen:* Welche Ressourcen investiert die Organisation in die Identifizierung und Anwendung von Wirksamkeitsdaten? Gibt es einen Plan zur Förderung von EbM, und stehen dafür ausreichend Ressourcen und Personal zur Verfügung?

3. *Verfahrensweisen und klinische Leitlinien:* Wer ist verantwortlich für die Erstellung, Umsetzung und Überwachung evidenzbasierter Leitlinien und Empfehlungen (z. B. aus den entsprechenden Mitteilungen von NICE oder *Effective Health Care)*? Welche Maßnahmen wurden auf der Grundlage dieser veröffentlichten Mitteilungen bisher umgesetzt? Ist sichergestellt, dass sowohl Manager als auch Ärzte an der Erstellung und Implementierung der Leitlinien beteiligt werden?

4. *Aus- und Weiterbildung:* Werden dem (klinischen und nicht-klinischen) Personal organisationsinterne Schulungen zur Bewertung und Anwendung von Evidenz zur Wirksamkeit angeboten, um so Einfluss auf die klinische Praxis zu nehmen?

5. *Verträge*: Wie oft spielen Informationen zur klinischen Wirksamkeit und Kosteneffektivität bei Vertragsverhandlungen eine Rolle? Wie viele Verträge enthalten Bedingungen für die Anwendung von Wirksamkeitsdaten?

6. *Anreizsysteme*: Welche positiven (individuellen und organisationsbezogenen) Anreize stehen zur Förderung von EbM zur Verfügung? Welche negativen Anreizsysteme sind vorhanden, um unangemessene Vorgehensweisen und ungerechtfertigte Unterschiede in der klinischen Entscheidungsfindung zu minimieren?

7. *Informationssysteme*: Wird das Potenzial bereits existierender Informationssysteme zur Überwachung der klinischen Wirksamkeit voll ausgeschöpft? Besteht Bedarf an neuen Informationssystemen, um die jeweiligen Aufgaben zu erfüllen? Wird dieses Problem bei Kaufentscheidungen für neue Informationstechnologien berücksichtigt?

8. *Klinisches Audit*: Steht organisationsweit ein effektives klinisches Auditprogramm zur Verfügung, das sich mit Fragen der klinischen Wirksamkeit auseinandersetzen und entsprechende Veränderungen in der Praxis herbeiführen kann?

Anhang 2: Die Wirkungen einer Intervention bewerten

	Zielereignis		Summe
	Ja	*Nein*	
Kontrollgruppe	*a*	*b*	*a* + *b*
Experimentelle Gruppe	*c*	*d*	*c* + *d*

Wenn das Zielereignis unerwünscht ist (z. B. Tod)

CER (Control Event Rate)	Risiko für ein unerwünschtes Ereignis in der Kontrollgruppe	a / (a + b)
EER (Experimental Event Rate)	Risiko für ein unerwünschtes Ereignis in der experimentellen Gruppe	c / (c + d)
Relatives Risiko für ein unerwünschtes Ereignis in der experimentellen Gruppe im Vergleich zur Kontrollgruppe		EER / CER
Absolute Risikoreduktion in der behandelten Gruppe (ARR)		CER EER
Number-Needed-to-Treat (NNT)		1 / ARR = 1 / (CER EER)

Wenn das Zielereignis erwünscht ist (z. B. Heilung)

CER (Control Event Rate)	Risiko für ein erwünschtes Ereignis in der Kontrollgruppe	a / (a + b)
EER (Experimental Event Rate)	Risiko für ein erwünschtes Ereignis in der experimentellen Gruppe	c / (c + d)
Relative Nutzenzunahme in der behandelten Gruppe im Vergleich zur Kontrollgruppe		EER / CER
Absolute Nutzenzunahme in der behandelten Gruppe (ARR)		CER EER
Number-Needed-to-Treat (NNT)		1 / ARR = 1 / (EER CER)

Für das Erklären dieser Begriffe bedanke ich mich bei Paul Glasziou vom *Oxford Centre for Evidence-Based Medicine.*

Sachregister

E

W

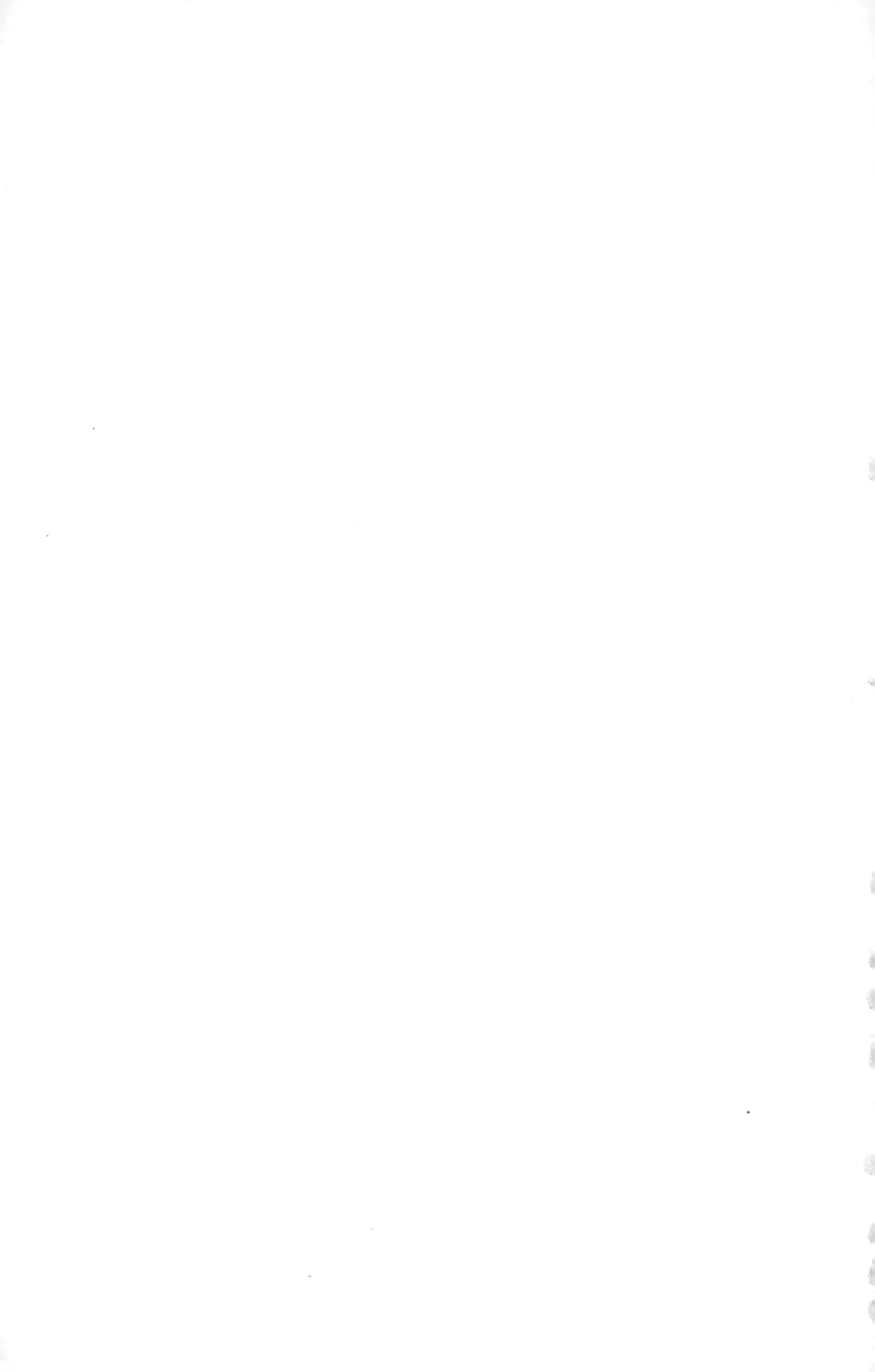